Gerd Gradwohl mit Ursula Gérard

Faszien verstehen

Mehr Wohlbefinden und Gesundheit durch Faszienbehandlung und Bewegung

Wichtiger Hinweis

Die Inhalte dieses Buches dienen der allgemeinen Information und Aufklärung über gesundheitliche Themen und bieten Anleitungen zur Selbsthilfe. Jede/r Leser/in ist aufgefordert, über die Anwendung der Übungen in eigener Verantwortung zu entscheiden. Das Buch kann und soll in keinem Fall die Beratung, Diagnose oder Behandlung durch einen Arzt oder Physiotherapeuten ersetzen. Die hier bereitgestellten Inhalte und Informationen sollten niemals als alleinige Quelle für gesundheitsbezogene Entscheidungen verwendet werden und sie dienen auch nicht als Grundlage für eine eigenständige Diagnose und den Beginn, die Änderung oder Beendigung der Behandlung von Krankheiten. Die Diagnosestellung und Beurteilung der Indikation einer medizinischen Behandlung obliegt allein Ihrem Arzt oder einer anderen qualifizierten Fachperson.
Die Inhalte wurden mit größtmöglicher Sorgfalt erstellt. Die Urheber dieses Buches, der Verlag und seine Beauftragten übernehmen dennoch keine Gewähr für die Vollständigkeit, Richtigkeit, Aktualität und Ausgewogenheit der bereitgestellten Inhalte und Informationen. Eine Haftung der Autoren, des Verlags oder seiner Beauftragten für Personen-, Sach- oder Vermögensschäden ist ausgeschlossen.
Geschützte Warennamen sind in diesem Buch in der Regel gekennzeichnet. Fehlt ein solcher Hinweis, berechtigt es nicht zu der Annahme, dass es sich um einen freien Warennamen handelt.

Impressum

ISBN 978-3-943793-57-4

E-Mail: bestellung@stadelmann-verlag.de

Herstellung: Thomas Stadelmann

Lektorat: Dr. Christina Hardt, Stuttgart

Illustrationen: Bettina Buresch, Schongau

Fotos: Rainer Retzlaff, Waltenhofen

Satz: Markus Keller, Schongau

Druck: Kösel, Krugzell

Inhalt

Vorwort 1

Liebe Leserin, lieber Leser,
die Beweglichkeit und die Bewegung unseres Körpers bestimmen unser Wohlbefinden und unsere Gesundheit.

Bewegung beruht auf der Tätigkeit der Muskeln. Allerdings geht dies nur in Zusammenarbeit mit dem Skelett. Denn Bewegung im Raum heißt letztlich Bewegung in den Gelenken. Zusammenfassend spricht man daher auch vom Bewegungsapparat. Dieser beinhaltet – als drittes System – das Bindegewebe oder die Faszien, welche im Rahmen der Bewegung die Kraft des Muskels auf das Skelett übertragen. Darüber hinaus „speichern" diese Faszien, ähnlich wie eine gespannte Spiralfeder, mechanische Energie, die eine nachfolgende Bewegung unterstützt. Der dynamische Sprung eines Sportlers wird erst dadurch ermöglicht. Hier lässt sich sofort verstehen, dass eine krankhafte Änderung der faszialen Struktur sich auf die Bewegungsfähigkeit auswirken wird.

Der Faszie kommt noch wesentlich mehr Bedeutung zu als oben beschrieben. Sie ist z.B. mittels eingelagerter Sinneszellen auch an der Eigenwahrnehmung (Propriozeption) beteiligt und kann sich durch spezielle Zellen (Myofibroblasten) selbst zusammenziehen und verhärten.

Die schlechte Nachricht ist: Chronische Fehl- und Unterbelastungen verändern nachteilig den Bewegungsapparat, sodass letztlich Funktionseinschränkungen und Schmerzen entstehen.

Die gute Nachricht ist: Das Bindegewebe ist eine dynamische und anpassungsfähige Struktur. Dank der medizinischen Forschung verstehen wir heute viel besser, wie sich durch geeignete (therapeutische) Bewegungen und Einwirkung von außen eine veränderte Faszie wieder normalisieren kann.

Kompetenten und praktischen Rat, wie Sie Ihre Faszien wieder in Schwung bringen und halten, bekommen Sie im vorliegenden Buch – ein gelungenes Werk, dem ich eine weite Verbreitung wünsche!

Bleiben Sie gesund und in Bewegung!

Ihr Stefan Walenta

Privatdozent, Dr. rer. nat. et med. habil., Universitätsmedizin der Johannes Gutenberg-Universität Mainz, Institut für Pathophysiologie

Vorwort 2

Liebe Leserin, lieber Leser,
als erstes möchte ich meine große Anerkennung für Gerd Gradwohl aussprechen, dass er die Essenz der Faszientherapie aus der Praxis heraus beschrieben hat – damit wird diese für Sie greifbar und erlebbar. Ein neues Verständnis von Gesundheit erwartet Sie.

Beste Erfahrungen und viele Erkenntnisse konnte ich durch meine jahrzehntelange Betreuung von Leistungssportlern sammeln. Es kam darauf an, so zu behandeln, dass die Leistungsfähigkeit erfolgreich wiederhergestellt wurde. Dies war die Geburtsstunde meines Therapieverständnisses, der „Myofaszialen Integration".

Hier im Sport lernte ich Gerd Gradwohl kennen, als Mensch und Hochleistungssportler. Er war wissbegierig und wollte begreifen, was in der Therapie mit seinem Körper passierte. Sie können seinen aus der Praxis heraus gewonnenen Erfahrungsschatz für sich auch im Alltag nutzen, um – auch präventiv – für sich selbst und die Leistungsfähigkeit Ihres Körpers aktiv zu sorgen.

Wir Menschen sind vom Ursprung her Läufer auf zwei Beinen. Als solche konnten wir viele Millionen Jahre überleben. Glaubhafte Studien besagen: Wir müssen, um unsere Gelenke (Fuß, Knie, Hüftgelenke, Becken, Wirbelsäule) gesund zu erhalten, mindestens 3 Kilometer pro Tag laufen bzw. spazieren gehen und das eben nicht nur geradeaus – ein Auf und Ab, nach links und rechts fordert, fördert und heilt vor allem auch unseren Bewegungsapparat artgerecht.

Nehmen wir uns das zu Herzen: Leben ist Bewegung, diese formt unsere Faszien und ermöglicht es uns, mit einer ungeahnten Leichtigkeit und Freude durch das Leben zu tänzeln und dabei auch noch Unmengen an Glückshormonen zu bilden.

Verlassen Sie sich nicht darauf, dass alles wieder gut wird, wenn Sie sich bei Krankheitssymptomen behandeln lassen. Es ist wichtig zu verstehen, dass jeder für sich und seine eigene Gesundheit die Verantwortung selbst zu tragen hat. Sie benötigen auch keine Geräte und Maschinen, um sich zu bewegen. Unser Körper besitzt die Fähigkeit, sich selbst zu heilen bzw. gesund zu erhalten. Schenken Sie Ihrem Körper wieder mehr Vertrauen!

Schon ab den ersten Zeilen dieses Buches sammeln Sie Ideen und Anregungen und werden Antworten auf vielleicht bislang unbekannte Ursachen vieler Beschwerden finden. Durch die beschriebenen Übungen und Techniken können Sie sich selber helfen oder Ihren Therapeuten gezielt um Hilfe bitten. In diesem Sinne wünsche ich dem Buch eine große Leserschaft!

Ihnen viel Freude mit und beim Erleben Ihres Körpers und weiterhin gute Gesundheit!

Ihr Benno Geißler
Physiotherapeut, Heilpraktiker, Osteopath, Instruktor für Manuelle Therapie,
ständiges Mitglied im Lehrstab des Deutschen Olympischen Sportbundes,
Begründer der Myofaszialen Integration

Einleitung

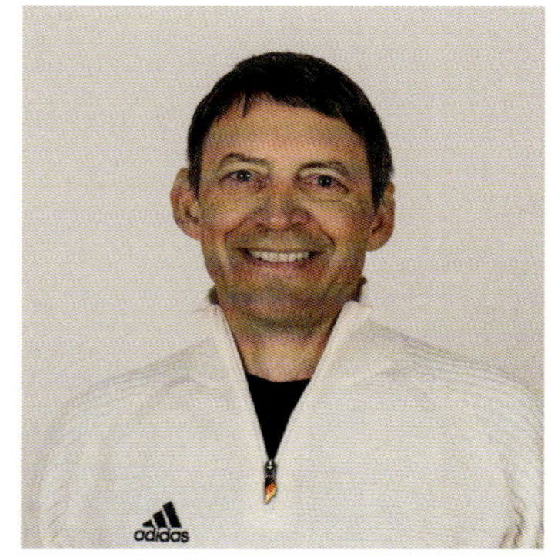

Gerd Gradwohl

Seit der Begriff „Faszie" beim ersten Weltkongress der Faszienforschung 2007 eingeführt wurde, sind zahlreiche Bücher mit wissenschaftlich belegbaren Fakten über die Faszien geschrieben worden. Mittlerweile sind die Faszien offiziell als menschliches Organ in der Medizin anerkannt und zunehmend in das Bewusstsein der breiten Öffentlichkeit gelangt.

Doch betrachten wir nicht immer noch unseren Körper unter mechanistischen Gesichtspunkten als eine Art Gefährt? Meldet der Körper durch Schmerzen eine Störung, werden diese bekämpft und ausgemerzt. Gelingt das nicht mehr vollständig, deklarieren wir Körperteile als verschlissen und nicht mehr richtig funktionsfähig. Das passiert eben z. B. im Alter, sagen wir, und rechtfertigen damit, dass diese dann teilweise rausgeschnitten oder komplett entfernt und durch künstliche Teile ersetzt werden. Doch in der Medizin hat ein Wandel begonnen: Statt gleich zum Messer zu greifen, werden zunehmend funktionelle Therapieformen, wie die Physiotherapie, eingesetzt. Und hier kommen die Faszien ins Spiel.

Welche Rolle Faszien in unserem Körper spielen, meine Erfahrungen in der Praxis im täglichen Umgang mit Faszien – darum geht es in diesem Buch. Mit dem wachsenden Verständnis der Faszien entwickelt sich ein neues Bild von unserem Körper. Durch Myofasziale Integration und funktionelle Bewegung können wir Regeneration und Gesundwerdung buchstäblich am eigenen Leibe erleben.

Im Laufe meiner beinahe elf Jahre dauernden Skikarriere im deutschen paralympischen alpinen Skiteam erlebte ich genau das. Begleitet wurde ich in meiner gesamten sportlichen Laufbahn von einem Team hervorragender Orthopäden, Osteopathen, Physiotherapeuten, Trainer und Sportwissenschaftler. Was ich glaubte, über den Körper, dessen Funktionsweise und den korrekten Umgang mit Verletzungen zu wissen, wurde durch die Myofasziale Integration auf den Kopf gestellt.

Der Begriff „Myofasziale Integration" setzt sich zusammen aus dem Wort „myo", damit ist der Bezug zum Muskel gemeint (griech.: zum Muskel gehörig) und dem Wort „faszial" (lat.: fascia = Bündel, Band, Binde), das die Faszien betrifft, die den gesamten Körper durchziehen und alles miteinander verbinden, sowie der Integration der Bewegung sofort nach der Behandlung.

Durch drei Verletzungen während meiner Sport-Karriere habe ich die Wirkungen der Myofaszialen Integration selbst erlebt (s. Kap. 1). Aufgrund dieser Verletzungen begann ich das fasziale Netzwerk zu verstehen. An diesem Wissen möchte ich Sie durch dieses Buch teilhaben lassen.

Doch wie ein Buch schreiben?

Mitte der Neunzigerjahre erlitt ich durch eine Makula-Degeneration (Erkrankung der Netzhaut des Auges) einen gravierenden Einschnitt in meinem Leben. Meine ganze Existenz zerbrach an der Einbuße meiner Sehfähigkeit. Ich war damals Mitte Dreißig, mein Augenlicht wurde zunehmend schlechter und innerhalb von zwei Jahren manifestierte sich meine Seh-Einschränkung unwiederbringlich. Nicht mehr Auto fahren zu können und drastische Einschränkungen beim Ausüben alltäglicher Tätigkeiten, wie schreiben und lesen, bedeuteten einen tief greifenden Umbruch. Damals suchte ich nach einem Ausgleich, um mit diesem Schicksalsschlag fertig zu werden, bewarb mich beim paralympischen Skiteam und so begann meine Skikarriere. Gleichzeitig ließ ich mich zum Physiotherapeuten umschulen und eröffnete 2006 meine eigene Praxis in Kempten (Allgäu).

Eines Tages erschien Ursula Gérard in meiner Praxis – mit Verspannungen im Nacken- und Schulterbereich, die typischen Symptome bei Menschen, die (zu) viel sitzen. Als ich sie darauf ansprach, erzählte sie begeistert, dass sie Menschen hilft, Bücher zu schreiben, ja, dass sie so etwas wie eine „Buch-Hebamme" sei. Was für ein Zufall! Mir wurde schlagartig klar, dass ich, wie auch beim Skifahren, einen Guide fürs Schreiben meiner Bücher brauchte. Aus unserer intensiven Zusammenarbeit ist dieses Buch entstanden.

Ich erhebe keinen Anspruch auf wissenschaftliche Vollständigkeit. Es liegt mir vielmehr am Herzen, die praktischen Erfahrungen meiner Arbeit mit der Myofaszialen Integration bekannt zu machen und zu verbreiten, damit sie vielen Menschen zugute kommen. Diese sind – aus streng schulmedizinischer

Sicht – so ungeheuerlich und „wundersam", weil sie ein neues Paradigma ankündigen. Vielen chronisch kranken Menschen und Menschen, die ihre Hoffnung (fast) schon aufgegeben hatten, konnte ich helfen. Das ist es wert, diese Möglichkeiten aufzuzeigen.

Ein junger Handballer – Niveau Landesliga – erlitt einen Riss des vorderen Kreuzbandes. Auf seinen Wunsch hin wurde er von mir behandelt, und zwar eine Stunde myofaszial. Erfolgreich – der Heilungsverlauf war für meine Begriffe perfekt. Das Bein und die damit verbundenen Bewegungen funktionierten wieder einwandfrei. Der begleitende Orthopäde hatte jedoch zu einer Operation geraten. Und weil der junge Mann verunsichert war, gab der Ratschlag seiner Mutter den letzten Ausschlag. Nach der Operation kam dann die Erkenntnis für den jungen Mann: Die Unsicherheit im Bein war genau die gleiche wie vor der Operation. Jetzt setzte er mit der OP ein neues Trauma auf das alte und musste sich auf den üblichen, langwierigen Heilungsverlauf nach einer Kreuzband-Operation einlassen. Handballspielen hat er inzwischen aufgegeben.

Das ist bedauerlich und der Behandlungsprozess eines solchen Unfalls muss nicht zwangsläufig so verlaufen. Doch bevor wir uns die Myofasziale Integration (MFI) und was sie bei bekannten, häufig auftretenden Beschwerden leisten kann, anhand von Fallbeispielen genauer anschauen, lade ich Sie ein, offen dafür zu sein, Ihr „Körperbild" zu aktualisieren: weg von dem in der Medizin noch weit verbreiteten, mechanistischen Paradigma hin zu einem den modernen wissenschaftlichen Forschungen entsprechendem Körperbild unter Einbeziehung der Faszien.

Liebe Leserin und lieber Leser, erfahren Sie mit diesem Buch

- das Wunderwerk „Faszien-Körper" besser zu verstehen
- die Sprache und damit die Botschaften unseres Körpers zu entschlüsseln
- mehr Verantwortung für die eigene Gesundheit zu übernehmen
- mehr funktionelle Bewegung in Ihr Leben zu bringen

... und dadurch mehr Lebensqualität, Gesundheit und Vitalität genießen zu können!

1 Eigene Erfahrungen mit der Myofaszialen Integration

Während meiner Skikarriere machte mir 2003 mein Knie Probleme. Die orthopädischen Untersuchungen ergaben ein „Springerknie", auch „Jumpers Knee" bzw. Patellaspitzensyndrom genannt, eine Überlastungserkrankung des Kniescheibenstreckapparates am Knochen- und Sehnenübergang der Kniescheibenspitze. Dieses äußerte sich durch unangenehme Schmerzen an der Spitze der Kniescheibe. In der Magnetresonanztomografie war außer einer Entzündung nichts zu erkennen.

Musste ich das Knie belasten, wurden die Schmerzen einfach mit Cortison weggespritzt. Es gab keine Vorschläge zu einer weiteren Therapie. Die Belastungsfähigkeit während der Skirennen konnte mit Standard-Physiotherapie und der Gabe eines Schmerzmittels nur mit Not aufrechterhalten werden. Später erklärte mir Benno Geißler, Begründer der Myofaszialen Integration, dass entzündungshemmende Medikamente den Prozess unterdrücken, der für die Regeneration des Körpers zuständig ist. Mit der Entzündung schaltet der Körper quasi den Heilungsturbo ein. Wenn wir aber versuchen, die Entzündung mit Medikamenten zu beeinflussen, dann wird der Heilungsprozess verändert. In der Praxis sah das so aus: Erst sechs Wochen nach der letzten Cortison-Injektion konnte die Belastbarkeit der Kniescheibensehne (Patellarsehne) nur langsam wieder aufgebaut werden, da Cortison das Gewebe weicher macht und die Gefahr eines Sehnenabrisses entsteht.

Die Beschwerden traten nach ca. einem Jahr (2004) mit vermehrter Heftigkeit erneut auf. Eine weitere Spritze führte zu keinem Ergebnis. Die Schulmedizin versagte, so empfand ich das. Sollte ich von nun an mit Schmerzen weiterleben und meine Sportkarriere abrupt abbrechen müssen? Zum Glück wurde ich mit der Myofaszialen Integration konfrontiert. Die ersten Behandlungen erfuhr ich durch Lutz Scheurer, dem damaligen Chef-Physiotherapeuten des DPS-Skiteams Alpin.

Faszial denken

Die fasziale Betrachtung meines diagnostizierten Syndroms war eine ganz neue Sichtweise für mich: Den Körper gedanklich nicht in Einzelteile, auch nicht in einzelne Muskeln zerlegen, nicht Symptome behandeln und ausmerzen – sondern ganzheitlich, faszial denken! Scheurers Befundung ergab: Schuld wäre ein verklebter Hüftbeuger. Hauptursache dafür wäre meine alte Narbe nach einer Blinddarmoperation 1969. Beim Verschließen der Operationswunde wurde ein Teil des Bindegewebes, das den Hüftbeuger begleitet, mit Teilen des Bauchdeckengewebes untrennbar vernäht. Die eingeschränkte Beweglichkeit des betroffenen Gewebes führte zu einer Störung der Beweglichkeit der Hüfte. Durch die intensive Kraftübertragung wurde das Knie mit der Kompensationsarbeit überfordert. Ein daraus resultierendes Ungleichgewicht, vor allem innerhalb der Anteile des großen Oberschenkelmuskels, führte zu einem ungünstigen Zug auf die Kniescheibe und damit auf die große Patellarsehne, die die Kniescheibe mit dem Schienbein verbindet. Die andauernden **Schmerzen** waren die **Botschaft** meines Körpers und ein Hinweis auf dieses Ungleichgewicht. Die chronische **Entzündung** war Ausdruck des **Heilungsversuchs** meines Körpers.

Ich hatte schon immer so ein **Bauchgefühl**, dass mein Körper nicht im Gleichgewicht war und spürte kleine Unterschiede zwischen meiner linken und rechten Körperhälfte. Mir war bereits vorher immer aufgefallen, dass die Dehnfähigkeit der Hüftbeuger im Seitenvergleich unterschiedlich war. Das Bewegungsausmaß rechts war eingeschränkter. Die wirkliche Ursache hatte ich selbst jedoch nicht erkennen können, da mir das Denken in faszialen Zusammenhängen damals noch fremd war.

Im weiteren Verlauf meiner Skisport-Karriere wurden Lutz Scheurer und Benno Geißler meine Therapeuten, die in mehreren Behandlungen die Blinddarmnarbe und die das Knie umgebende Muskulatur mobilisierten und mir halfen, die Funktionsfähigkeit der Hüfte und des Oberschenkels wiederherzustellen.

Skiunfälle und Myofasziale Integration

Bei der World Championship 2009 zog ich mir bei einem Sturz im Riesenslalom einen „Skidaumen“ (Bänderriss/Ruptur des inneren Seitenbandes des Daumengrundgelenks) und bei einen zweiten schweren Sturz im Super G eine Kniegelenksdistorsion zu. Ein Skidaumen gehört zum Standardinventar eines jeden alpinen Skiläufers und fand zunächst entsprechend wenig Beachtung; allerdings sollte ich in Bezug auf die Daumensattelgelenksarthrose, die sich daraus entwickelte, wieder auf ihn zurückkommen.

Der harte Sturz im Super G war für mich selbst sehr beunruhigend. Ich konnte zwar wieder aufstehen, aber nach ca. einer Stunde war es mir unmöglich zu gehen und das rechte Knie zu belasten. Die Untersuchung durch Mannschaftsarzt Dr. Hartmut Stinus und Physiotherapeut Benno Geißler ergab, dass die wichtigsten Strukturen unverletzt geblieben waren. Jedoch war das Bindegewebe, das sich auf der Innenseite des Knies aus dem Gelenksspalt nach unten zieht (die Befestigungsbänder des Innenminiskus haben fasziale Verbindungen nach außen) und die Faszien an der Schienbeinaußenseite vorne bis zum Sprunggelenk hinunter stark verdreht („getwistet“). Benno Geißler behandelte mich ungefähr eine Stunde lang mit speziellen Bindegewebstechniken aus der Myofaszialen Integration. Sein Ziel war, mich wieder zu einem ungestörten Ablauf meiner motorischen Fähigkeiten und in einen belastbaren Zustand zu bringen, was ihm auch gelang. Lediglich in der tiefen Kniebeuge blieb ein Restschmerz bei Belastung übrig. Die Alltagstauglichkeit war innerhalb kürzester Zeit wiederhergestellt!

Drei Tage später gewann ich mit einem Hundertstel Vorsprung die Goldmedaille in der WM-Abfahrt. Es folgten eine Ruhephase von knapp einer Woche und eine Rennwoche in Whistler, nach der das Knie noch etwas gereizt war, ich aber nicht mehr in der Rennsituation Medikamente einnehmen musste. Mit voller Belastungsfähigkeit errang ich in dieser Saison einen weiteren Sieg in der Abfahrt und gewann die Gesamtwertung in dieser Disziplin. Nach drei Wochen war das Knie wieder vollkommen symptomfrei und ausgeheilt.

Im weiteren Verlauf des Jahres 2009 erlitt ich bei einem Trainingsunfall eine Fraktur des rechten Unterschenkels. Dieser spiralige Etagenbruch sollte sich als mein therapeutischer Intensivkurs entpuppen. Alle Erfahrungen, die ich im Zusammenhang mit dieser schweren Verletzung machte sowie den komplexen Ablauf der Myofaszialen Integration als Therapie selbst zu erleben, haben mein Verständnis der körperlichen Prozesse und der Faszien enorm erweitert.

Zwei Wochen nach der Operation des Schienbeinbruchs gab mir Benno Geißler mit einer myofaszialen Behandlung die „Orientierungsfähigkeit" meines Gewebes im Unterschenkel zurück. Der Heilungsfortschritt innerhalb von 24 Stunden war, wie immer nach solchen Behandlungen, groß. Und da ich die Schmerzmittel nur wenige Tage nach der Operation wieder abgesetzt hatte, konnte ich ohne Einschränkungen empfinden, was mein Körper zur Gesundwerdung alles unternahm. Diese Wahrnehmung meiner körpereigenen Heilungs- und Regenerationsfähigkeit ist für mich eines der eindrucksvollsten Erlebnisse, die ich je erfahren habe.

Trotz der unglaublichen Intensität des körperlichen Heilungsprozesses dauert der Vorgang, je nach Schwere der Verletzung, von einem Tag bis zu mehreren Monaten. Interessant ist, dass immer eine deutliche Verstärkung der Regenerationsfähigkeit festzustellen ist, wenn eine Myofasziale Integrationsbehandlung stattgefunden hat.

Wir setzten die Behandlung im Intervall von zwei Wochen fort. Nur gut zwei Monate später stand ich Ende Oktober das erste Mal wieder auf den Skiern. Die Belastbarkeit beim Skifahren reichte für zwei der drei Schwünge. Meine Trainer versuchten, die Belastbarkeit meines verletzten Beins bis zum Januar 2010 aufzubauen, was uns auch gelang. Das letzte Rennen war ein Super G, gleichzeitig mein letztes Weltcuprennen und ich schaffte es als Drittplatzierter aufs Treppchen.

Bei meinem letzten Rennen 2010 in Kanada war ich 50 Jahre alt und trotz der schweren Verletzungen bereits nach einen halben Jahr, mit Einschränkungen, wieder fit. Ohne Myofasziale Integration dauert die Regeneration einer solchen Verletzung mindestens doppelt so lange, auch bei jüngeren Menschen. Und ganz wichtig: In dieser Zeit habe ich mich nicht ruhig verhalten oder **gar geschont, nein, ich habe mich bewegt** und ständig „überschwellige" (die volle Reaktion herausfordernde) Reize gesetzt.

Fazit: Ich würde keinen unfallchirurgischen Eingriff irgendeiner Art an meinem Körper mehr vornehmen lassen ohne eine begleitende Faszientherapie.

2 Myofaszialer Check

Der Myofaszial-Check – durchgeführt in einer darauf spezialisierten physiotherapeutischen Praxis – liefert einen Überblick über das eigene Fasziensystem, aus dem sich konkrete Empfehlungen zu seiner Verbesserung ableiten lassen. Er ist ein sehr aussagekräftiges Instrument, um wichtige Informationen über den Bewegungsapparat und den Gesundheitszustand im Allgemeinen zu erhalten. Als Grundlage zur Prävention und im Rahmen von betrieblichen Gesundheitsmaßnahmen kann der myofasziale Check sinnvoll eingesetzt werden. Doch worum geht es beim Myofaszial-Check? Wie man schon aus dem Namen ableiten kann – im Mittelpunkt stehen die Faszien.

Was sind Faszien?
Faszien sind das netzförmige Bindegewebe, das den ganzen Körper durchzieht, ihm Form gibt und ihn zusammenhält.

In unserem Körper sind die Muskeln und Organe von einem netzförmigen Bindegewebe umgeben, den Faszien. Dieses Netzwerk trägt dazu bei, dass sich die Teile des Körpers zu einem Ganzen zusammenfügen. Es unterstützt den Körper und wirkt wie ein elastischer Stoßdämpfer bei Bewegungsabläufen. Kommt es zu Fehlstellungen der Faszien und werden diese nicht korrigiert, verformen sie sich. Das führt nicht nur zu Veränderungen der körperlichen Strukturen und Haltung, sondern hat gleichzeitig Auswirkung auf die Belastbarkeit des gesamten Organismus.

Die Myofasziale Integration knüpft hier an. Bei dieser Therapieform wird primär der Körper als Ganzes betrachtet und es werden nicht einzelne Symptome in den Vordergrund gestellt.

Grundlage bilden die Behandlungstechniken der beiden US-Amerikaner Stephen Typaldos und Thomas Myers. Myers gelang es als Erstem, myofasziale Kontinuitäten im menschlichen Körper nachzuweisen.

Ziel der myofaszialen Therapie ist es, tief sitzende Bindegewebsverhärtungen und -restriktionen (das sind Störungen im faszialen Gewebe) aufzulösen, um über das Fasziennetzwerk ausgleichend auf den gesamten Organismus einwirken zu können. Dadurch soll die maximal mögliche Regenerationsfähigkeit des Körpers angeregt und erreicht werden.

Das menschliche Gehirn lokalisiert den Schmerz nicht immer dort, wo er entsteht, sondern auch in anderen Körperregionen, die von schmerzleitenden Nervenbahnen durchlaufen werden. Durch Sichten und Ertasten sucht der Therapeut* gezielt nach Störungen, Verdrehungen oder Verschiebungen in den einzelnen Körpersegmenten und nach Veränderungen der Bindegewebszonen, die dann durch kräftiges Ausstreichen und Schieben mithilfe spezieller Grifftechniken individuell therapiert werden können.

Die Myofasziale Integration ist für jedermann geeignet:

- Die Genesung verläuft in der Regel schneller als z. B. bei Operationen, da der natürliche Heilungsprozess des Körpers optimiert wird. Auch jahrelang bestehende Leiden können dauerhaft geheilt werden.
- Die Anwendungsbereiche sind vielfältig und reichen von Rückenbeschwerden über Kopfschmerzen bis hin zur Achillessehnenverletzung oder zum akuten Kreuzbandriss ohne Operation.

Der myofasziale Check wird mit dem Fokus auf das Verhalten der Faszien, Bewegungen zuzulassen oder zu behindern, in Anlehnung an manualmedizinische Untersuchungen, durchgeführt. Es wird geprüft, inwieweit z. B. die Bewegung der einzelnen Gelenke eingeschränkt ist oder wo die wirkliche Ursache von Kreuzschmerzen sitzt (kommt der Schmerz aus der Hüfte und der Rücken kompensiert nur?). Der Körper ist von Natur aus ein homogen-elastisches Konstrukt und hat immer die gleiche Elastizität. Durch den myofaszialen Check können problematische feste Zonen erkannt und lokalisiert werden. Diese kritischen Zonen werden nummeriert und im Befund genau beschrieben. Eine Behandlungsoption wird als Empfehlung beigefügt.

---

* Mit dem Begriff „Therapeut“ ist in diesem Buch immer der Physio-/Manualtherapeut gemeint. Außerdem wird der Einfachheit halber die männliche Form verwendet, wobei Frauen und Männer gleichermaßen gemeint sind.

Beispieldokumentation

Dies ist ein Beispielbefund eines myofaszialen Checks, der zum besseren Verständnis allgemeinverständlich ausgedrückt ist:

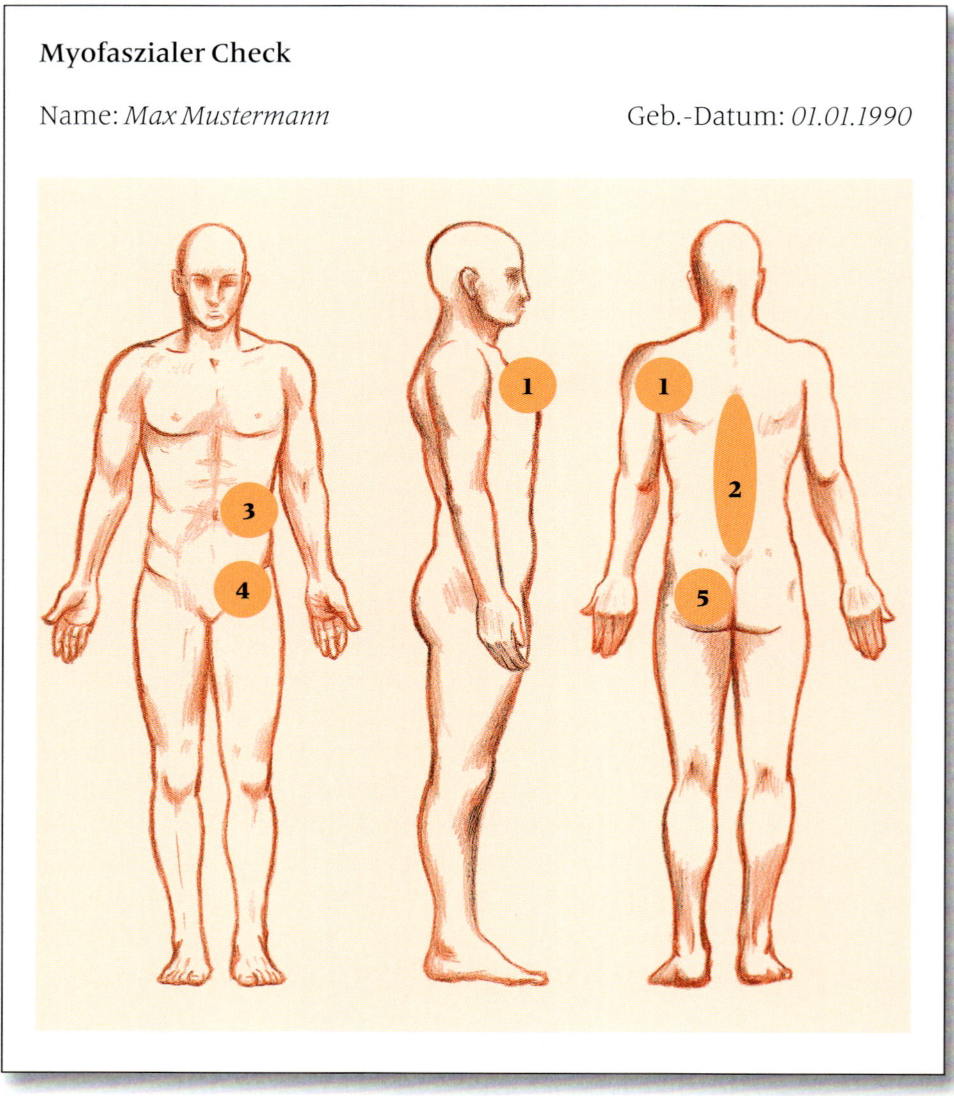

Myofaszialer Check

Name: *Max Mustermann* Geb.-Datum: *01.01.1990*

Dokumentarische Kennzeichnung der Befunde

Befunde/Auffälligkeiten im myofaszialen System:

- *Der Schultergürtel (1) steht insgesamt zu weit nach vorne (d. h. er steht in der „Protraktion").*
- *Die Rotation der Wirbelsäule ist in beide Richtungen verbesserungsfähig (2), v. a. der Brustwirbelsäule (BWS).*
- *Die Bauchspannung fehlt (3), v. a. die schrägen Bauchmuskeln weisen links eine Funktionsstörung auf.*
- *Die Hüfte ist in ihrer Beweglichkeit links eingeschränkt, vorne arbeitet der Hüftbeuger („Psoas" = Musculus psoas major) nur eingeschränkt oder hat eine Funktionsstörung (4).*
- *In der tiefen Beckenmuskulatur arbeitet einer der stärkeren Muskeln (Musculus piriformis), der an der Rotation des Beines in der Hüfte beteiligt ist, links unvollständig und ist sehr schmerzhaft (5). Die Hüfte ist in ihrer Beweglichkeit dadurch zusätzlich eingeschränkt und ist insgesamt zu fest. Andere Körperregionen müssen dies kompensieren, in der Regel die darüber oder darunter liegenden, sodass es als Folgeerscheinung zu Faszienproblemen auf der gleichen Seite z. B. am unteren Rücken, am Knie oder am Sprunggelenk kommen kann.*
- *Die Befunde (1) bis (3) bedeuten eine fehlende Aufrichtung in die gesunde Haltung, (4) und (5) bedeuten ein Ungleichgewicht („Dysbalance") im zentralen Bewegungsorgan Becken inklusive einer Verdrehung und einer mangelnden Beckenaufrichtung.*

Empfehlungen:

- *Behandlung der Problemzonen durch Myofasziale Integration*
- *Verbessern der Eigenwahrnehmung, Haltungsschulung*
- *Sensomotorisches Training*
- *Funktionelles Training zur Stabilisierung und Kräftigung von Beckengürtel und Wirbelsäule, im Detail Erweiterung der Mobilität der BWS in die Rotation*

3 Myofasziale Integration: Behandlungsablauf

Immer mehr Physiotherapeuten schenken den Faszien bei ihren Behandlungen mittlerweile Beachtung. Sie denken nicht mehr nur an einzelne Körperteile oder einzelne Muskeln, sondern an Muskelketten und fasziale Stränge, die den ganzen Körper durchziehen und alles miteinander verbinden (auch die Organe, Knochen, Sehnen und Muskeln).

Die Myofasziale Integration ist eine besondere Faszientherapie, in Deutschland von Benno Geißler begründet, bei der zahlreiche Techniken der tiefen Bindegewebsmassage zum Einsatz kommen.

Zunehmend lassen sich bundesweit Therapeuten in diesen Techniken weiterbilden. Damit Sie sich eine Vorstellung von solch einer Behandlung machen können, stelle ich Ihnen den Ablauf exemplarisch vor, wie ich ihn in meiner Praxis durchführe.

Zunächst fragen Sie sich bestimmt, welche Beschwerden und Krankheiten mit der Myofaszialen Integration behandelt werden können und Aussicht auf Besserung haben? Diese werde ich Ihnen im Kapitel „Beschwerden und Fallbeispiele" genauer vorstellen. Generell kann gesagt werden, dass alle orthopädischen Verletzungen und Erkrankungen, Beschwerden und Symptome behandelt werden können, angefangen beim Hals, über Schultern, Rücken, Becken, Hüfte, Beine, Knie bis hin zu den Sprunggelenken – und das bei jungen und älteren Menschen, bei akuten und chronischen Erkrankungen. Auch Leistungssportler profitieren von diesen Faszienbehandlungen als regelmäßige Begleitung, sodass sie möglichst verletzungsfrei trainieren und an Wettbewerben teilnehmen können. Darüber hinaus sind die Erfolge als begleitende Therapie bei orthopädischen und chirurgischen Eingriffen deutlich.

Bei der Myofaszialen Integration geht es prinzipiell darum, Spannungen im myofaszialen System in die Entspannung zu bringen. Schwingen die Faszien wieder relativ störungsfrei und elastisch, dann kann der Körper seine Funktionen erneut aufnehmen und Regeneration bzw. Heilung bewirken.

Durch meine Seh-Einschränkung habe ich Glück im Unglück, denn dadurch ist meine Wahrnehmung über meine Hände sehr ausgeprägt. Mit meinem mir verbleibenden Sehvermögen kann ich schemenhaft erkennen, ob eine Störung im Gangbild vorliegt – ein wichtiges Kriterium. Bereits bei der Begrüßung fallen mir aufgrund meiner Erfahrung die **Bewegungsabläufe des Patienten** auf. Humpelt der Patient, ist der Bewegungsablauf beim Gehen nicht homogen oder sein Gang irgendwie auffällig? Ist er das, so kann dies z. B. auf eine Hüftproblematik hinweisen. Zusätzlich sammle ich weitere Informationen über **funktionelle Tests**, bei denen der Patient aktiv Übungen ausführt. Dabei lasse ich ihn z. B. erst auf dem einen, dann auf dem anderen Bein stehen. Gelingt dem Patienten das auf einfache Weise, wackelt das Knie, bewegt er sich dabei viel hin und her oder muss er sogar seinen Fuß absetzen? Die Qualität, mit der er die Übungen ausführt, und der Seitenvergleich beider Körperhälften geben mir wertvolle Informationen über die individuelle Beweglichkeit, die bei jedem Menschen auf einzigartige Weise ausgeprägt ist. Danach erfolgen passive Tests auf der Massageliege, bei denen der Patient eben nicht aktiv mithilft, sondern ich z. B. die Beine anwinkle, sie in verschiedene Richtungen drehe und dabei die Bewegungsqualität, das Bewegungsausmaß und eventuelle Schmerzreaktionen prüfe.

Hinzu kommen **Gelenkspieltests** und Kriterien der **Differenzialdiagnostik** aus der Manualtherapie, um Erkrankungen mit ähnlichen Symptomen voneinander abgrenzen zu können. Bei den Gelenken fühle ich, wie weit die Innen- und Außenrotation, die Beugung und Streckung möglich ist. Dazu bewege ich die Beine oder Arme, beuge sie und drehe sie leicht nach innen und außen oder provoziere eine Reaktion mit einem festeren Druck. Ich fühle, ob das Bewegungsausmaß vollkommen ausgeschöpft ist oder ob und wann Blockaden zu spüren sind. Gleichzeitig bekomme ich dadurch Informationen über die Elastizität der Faszien. Ich erkenne zusätzlich externe Wirkungsfaktoren, die den Prozess nachhaltig beeinflussen (z. B. ein stressbedingtes Überlastungsmuster am Rücken, das häufig Burnout-Symptome begleitet). Je nach Bedarf setze ich außerdem **neurologisch orientierte Tests** ein. Einer ist der „Straight Leg Raise“ (SLR), bei dem ich ein Bein anhebe und teste, ob der Ischias-Nerv reagiert, wenn er in die Länge gezogen wird. Der Nerv muss beinahe 2 cm Dehnstrecke aushalten können, ohne mit Schmerz zu reagieren. In diesem Fall kann ich darauf schließen, ob der Ischias-Nerv in Mitleidenschaft gezogen wurde oder nicht.

Ich betrachte den gesamten, komplexen menschlichen Organismus unter dem Aspekt der Faszien. Dr. Stephen Typaldos, Begründer des Fasziendistorsionsmodells (FDM, 1991) und Wegbereiter dieser neuen, faszial-orientierenden Diagnose- und Behandlungsmethode appelliert mit folgendem, von ihm geprägten Slogan an den Therapeuten, ein übergeordnetes, verbindendes Denken zu entwickeln, um den Patienten optimal helfen zu können:

Think fascial – not in muscles!
Denke faszial – nicht in Muskeln!

Das nehme ich mir immer wieder zu Herzen. Meinem Empfinden nach ist das fasziale Denken der Schlüssel zum Verständnis des menschlichen Organismus. Mithilfe meiner Hände, meiner Erfahrung und meines umfangreichen Wissens über die Komplexität der Faszien und der anatomischen Strukturen sowie deren Funktionen kann ich nach diesen verschiedenen Tests einen Befund erstellen.

3.1 Untersuchungsmethoden

Diese manuelle Untersuchung ist das, was der Orthopäde heutzutage selten oder deutlich zu wenig nutzt und was deshalb von unserem Berufsstand, den Physiotherapeuten, immer wieder gefordert wird. Mit den bildgebenden Verfahren können oft nur einzelne Körperstrukturen sichtbar gemacht werden, beim Röntgen z. B. sind das die Knochen. Da sie eine hohe Dichte haben, erscheinen sie im Röntgenbild und können eingehend betrachtet werden, dabei können aber keine Aussagen über das Gewebe und die Gewebsqualität gemacht werden. Entzündungsherde sind nicht unbedingt erkennbar. Beim MRT, der Magnetresonanztomografie, ist der Weichteilkontrast besser, d. h. es werden Strukturen wie ein Kreuzband sichtbar, Entzündungen werden in hellem Weiß dargestellt. Der Nachteil ist die Feindarstellung von Gewebsstrukturen. Zum einen ist die Auflösung selten größer als 1 mm, d. h. kleinere Probleme sind nicht erkennbar, und zum anderen entstehen falsche Informationen durch Bildstörungen (Artefakte). Ein MRT-Bild kann also nicht mit einem Foto vom Inneren des Menschen verglichen werden, es zeigt lediglich unter einem bestimmten grafischen Aspekt eine zu interpretierende Aussage vom Gewebe. Der darauf spezialisierte Facharzt ist für die möglichst korrekte Interpretation zuständig.

Um fasziale Strukturen sichtbar zu machen, benötigt man einen hochauflösenden Ultraschall. Der ist inzwischen zwar verfügbar, jedoch aufgrund mangelnder Kenntnisse über die Bedeutung des zu untersuchenden Körperteils so gut wie nicht verbreitet. Aufgrund meiner Erfahrung und meiner Hände, die spüren, wie sich gesunde Bewegungen und elastisches Bindegewebe anfühlen, bin ich in der Lage, fasziale Strukturen zu interpretieren.

Jeder gute Faszientherapeut muss sich anatomisch und neurologisch gut auskennen und sollte dazu die funktionellen und motorischen Eigenschaften des menschlichen Körpers verinnerlicht haben. Hinzu kommen noch Erfahrung und Rücklauf. Rücklauf bedeutet: Je häufiger ich auf Patienten mit meiner Therapie eingewirkt habe und je mehr ich wiederholte Einwirkungen auf diese Patienten erfahren habe, umso höher wird meine Effizienz. Effizienz bedeutet in diesem Fall: Eine einzige oder wenige Behandlungen führen zum Ziel und sind nachhaltig wirkungsvoll.

Mir fällt immer wieder auf, dass meine Patienten ihren Körper in Einzelteile zerlegen und wissen wollen, welches Teil denn nun die Ursache für ihre Beschwerden ist. Das ist der Wunsch nach dem Rumpelstilzchen-Effekt. Sobald etwas mit Namen zu benennen ist, verliert es für uns seinen Schrecken. Aber so einfach ist das nicht. Unser Organismus ist ein unglaublich komplexes, durch Faszien vernetztes, interagierendes Gefüge, eine Symbiose von ca. 100 Billionen Zellen. Wenn uns das klar wird, dann wird es wieder einfach. Wie bei einem Baum – den nehmen wir als Ganzes wahr und nicht jedes einzelne Blatt. Diese Selektivität der Wahrnehmung hilft mir, die **Komplexität des Körpers als Funktionseinheit** zu sehen.

In der Therapie bearbeite ich ausgewählte Gewebsstrukturen mit gezieltem Druck, der sich im Körper als messbarer Reiz zur Anregung der Regeneration äußert. Selbstheilungsvorgänge werden initiiert, das komplexe System tut das, was es am besten kann: Regenerieren, optimal arbeiten und sich selbst unterhalten.

So ist es dann auch möglich, einen **Kreuzbandriss** in einer Sitzung so zu beeinflussen, dass der Patient hinterher wieder normal springen und hüpfen kann, sofern er Leistungssportler ist, oder gehen und laufen kann, sofern er ein Normalbürger ist. Und es wird keine Operation benötigt. Das vorher im MRT diagnostizierte gerissene vordere Kreuzband kann bei der Hälfte der so behandelten Patienten innerhalb von drei Monaten vom Körper selbst wieder funktionstüchtig hergestellt werden. Voraussetzung dafür ist, dass die den Heilungsprozess behindernden Blockaden durch den Faszientherapeuten beseitigt worden sind. Die meisten konventionell therapierten Patienten sind funktionell wieder hergestellt, aber das Kreuzband regeneriert sich nicht. Da findet der Körper einen anderen Weg, der zukünftig die Bewegung möglich macht. Einer von zehn Patienten kommt erfahrungsgemäß nicht auf die Beine und muss meist operiert werden. Aber auch hier wird er von der Behandlung profitieren, da ein besser sortiertes myofasziales System sich leichter operieren lässt und die Verletzung dann auch schneller ausheilen kann.

3.2 Manuelle Behandlung

Unmittelbar nach der Befunderhebung beginne ich mit der Behandlung. Bei Problemen in den Beinen, egal ob am Ober- oder Unterschenkel, am Knie oder am Fuß, beginnt das Problem oftmals im Körperzentrum, am Hüftbeuger, dem Muskel, der den Oberschenkel mit dem Becken und der unteren Wirbelsäule verbindet. Dort in der Leiste staut sich häufig die Lymphflüssigkeit. Der venöse und lymphatische Rückfluss werden aufgrund von Funktionsstörungen des Hüftbeugers besonders oft im Leistenbereich behindert. Der Stau kann aber auch z. B. in der Kniekehle oder in Gefäßpassagen in der tieferen Wade seine Ursache haben. Die Gründe liegen oftmals einfach an einer zu fest gewordenen Faszienstruktur, die manchmal nur ein wenig auf unser Leitungssystem drückt und durch den Druck den Rückfluss behindert. Bei einem Stau kann es z. B. zur Bildung von Krampfadern kommen. Den Venen bleibt nur der Weg, sich im Volumen zu vergrößern, da die Klappenfunktion das venöse Blut immer nach oben schiebt und keinen Rückfluss zulässt. Bei zu lange andauernder Belastung können so Erweiterungen der Venen entstehen. Krampfadern bilden sich also aus einer Funktionsstörung heraus, vor allem, wenn sie einseitig auftreten. Da gibt es keine Ausrede wie „Die Bindegewebsschwäche habe ich von meiner Mutter geerbt!". Nein, die Störung wurde selbst erworben. Mit der richtigen Therapie und dem geeigneten Bewegungsverhalten wäre ein sofortiges Gegensteuern bei den ersten auftretenden Beschwerden möglich gewesen, hätte der Betroffene von den Möglichkeiten der Faszientherapie gewusst.

3.3 Feedback vom Patienten und vom Körper

Während der Sitzung ermuntere ich den Patienten zu permanenten Rückmeldungen, indem ich ihm Fragen stelle. Schmerzt es, wenn ich hier drücke? Wie fühlt es sich dort an? Für mich sind die Schmerzanzeigen sehr wichtig, denn ich weiß: Je mehr es an den Stellen, die ich prüfe, schmerzt, desto fester haben sich die Faszien zusammengezogen, sind verklebt oder verdreht („getwistet"). Die Unordnung im Körper wird so greifbar. Ein besonders unerträglicher Schmerz im Fasziensystem deutet dabei auf einen Schlüsselpunkt, einen „big point" hin. Nach der erfolgreichen Behandlung einer einzigen Schlüsselregion kann es schon zu einem durchschlagenden Erfolg kommen. Der Patient sagt dann beispielsweise: „Jetzt fühle ich mich vollkommen erleichtert", „Das ist unglaublich, es tut überhaupt nichts mehr weh" bis zu „Dieses Knie konnte ich die letzten acht Jahre nicht strecken, jetzt geht das wieder". Häufig entstehen keine augenblicklichen Verbesserungen, dann muss der Behandelte durch den Zustand der „Erstverschlechterung", der bis zu zwei Wochen andauern kann. Entzündliche Prozesse und neu angekurbelte Zellaktivitäten helfen, einen neuen, verbesserten Gesundheitszustand zu erreichen. Manchmal „schleicht" sich die Beschwerde auch nahezu unmerklich aus und nach vier bis sechs Wochen sind die gesundheitliche Verbesserung, die Schmerzreduktion, die verbesserte Kraft, das erweiterte Bewegungsausmaß einfach „da".

3.4 Praktische Durchführung

Mit gezieltem und teilweise festem Druck auf die Haut bearbeite ich die faszialen Leitlinien, die ich ausstreiche und drücke oder schiebe. Dabei kommen je nach Bedarf einzelne Finger, meine Daumen, meine Hände und auch meine Ellbogen zum Einsatz. Zuerst konzentriere ich mich auf die großen Leitbahnen, die in vielen Regionen mit den Meridianen aus der Traditionellen Chinesischen Medizin korrespondieren, von da aus arbeite ich mich immer mehr in die Details vor. Die Faszien beginnen sich wieder zu ordnen und aus der Verklebung oder Verdrehung zu lösen: Das kann nur leicht wehtun, aber auch extrem schmerzhaft sein. Frauen halten die Schmerzen oft mit weniger Murren aus, während Männer schneller klagen. Je nach Grad der Beschwerden fahre ich an den gleichen Faszienbahnen mehrmals entlang. Dann taste ich mich behutsam vor, indem ich die mit den Faszien verbundenen Leitbahnen und Muskelketten ebenfalls mit Druck und mit meist sehr langsamen Streichbewegungen massiere.

Feedback bekomme ich allerdings nicht nur direkt vom Patienten, sondern vor allem durch die Sensorik und Motorik des Körpers selber. Meine Hände kommunizieren auf eine sehr interaktive Art unmittelbar mit dem Fasziensystem. Diese Art der Kommunikation geht am Bewusstsein des Patienten vorbei, sie geht tiefer. Auch wenn Patienten einwenden, dass es weh tut und meinen, ihre Schmerzgrenze sei schon erreicht, höre ich nicht unbedingt sofort mit der Faszienbehandlung der gestörten Stelle auf.

Die Faszien müssen geordnet werden, sie dürfen nicht verklebt, sondern müssen wieder ordentlich ausgerichtet sein, damit sie ihre Aufgaben erfüllen können. Der Weg dorthin ist bisweilen sehr anstrengend für den Therapeuten und für den Patienten mit Schmerzen verbunden.

Auswertung – „Re-Befund“

Zum Abschluss der Behandlung führe ich als „Re-Befund“ ähnliche Tests wie zu Beginn durch. Ich erspüre, ob und wo sich die Beweglichkeit graduell verbessert hat und ob die Gelenke sich freier bewegen. Anschließend befrage ich den Patienten nach dem Grad der Schmerzen, lasse ihn dann aufstehen und im Behandlungsraum hin und her gehen. Auch bitte ich ihn mir zu sagen, wie sich die Problemzonen jetzt anfühlen. Die meisten Menschen, die zu mir in die Praxis kommen, stellen sogleich eine spürbare Verbesserung fest. Besonders deutlich wird dies, wenn ich zunächst nur eine Körperhälfte behandle und den Patienten dann aufstehen und umhergehen lasse. In akuten Fällen kann z. B. eine steife Hand in dieser kurzen Zeit wiederhergestellt und beweglich gemacht werden. Schmerzen können gelindert oder komplett aufgelöst werden. Der Kopf lässt sich wieder weiter nach links und rechts drehen. Kopfschmerzen sind plötzlich verschwunden. Die Wirkung einer solchen Behandlung ist enorm, sodass ich einen wiederholten Befund manchmal sogar innerhalb der Sitzung, auf jeden Fall aber zum Abschluss vornehme.

Wichtig ist die sofortige Integration in die Motorik durch die bewusste Bewegung des Körpers möglichst direkt nach der Behandlung.

Diese Bewegung ist vom Patienten selbst in Eigenleistung und Eigenverantwortung umzusetzen. Die „Compliance" des Patienten, d. h. das kooperative Verhalten und die Mitarbeit des Patienten im Rahmen der Therapie, ist bei der Faszienbehandlung ganz wesentlich. Am besten eignet sich Bewegung, die sport- oder gelenkspezifisch durchgeführt wird. In mindestens 20 Minuten sollten Bewegungsmuster und Beweglichkeit spielerisch erschlossen und motorisch gefestigt werden, damit das neu erworbene Bewegungsausmaß stimuliert und manifestiert wird.

Der Anteil der Menschen, die von dieser Art der Behandlung nicht profitieren, ist gering. Nur wenige kommen nicht zum wiederholten Termin, sollte ein weiterer empfehlenswert sein, entweder weil der erste Termin zu schmerzhaft war oder weil sich nicht sofort der gewünschte Erfolg eingestellt hatte. In unserer technokratischen und ökonomisch-orientierten Medizin ist dieser neue, ungewöhnliche, noch vorrangig auf praktischen Erfahrungen als auf langjährigen medizin-wissenschaftlichen Forschungsergebnissen beruhende Weg noch unpopulär. Ebenso ist es ungewohnt, eigene Verantwortung miteinzubringen.

Ich arbeite jetzt seit 10 Jahren mit der Myofaszialen Integration und in dieser Zeit habe ich ungefähr 90 % meiner Patienten weiterhelfen können. Natürlich ist die Myofasziale Integration kein Wunderheilmittel, weil eben auch andere

Faktoren mit im Spiel sind, wie z. B. Alter, Bewegungswille, vorhandene Veränderungen im Gewebe oder Beeinflussungen durch Rauchen, Alkohol, Unbeweglichkeit, Bewegungsträgheit oder Medikamentenmissbrauch. Dennoch können beeindruckende Ergebnisse erzielt werden, oftmals sehr zum Erstaunen der Patienten. Sie fragen mich auch zunehmend, was sie denn selbst tun können, um ihren Körper und Gesundheitszustand zu verbessern.

Dazu gibt es eine Reihe von einfachen Übungen, die leicht in den Alltag integriert werden können. Einige der Übungen können ganz ohne jegliche Hilfsmittel ausgeführt werden, bei anderen kommen leicht erschwingliche, kleine Sportgeräte zum Einsatz. Ausführliche Anleitungen zu dem breiten Übungsspektrum finden Sie in Kap. 6 und 7, sodass Sie Ihr eigenes, passendes Übungsprogram entwickeln können. Die Auswahl der Übungen wird Ihnen leichter fallen, wenn Sie wichtige Grundprinzipien der Myofaszialen Integration verstehen.

4 Grundprinzipien der Myofaszialen Integration

Die wichtigen Grundprinzipien der Myofaszialen Integration zu verstehen, ermöglicht uns, unser Körperverständnis zu aktualisieren. Das relativ statische, strukturelle anatomische Bild, bei dem der Mensch sozusagen in Einzelteile zerlegt wurde (Erinnern Sie sich an das Skelett im Biologieunterricht?), ist ein Auslaufmodell. Die Weiterentwicklung ist die bewegte, funktionelle Anatomie, aus der sich diese Methode der Behandlung, die Myofasziale Integration, entfaltet hat.

Myofasziale Integration als Therapie

Bei der Myofaszialen Behandlung geht es darum, das Muskelbindegewebssystem zu stimulieren und durch das Setzen spezifischer Reize den Körper anzuregen, über einen messbar verbesserten Stoffwechsel seine ursprüngliche Ordnung wiederherzustellen. Oder anders formuliert: Es sollen Blockaden im Weichteilgewebe beseitigt werden, damit die regenerativen Prozesse, die unser Körper permanent durchführt, möglichst ungehindert ablaufen können.

Dabei bedient sich die Myofasziale Integration einer speziellen Form der tiefen Bindegewebsmassage, die maximale Energie ins Gewebe einbringt. Wenn es erforderlich ist, werden die Gewebsschichten bis auf die Knochen mobilisiert und stimuliert. Selbstverständlich sind alle manualtherapeutischen Spielarten zusätzlich erlaubt, die zu einem stoffwechselfördernden Reiz, einer gewünschten Mobilisation oder der ersehnten Entspannung im Gewebe beitragen können. Letztendlich dient dies alles dem Ziel, maximal mögliche Entspannung im myofaszialen System zu erzeugen – und das innerhalb möglichst kurzer Zeit. Diese Form der manuellen Therapie kann, wie schon erwähnt, teilweise sehr schmerzhaft sein. Besonders beim Umgang mit Schlüsselregionen, den sogenannten „big points", kann die vegetative Reaktion durchaus an unerträglich erscheinende Grenzen stoßen.

Allerdings habe ich schon häufig erlebt, dass unmittelbar nach dem Überschreiten einer solch unerträglich erscheinenden Grenze eine sowohl für den

Therapeuten als auch für den Patienten deutlich spürbare Erleichterung eintreten kann. Ein spannender Moment, der sich wie die Ruhe nach einem Gewitterhöhepunkt anfühlt. Meistens erweisen sich die anschließend durchgeführten Tests zur Überprüfung der Beweglichkeit als sehr zufriedenstellend. Die „Blockade" konnte beseitigt werden, ein erleichternder Zustand mit Entspannung stellt sich ein.

Direkt im Anschluss sollte die in großer Anstrengung zurückgewonnene Beweglichkeit über spezifische Bewegungsübungen stimuliert werden. Die Bewegung bringt die Ansteuerung, die Bahnung und den Trimm (= Ausrichtung in die gewünschte Lage) des behandelten Körperteils wieder in Schwung. Die Muskulatur erhält einen Reiz, um ihren Normalzustand, ihren „Normotonus", einnehmen zu können. Bewegungen wie hüpfen, springen, gehen, Wurfbewegung und Rückenbeugung sollten wieder beschwerdefrei funktionieren.

Myofasziale Integration aus funktionell anatomischer Sicht

Das alles miteinander verbindende (konnektive) Organ Faszie spannt ein Netz, in dem die Muskulatur und alle Organe eingewoben und zu Funktionsketten integriert sind. Alle mechanischen Einflüsse werden auf verschiedene Arten im Körper weitergetragen und haben so mehr oder weniger großen Einfluss auf weiter entfernte Regionen – sie verursachen eine Art Schmetterlingseffekt („butterfly effect"). Nur dass die Ursache weniger im Quantenbereich, sondern vielmehr in der mechanisch-kinetischen Ebene, der Ebene der Handlung und der Bewegung liegt. Alles findet gleichzeitig statt und hat einen Effekt. Elastizitäten, Reibungen, Spannungen von Festkörpern in Verbindung mit hydraulisch übertragenen Kräften, der Einfluss von Flüssigkeiten und unterschiedlichen Viskositäten spielen eine Rolle und durchwandern ständig unseren Körper. Alle physikalischen Tricks und Kniffe der Festkörperphysik, der Hydraulik, der Gesetzmäßigkeiten von Gasen und der Thermodynamik werden vom Körper genutzt. Ständig finden chemische Prozesse statt und elektrische Impulse durchziehen permanent das System. Wenn wir uns bewusst machen, dass es im Körper keine abgetrennten Schichten gibt, sondern nur unterschiedliche Zonen mit verschiedenen Dichten, und wir weiter wissen, dass unterschiedlich erscheinendes Gewebe im Körper aus den gleichen Grundsubstanzen besteht, die einfach nur, je nach Funktion, in unterschiedlicher Quantität zusammengestellt sind, dann können wir unseren Körper beinahe als homogen elastisches Gefüge bezeichnen. Wenn also durch myofasziale Funktionsstörungen manche Regionen starrer werden und mit Funktionseinschränkung oder -störung auffallen, dann wird deren Umgebung mehr belastet, um diese Störung zu kompensieren und die Bewegungseinschränkung auszugleichen. Das gesunde Körperteil kann durch Überlastung erkranken und das starre, eingeschränkte Körperteil durch Funktionsstörungen ebenso. Es entsteht auf beiden Seiten Überlastung, Erkrankung und Verschleiß. Das Therapieren der gesunden und kranken Körperregion ist deshalb sinnvoll, um einen optimalen Erfolg zu erreichen. Durch die Myofasziale Integration erfolgt ein Anstoßen der regenerativen Fähigkeiten dieses dysfunktionalen Bereichs, damit er sich selbst zur maximal erreichbaren Ordnung zurückführen kann – dem gesunden Zustand.

Wie wird seit Jahren beispielsweise ein angeblich verschlissenes Kniegelenk standardmäßig behandelt? Das Kniegelenk wird in einer Operation komplett gegen einen künstlichen Gelenkersatz (Totalendoprothese = TEP) ausgetauscht. Der Werdegang ist Krankenhaus, Reha, krankengymnastische Begleitung, bis das Bein wieder leistungsfähig erscheint und der Patient keine Schmerzen mehr hat. Der Vorgang dauert einige Zeit und zusammen mit der Krankenvorgeschichte, die in der sogenannten Anamnese aufgenommen wurde, lässt sich die Geschichte des erkrankten Beines rekonstruieren. So gut wie nie wird das andere Bein erwähnt, das in dieser Zeit immer Mehrarbeit verrichten muss. Die Folge sind Ungleichgewichte im Becken und Überbelastungen an dem vermeintlich gesunden Bein, die sich noch nicht in Schmerzen äußern müssen. Erst in den darauffolgenden Jahren fängt auch das „gesunde" Bein zu meckern an. Wenn sich die Beschwerden im Knie konzentrieren, dann wird Jahre später eben ein zweites künstliches Gelenk (TEP) eingebaut – es liegen genügend TEPs im OP-Lager bereit. Das hört sich jetzt vielleicht etwas überspitzt an. Wir müssen nicht einmal ausgeprägt faszial denken können, um zu verstehen, was in diesem Fall passiert ist. Mit der Verbreitung der faszialen Denkweise können aufgeklärte Patienten und Therapeuten in Zukunft andere Entscheidungen zum Wohle der Gesundheit des Körpers und Lebensqualität des Menschen treffen.

4.1 Faszial denken

Der menschliche Körper ist kein starres Gerüst, wie wir ihn vom Biologieunterricht der Schule her kennen – mit einzeln lokalisierbaren Muskeln, Gelenken und Organen. Er besteht nicht nur aus einem Skelett, an dem alles mit ein paar Fäden „dranhängt", eine Art lebendige Marionette, bei der die Hebelgesetze gelten.

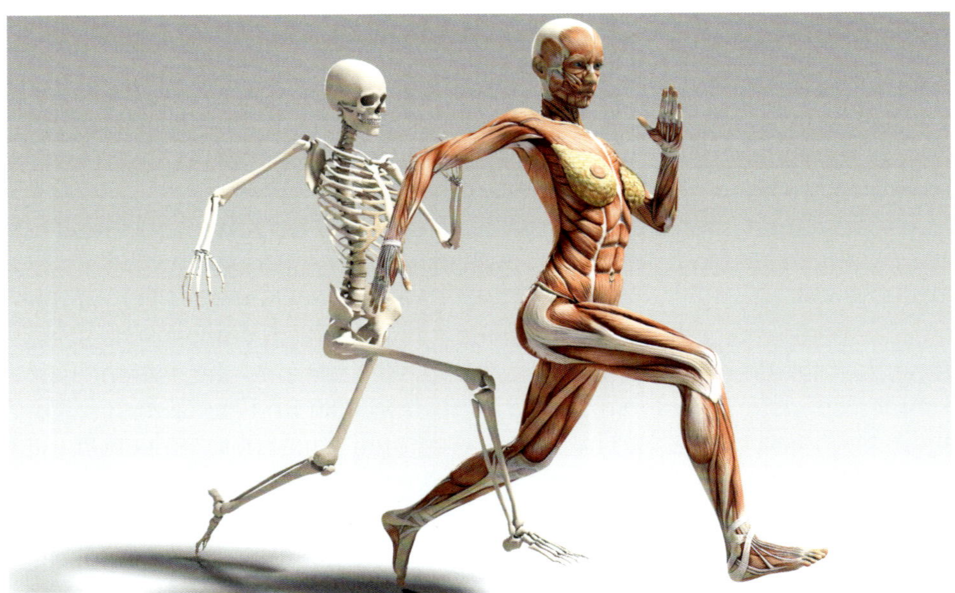

Im Grunde es ist genau umgekehrt. Wir sind ein Netzwerk aus Weichteilen (Faszien eben). An bestimmten, notwendigen Stellen hat der Körper diese Weichteile zu Knochen versteift. Bei Bewegung fließen diese Versteifungen als komplett passive Elemente mit. Hauptsächlich bewegen unsere Weichteile den Körper. Die Knochen sind nicht das Fundament, wie bei einem Haus, sondern Versteifungen in einem abgeschlossenen, dynamischen System, das sich dadurch selbst aufrichten kann. Die wichtigsten Voraussetzungen für diese Aufrichtung sind das Körpergefühl, das Gleichgewichtsgefühl, das Sehen und das Bewusstsein über einen Horizont, an dem sich unser Kopf über die Achse der Augen permanent orientiert.

Unser jetziges Körpermodell gibt es in dieser Art schon seit ca. 8 Millionen Jahren. Der Homo habilis (der geschickte Mensch) lebte im Zeitraum von ungefähr 2,5 bis ca. 1,4 Millionen Jahren, gefolgt vom Homo erectus (der aufgerichtete Mensch). Umweltfaktoren und Ernährungssituationen haben den modernen Menschen, den Homo sapiens (den weisen Menschen), weiterhin mitgeformt, er entstand offiziell vor ca. einer halben Million Jahren, verließ Afrika vor ca. 120.000 Jahren und besiedelte mit der Zeit unseren ganzen Planeten. Allerdings gibt es unterschiedliche Theorien und auf die genauen Jahreszahlen kommt es uns hier nicht an. Einig sind sich Wissenschaftler darüber, dass die Evolution des Menschen über viele, viele Tausende von Jahren zu einer immer stärkeren Aufrichtung geführt hat.

Nebenbei bemerkt: Könnte es sein, dass wir Menschen aufgrund unseres aufrechten Gangs und der damit verbundenen äußerst komplexen und hochentwickelten Sensorik, zu unserer Intelligenz gekommen sind?

Die Kraft, die das gesamte System aufbringen muss, damit der Mensch sich aufrichten und nach oben bewegen kann, muss in einer Kette von der Zehenspitze bis zur Schulter gewährleistet sein, wie z. B. beim Aufheben eines Gegenstandes vom Boden. Und da sind wir bei unserem „Kollegen" Schwerkraft angekommen.

Die Schwerkraft ist eine mitleidlose Konstante, die ein Leben lang und immer auf dem gleichen Niveau wirkt. Wenn wir schwächer oder älter werden, können wir nicht einfach auf den Mond auswandern, nur um unsere Belastung zu reduzieren. Wir müssen selbst eine gewisse Stärke haben, damit wir unseren Körper gegen die Schwerkraft erheben und aufrichten können.

Das Aufrichten beinhaltet die interne Körperspannung, die unsere Gewebsregionen so sortiert, dass die Knochen in einem bestimmten Muster stehen – eben aufgerichtet. Dieses Knochenmuster haben wir bislang in der Medizin als aufgerichtetes Skelett angesehen. Die Faszien beeinflussen die Muskeln und die Sehnen, bringen die Kraft in die Knochen und sortieren diese so, dass sie aufgerichtet im Raum stehen. Die Knochen selbst haben dabei im Grunde gar nichts zu tun, sie schwimmen nur im Bindegewebe mit.

Grundsätzlich unterscheiden wir zwischen unserem Stützapparat (das sind die Knochen und Wirbel) und unserem Bewegungsapparat (der besteht aus den Muskeln und Faszien, dem myofaszialen System). Die Faszien (früher kannte man nur den Begriff „Bindegewebe") gehören zusammen mit den Muskeln zum fibrösen System, in dem lymphatische Flüssigkeit unter Druck verschoben wird.

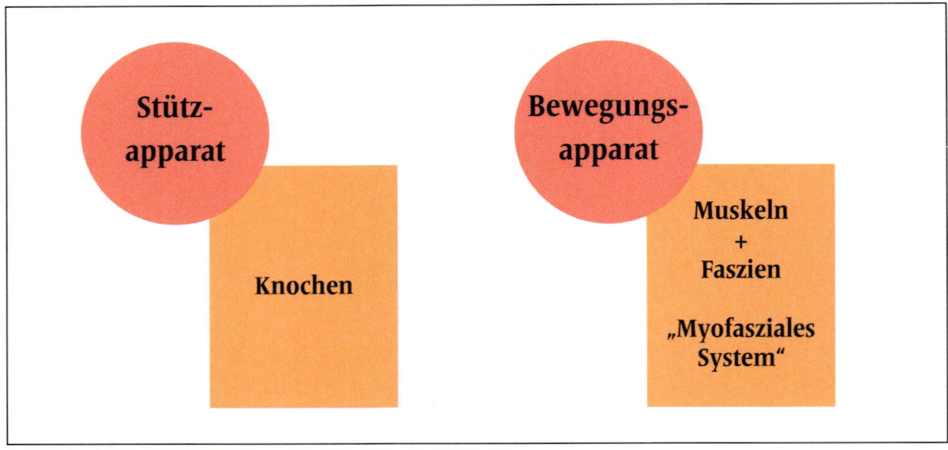

An der Universität von Padua hat ein Team von Anatomen und Pathologen das komplette Fasziengewebe aus dem menschlichen Körper herauspräpariert und die Faszien dann wie in „Körperwelten“ erstmalig nachgebaut. Wenn Sie alle Faszien aus sich heraus- oder alles andere wegnehmen, dann formt das fasziale Netz den Körper komplett nach. Das Gesicht und selbst das Geschlecht sind erkennbar. Insofern ist die Bezeichnung „Bindegewebe“ gut gewählt. Es verbindet einfach alles in unserem Körper, aber in einem viel komplexeren Sinne, als wir bisher gedacht haben.

Noch vor wenigen Jahren wurde den Faszien kaum Beachtung geschenkt, obwohl das Fasziengewebe ca. 50–65 % der Körpermasse eines Menschen ausmacht. Sie wurden eher als passives und funktionsloses Füllgewebe oder Hüllmaterial angesehen, als schleimiges Gewebe, womit der Körper den Raum zwischen Knochen und Muskeln ausstattet. Aber würde unser sonst so hoch effizient arbeitender Körper Gewebe nur zum Ausstopfen von Löchern produzieren, ohne dass dieses eine bedeutsame Funktion in unserem Organismus hätte?

Solch eine Funktion wurde nicht erkannt und so wurde über Jahrzehnte hinweg das Bindegewebe auch bei anatomischen Untersuchungen wegpräpariert, bei Operationen freizügig weggeschnitten. Auch in grafischen, anatomischen Abbildungen fehlen die Faszien. Wir kennen nur glatte rote Muskelstrukturen, die mit Sehnen an weißen Knochen festgemacht sind. Würden wir z. B. einen Muskel, der unter dem Schulterblatt liegt, mit seiner gesamten

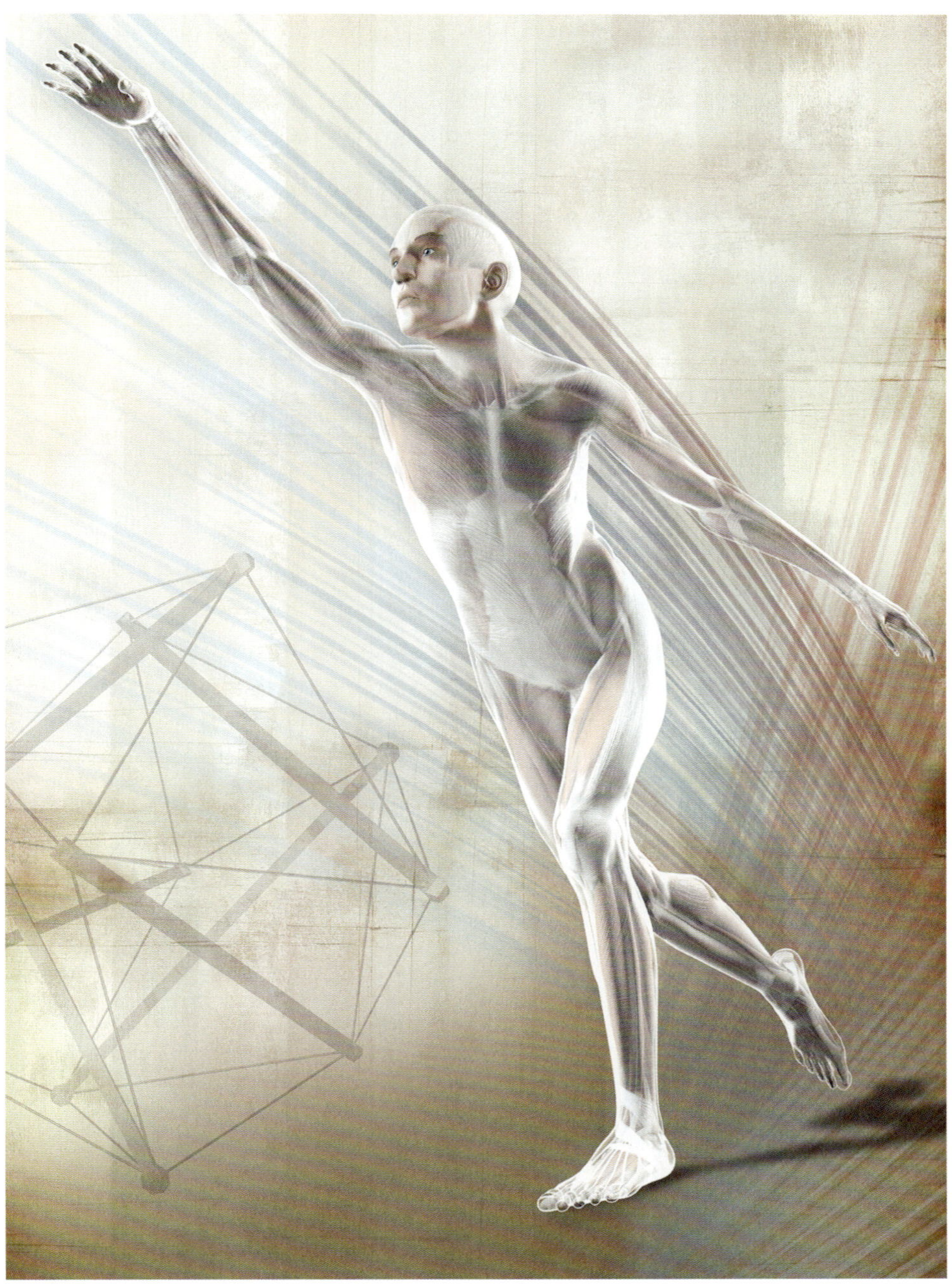

Das fasziale Netz formt den kompletten Körper nach (©fascialnet.com).

Fläche vom Knochen lösen, dann würden wir beim Abziehen eine weißliche, schleimige Schicht von zäher Konsistenz zwischen dem Muskel und dem Knochen entdecken. Diese Schicht ließe sich nur mit hohem Kraftaufwand abreißen und würde dabei eine Menge schleimiger Fäden ziehen.

Knorpel, Gelenke, Sehnen, Bänder und Bandscheiben zählen alle zum faszialen Gewebe.

Faszienstruktur im Überblick

Unsere Faszien sind ein dynamisches und gleichzeitig stabiles Netzwerk unterschiedlich gespannter Zugbahnen aus funktionellem Gewebe: Dieses Netzwerk ist vergleichbar mit einem Tensegrity-Modell[1]. Das Wort „Tensegrity" setzt sich aus den englischen Worten für Spannung („tension") und für den Zusammenhalt des Ganzen („integrity") zusammen. Dieser Begriff stammt ursprünglich aus der Architektur und kann zur Veranschaulichung auf den menschlichen Körper übertragen werden. Er bezeichnet eine leichte und luftige Konstruktion mit festen und elastischen Bauteilen, wobei letztere eine gewisse Spannung im Ganzen herstellen, z. B. eine Balkenkonstruktion mit Seilen oder Stahlträger mit Stahlseilen.

Unser Fasziensystem ist ebenso ein Netzwerk aus elastischen und festeren Bestandteilen, das auf alles dynamisch reagieren und zu jeder Zeit Kräfte aufnehmen und weitergeben kann.

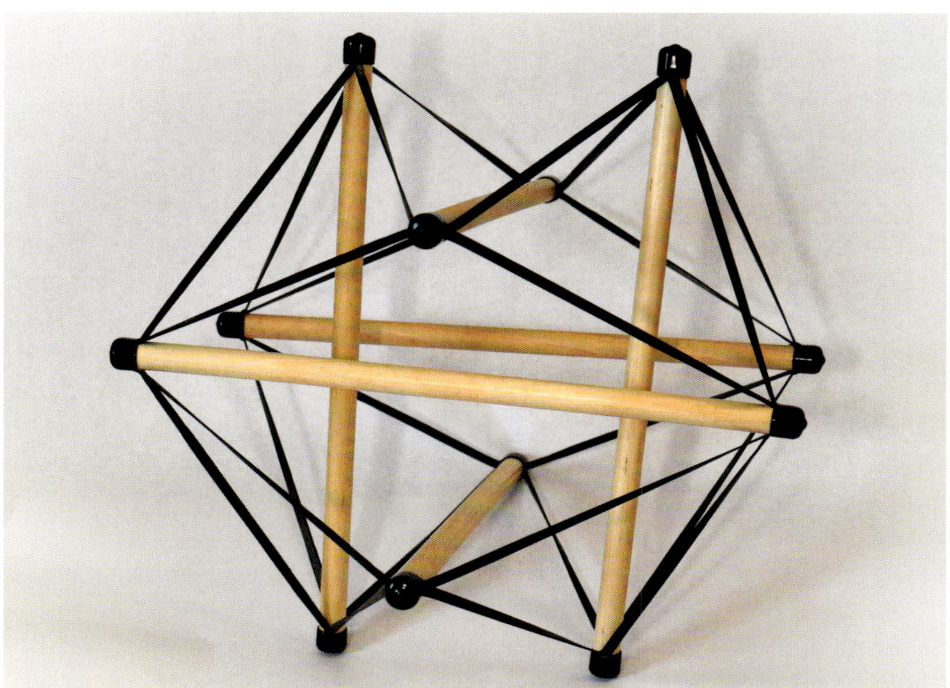

Unsere Muskeln und Faszien bilden zusammen mit den Knochen ein dynamisches Netzwerk, das nach dem Tensegrity-Modell funktioniert. Die Zugspannung zwischen den stabilen Teilen (Knochen) und den elastischen Elementen (Muskeln und Faszien) macht dieses System (unseren Körper) sowohl stabil als auch dynamisch. Verbunden sind die stabilen Elemente nur über die elastischen Anteile, die für die Spannung im System verantwortlich sind.

Die Faszien durchdringen den ganzen Körper, umschließen und schützen alle Muskeln, Gefäße, Knochen und Organe. Faszien sind mit dem Knorpel verwandt, beide sind „bradytroph", d. h. sie haben einen langsamen Stoffwechsel und enthalten kaum Blut. Die Faszien bestehen aus nur leicht durchblutetem Material, durchzogen von vielen Nerven. Sie sehen eher weißlich aus und sind hochelastisch. Faszien sind wie biomechanische Federn, die die Muskelkraft im Körper regulieren und weiterverteilen. Wenn Sie Ihren Körper bewegen, dann dehnen sich die Faszien und die von ihnen umschlossenen Organe und Gefäße fließen im Inneren mit, sind dadurch elastisch gelagert und gedämpft, sodass sie die verschiedenen Arten von Bewegungen unbeschadet überstehen.

Bewegen wir uns, dann wird Wasser in unser Gewebe eingelagert und das Fasziengewebe wird schmierig oder glitschig. Jede Bewegung stimuliert die Faszien, sodass diese die Bewegung im Gegenzug optimal unterstützen können. Den idealen Zustand einer Faszie finden wir bei Kleinkindern. Die Gewebskonsistenz ist bei Kleinkindern geleeartig, bedingt durch ihre superelastischen Faszien, die immer viel Wasser einlagern. Im Alter wird das Fasziengewebe spröder, trockener und lässt Bewegung weniger leicht zu. Menschen werden mit zunehmendem Alter steifer. Wir sagen dann: „Meine Knochen sind ganz steif" oder „Meine Gelenke sind steif". Das stimmt so nicht, denn die Steifheit ist im gesamten Gewebe, das die Knochen und die dazugehörigen Gelenke bewegt, verteilt. Die Funktionalität des Fasziengewebes insgesamt hat abgenommen. Es ist weniger elastisch und dadurch fester geworden. Es kann nur noch wenig Wasser einlagern und wir müssen uns nach einer Phase ohne Bewegung zuerst wieder „einlaufen".

Die Faszien weisen mit bis zu ca. 200 Rezeptoren und Nervenenden pro Quadratzentimeter eine sehr hohe Zahl an Nervenzellen auf. Sie haben ca. 6-mal mehr Nervenendigungen als Muskeln. Sie bilden das mechanische Kommunikationssystem im Körper, indem sie thermische, chemische und mechanische Reize wie Zug und Druck wahrnehmen und alle diese Informationen an das Gehirn melden[2].

Faszien haben eine sehr feine Mikrostruktur, die mit nur einem einzigen Schnitt zerstört und nie wieder genauso hergestellt werden kann. Die entstehenden Narben beeinflussen die hydraulischen und mechanischen Eigenschaften gleichermaßen negativ. Wenn wir die Faszien und deren Funktion genauer zu verstehen beginnen, werden wir womöglich anders über Operationen denken.

Grundsätzlich unterscheiden wir vier Arten von Faszien:

- **Oberflächliche Faszien** sind im Unterhautbindegewebe eingearbeitet und bestehen aus lockerem Faszien- und Fettgewebe. Sie verbinden das Gewebe und die Organe miteinander, sodass deren Verschiebbarkeit gewährleistet ist. In dieser Schicht werden z. B. Akupunkturnadeln gesetzt, die eine Fernwirkung im Körper, unabhängig vom lokalen Einstechpunkt, erzielen können.
- **Tiefe Faszien** umschließen jedes Gelenk, jeden Knochen und jeden einzelnen Muskel. Sehnen, Sehnenplatten, Gelenkkapseln und Bänder gehören zu den tiefen Faszien. Auch sie werden in der Myofaszialen Integration behandelt, wodurch sich vorrangig eine lokale Wirkung zeigt.
- **Viszerale Faszien** zeichnen sich durch eine konstante Festigkeit auf der einen Seite und ausreichend Elastizität auf der anderen Seite aus. Sie sind die Aufhänge- und Einbettungsstrukturen für die Organe und das Gehirn, die jeweils mit einer doppelten Faszienschicht geschützt sind. Das Bauchfell, das Brustfell der Lunge, der Herzbeutel und die Hirnhaut sind viszerale Faszien.
- Die **meningealen Faszien** haben direkt mit unserem ZNS (Zentrales Nervensystem) zu tun und umhüllen Rückenmark und Gehirn als sogenannte „Dura". Die meningealen Faszien können mit der craniosacralen Therapie nach Upledger behandelt werden, einer eigenständigen Methode der Osteopathie. Das sind sanfte Techniken, die den Schädel und seine Dura sowie das System innerhalb des Wirbelkanales stimulieren sollen.

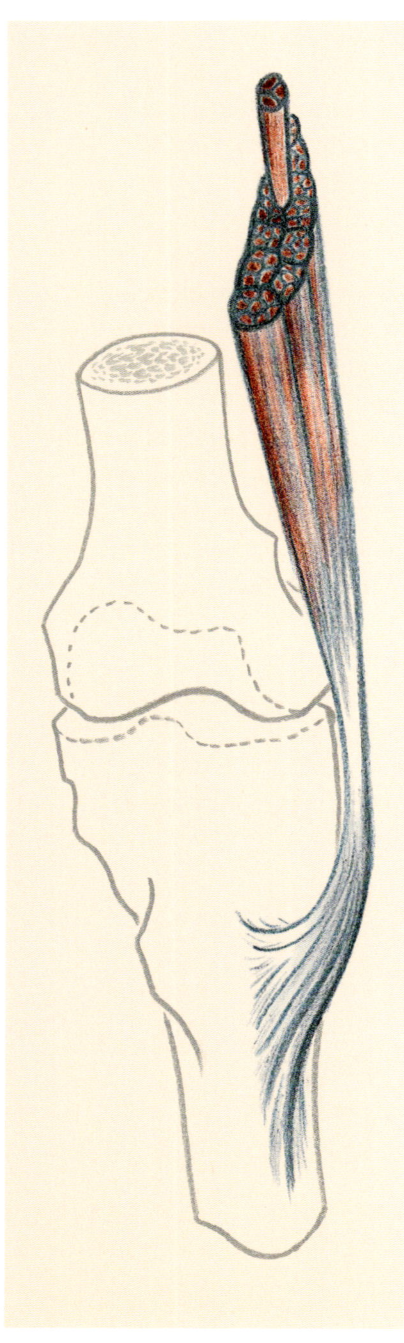

Wie baut der Körper Faszien auf?

Aus der flüssigen Grundsubstanz, der sogenannten Matrix, die überall zwischen den Zellen zu finden ist und die die Bindegewebsbestandteile wie Kollagen, Elastin, Fibroblasten, Fibrozyten, Wasser etc. enthält, baut der Körper Knorpel, Sehnen sowie Knochen, bei denen er zusätzlich Mineralstoffe einlagert. Sie können sich das so vorstellen, als hätte der Körper einen Baukasten mit Einzelteilen, aus denen er seine verschiedenen Bestandteile zusammenbaut. Der Körper hat die Fähigkeit, das gleiche Material zu nutzen, um Strukturen mit unterschiedlichen Dichten hervorzubringen: Manche sind zugfest wie Stahl, andere gummiartig, wiederum andere sehr elastisch.

Nehmen wir beispielsweise den hyalinen Knorpel (die häufigste Knorpelart im menschlichen Körper). Er besitzt eine bestimmte Grundkonsistenz, kann aber je nach Bewegung mehr Wasser aufnehmen und flüssiger werden, wodurch er besser geschützt und gleichzeitig voll funktionsfähig ist. Wenn Sie Ihren Körper jedoch wenig bewegen, wird der Knorpel nicht „geschmiert", dadurch trocken und verliert seine volle Funktionsfähigkeit – schon alleine deswegen sollten wir uns ausreichend bewegen. Daher ist es auch so wichtig, bettlägrige Patienten durch passive Übungen zu bewegen.

Als Beispiel für die Strukturvielfalt der Faszien ist hier ein Muskel dargestellt. Er ist über Sehnen (Faszien) mit dem Knochen verbunden. Der Muskel ist aus Muskelbündeln aufgebaut (in der Abb. herausgestellt), die wiederum aus mehreren Muskelfasern bestehen. Muskel, Muskelbündel und Muskelfasern besitzen jeweils spezifische Faszienhüllen (Epi-, Peri- und Endomysium), die sich in ihren Eigenschaften unterscheiden.

Funktionen der Faszien

Faszien bewältigen ein ganzes Spektrum an Aufgaben in unserem Körper, die weit über Stabilisierung und Elastizität hinausgehen. Faszien besitzen

1. **kraftübertragende und kontrahierende Funktionen**, die sich auf die Muskelketten auswirken und den Körper in Bewegung setzen. Faszien haben die Fähigkeit der Selbstkontraktibilität, d. h. sie können sich selber bewegen und zusammenziehen. Das machen sie allerdings sehr langsam, nicht so wie ein Muskel, der sich sofort zusammenzieht und dann den Knochen bewegt, sondern sie ziehen sich in sich zusammen, eher so wie der Fühler einer Schnecke, der sich langsam zurückzieht, wenn Sie ihn antippen. So ungefähr können Sie sich die Bewegung des Bindegewebes vorstellen, und wenn es sich zusammenzieht, dann mit enormer Kraft. Spannungen und Belastungen werden über die myofaszialen Zugbahnen verteilt, weitergeleitet und wie von einem Stoßdämpfer aufgefangen, um den Körper vor Verletzungen zu schützen.
2. **formgebende, ordnende und verbindende Funktionen,** die alle Strukturen im Körper miteinbeziehen und beeinflussen, d. h. alles ist im Körper miteinander verbunden (Knochen, Sehnen, Muskeln, Organe usw.).
3. **„fühlende" Funktionen:** Die sympathischen Nervenendigungen der Faszien wirken auf unser vegetatives Nervensystem und geben eine Vielzahl an Informationen an das Gehirn weiter.
4. **Transportfunktionen**, die dem Kapillarsystem der Blutbahnen ähneln, wodurch Flüssigkeiten im Körper verteilt werden.
5. **wassereinlagernde und schmierende Funktionen**, die der Bewegungsoptimierung dienen. Aufgrund der hohen Wasserbindefähigkeit des Fasziengewebes dient dieses als körpereigener Wasserspeicher.
6. **Bewegungsenergie-speichernde Funktionen**
7. **ihre Umgebung versorgende und entsorgende Funktionen**
   Im fibrösen System bildet das fasziale Netz ein kapillares, hydraulisches System, in dem Flüssigkeiten unter Druck verschoben werden, damit die gesamte Versorgung mit Nährstoffen, die die Zellen benötigen, und die Entsorgung der Stoffwechselabfallprodukte funktionieren kann.

In diesem Zusammenhang gibt es noch etwas, das Sie wissen sollten: Die Energie, die wir in der Muskulatur zur Verfügung haben, wird bei Defiziten (z. B.

Muskelschwäche) an das Bindegewebe weitergegeben. Aufgaben, die die Muskulatur ausführen sollte, also einfache physische Arbeit, die der Körper auf muskulärer Ebene aber nicht ableisten kann, lädt er dem Bindegewebe auf. Die Faszien müssen mangelnde Fähigkeiten der Muskulatur dann ausgleichen. Das wirkt sich negativ im Körper aus, denn dazu ist das Bindegewebe nicht gemacht. Es wird damit überlastet, zieht sich als Folge dessen zusammen, „friert" in diesem Zustand ein und so entstehen Verhärtungen in den Faszien. Das kann überall im Körper passieren, je nach Bewegungsvorlieben und beanspruchten Regionen. Bei sitzenden Menschen sind das vorwiegend die Schultern und der Rücken.

Faszien und Funktionen der Muskulatur

Muskeln haben zahlreiche Funktionen, die wir Ihnen hier im Überblick vorstellen:

- ziehen sich zusammen („kontrahieren")
- sind an der Temperaturregulation beteiligt (z. B. Kältezittern)
- produzieren Myokine (Botenstoffe mit lokaler, aber auch zentraler Wirkung, s. S. 45)
- arbeiten in Ketten
- halten den Körper aufrecht und stabilisieren ihn, sodass er im Gleichgewicht ist
- sind maßgeblich an der Regulation des Stoffwechsels beteiligt

Muskeln und Faszien sind komplett miteinander verwoben („interconnected"). Muskeln enden nicht, wie bislang geglaubt, an den Sehnen. Sie übertragen auch nicht die Kraft auf die Gelenke – das machen die Faszien.

Grundsätzlich gibt es zwei Arten von Muskeln, die durch unterschiedliche Übungen optimal trainiert werden:

- die **globalen Muskeln,** die Kraft entwickeln und vor allem durch Krafttraining ausgebildet werden können. Spezifische Übungen dazu finden Sie in Kap. 7.
- die **lokalen Muskeln,** die in der Tiefe um die Gelenke angeordnet sind und diese sichern. Die bekanntesten sind die sogenannten autochthonen Rückenmuskeln, die die Wirbelsäule schützen. Die lokalen Muskeln werden am besten durch sensomotorische Übungen gestärkt, z. B. mit der Fun Disc oder dem Sling Trainer (s. Kap. 6).

Faszien verbinden über bindegewebige Schläuche bestimmte Muskelgruppen mitsamt der Gelenke zu Muskelketten, die in der Faszienforschung myofasziale Leitbahnen oder auch myofasziale Zugbahnen genannt werden. Diese verlaufen über die gesamte Länge des Körpers und haben im wesentlichen Bewegungs- und Haltefunktionen.

Muskel-Faszien-Ketten: die wichtigsten myofaszialen Leitbahnen

Die Muskelketten werden durch verschiedene Ebenen von faszialen Strukturen begleitet. Erst die Faszien lassen die Muskelketten entstehen. Um die Funktion des myofaszialen Systems besser erklären zu können, sprechen wir auch von „Kettenorganen". Einige der wichtigsten sind:

- **Oberflächliche Rückenlinie**
- **Oberflächliche Frontallinie**
- **Spirallinie**
- **Laterallinien**

Oberflächliche Rückenlinie

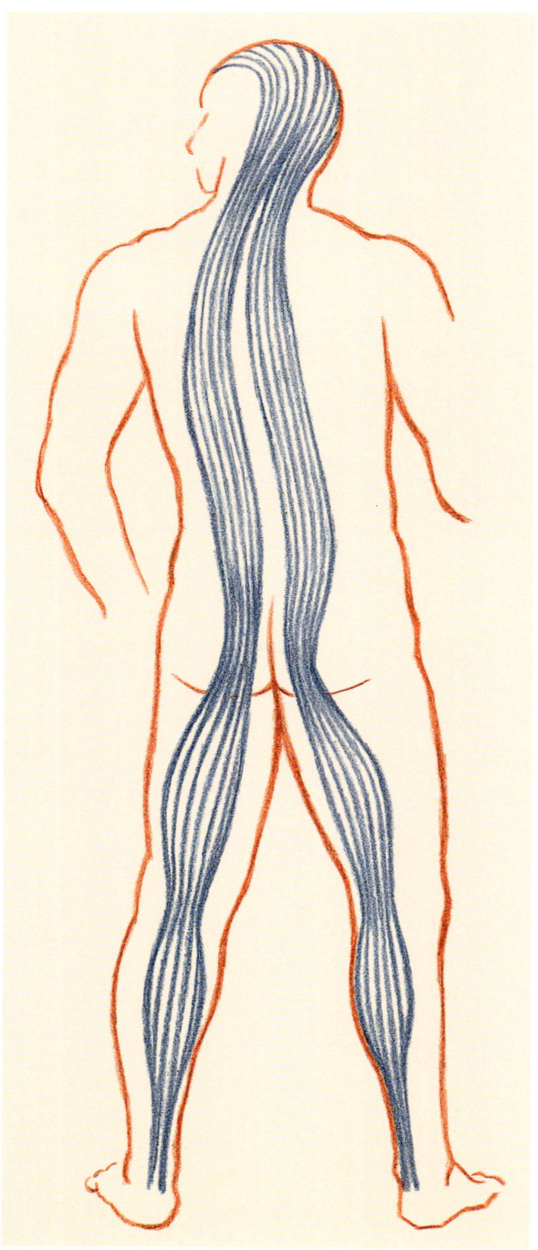

Sie verläuft von den Füßen mit Umlenkstation Ferse über die oberflächliche hintere Beinmuskulatur. Interessant ist die Verbindung zwischen den Beinen und dem Rücken, die das sogenannte sacrotuberale Band bildet. Bisher wurde es in der Anatomie eher als isolierte, dem Becken zugehörige Struktur betrachtet. Weiter verläuft die Linie über den Rückenstrecker und den Nacken nach oben und endet wie eine Mütze auf dem Schädel.

Oberflächliche Frontallinie

Diese Linie ist zweigeteilt. Sie verläuft von den Zehen oben über den vorderen und seitlichen äußeren Oberschenkel, vom Schambein über die Brust in den Hals und zum großen Kopfwender (Musculus strenocleidomastoideus).

Voraussetzung für die Zusammenarbeit dieser beiden Linien als ein System ist ein aufgerichtetes Becken. Wenn diese beiden Linien zusammen im Gleichgewicht arbeiten, ermöglichen sie uns die verschiedenen Bewegungen der Beugung und des Aufrichtens.

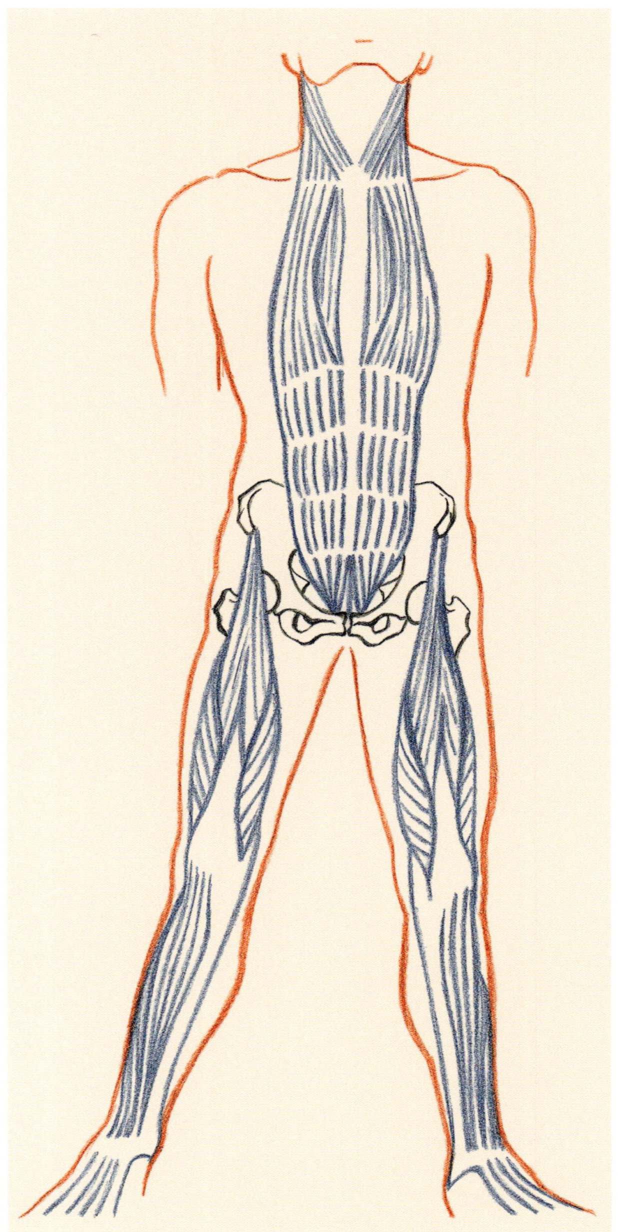

Spirallinie

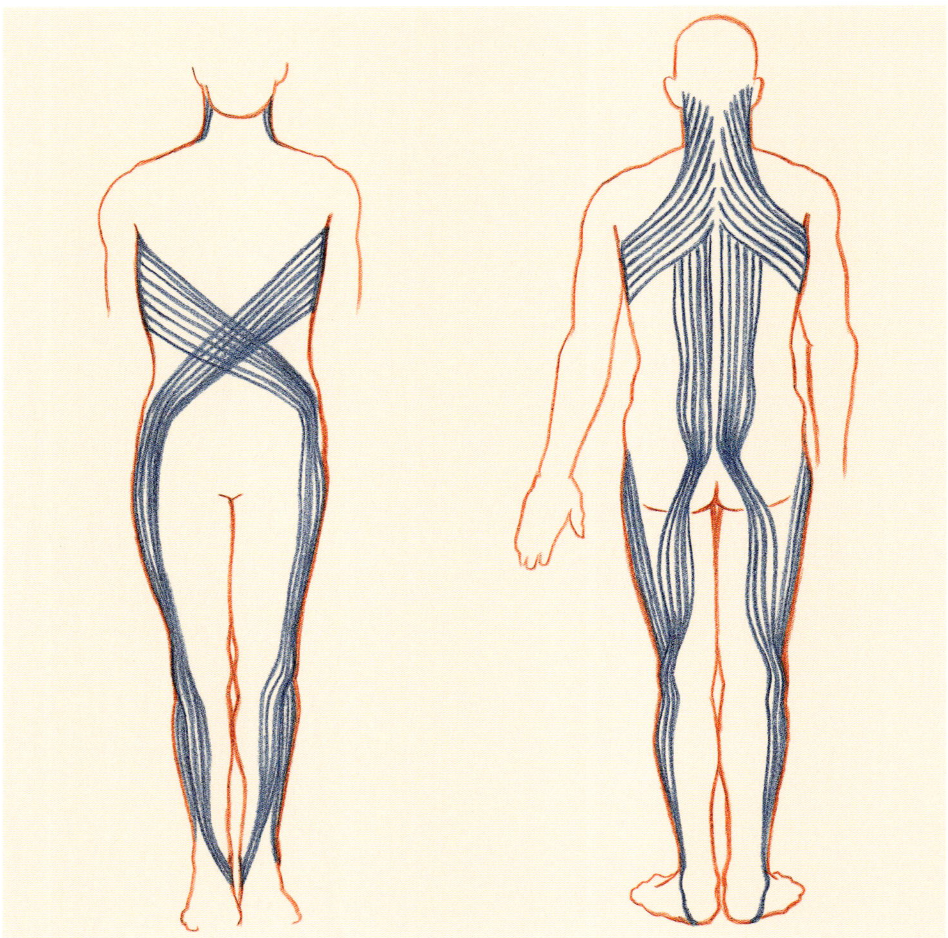

Die Spirallinie windet sich wie eine Schlange um den ganzen Körper (kreuzt sich in X-Form am Bauch) und ermöglicht Drehbewegungen. Diese „Verschraubung" stabilisiert alle Bewegungen, z. B. beim Gehen.

Durch die Spirallinie kann ein Zusammenhang zwischen Schulterbeschwerden und Beckenproblemen hergestellt werden. Hier können wir gut erkennen, wie der Rumpf zwischen Becken und Schultern über das Kreuz arbeitet.

Laterallinien

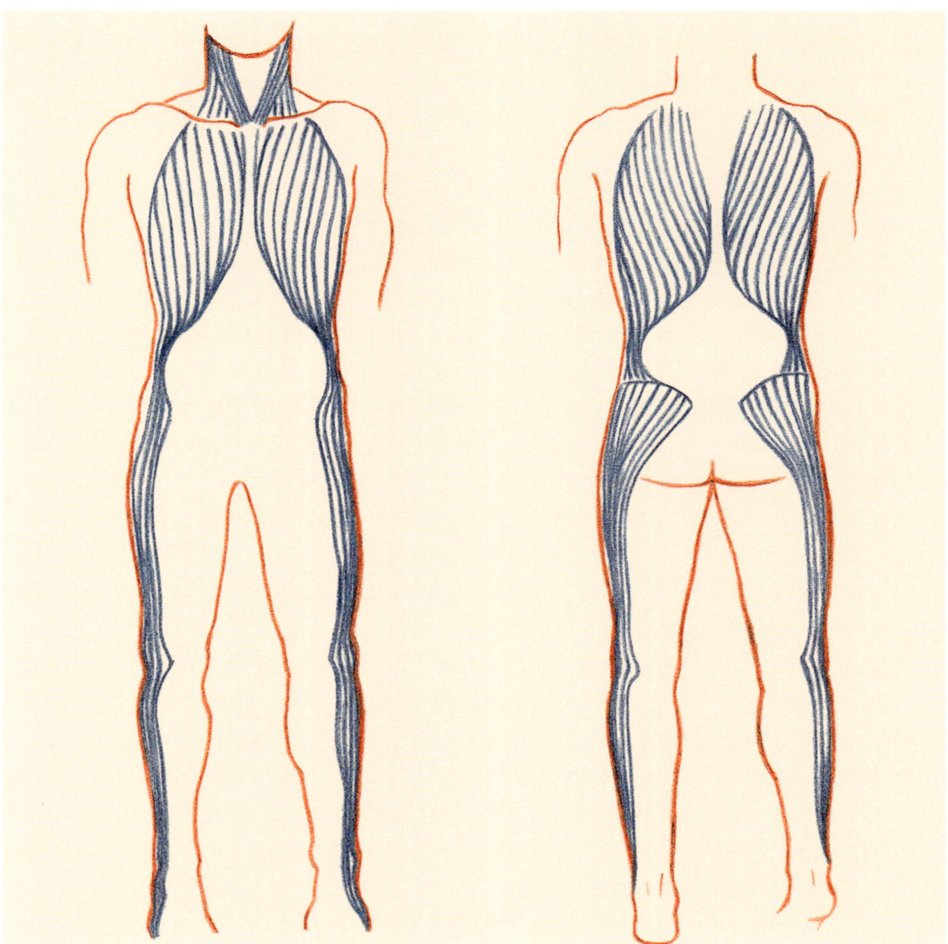

Sie verlaufen jeweils seitlich am Körper und umfassen unsere Flanken. Die Außenseiten beginnen an der Außenseite des Fußes, verlaufen außen an den Beinen hoch und flechten sich um die Rippen bis zum Kopf.

Sie modifizieren die Rücken- und Frontlinie, fixieren Rumpf und Beine, sind an der Seitneigung des Körpers beteiligt und dämpfen Schwankungen und Drehungen. Eine Laterallinie, die deutlich mehr fasziale Spannung aufweist, deutet beispielsweise auf ein stärker genutztes Bein hin. Daran lassen sich z. B. Kompensationsmechanismen bei Verletzungen erkennen und behandeln.

Die Kettenfunktion der Muskeln ist eine der wichtigsten Erkenntnisse in der funktionellen Anatomie der letzten Jahre. Für die Therapie bedeutet es, dass die Behandlung eines einzelnen Muskels meist zum Scheitern verurteilt ist. Der Muskel muss in seinem verketteten Zusammenhang als übergeordneter Organverbund betrachtet werden. Daraus resultiert auch die sogenannte Fernwirkung von Problemen im faszialen System. Die Muskeln in diesem Organverbund erzeugen Kraft und bringen diese Kraft über die fasziale Andockung zum Knochen. Gleichzeitig wird die Kraftübertragung in der Kette erzeugt.

Im Gegensatz zur klassischen Anatomie wird die den Knochen umgebende und überziehende dünne Gewebsschicht (Periost) nicht als Teil des Knochens, sondern als unterste bzw. tiefste Schicht im myofaszialen System gesehen. Das Periost ist mit großer Kraft sozusagen am Knochen festgesaugt und verteilt mechanische Energie in Form von beispielsweise Zugkraft, die über eine Sehne eingebracht wird, gleichmäßig um und in den Knochen. Durch diese Krafteinflüsse entwickelt sich eine Knochenstruktur, die den Beanspruchungen durch die Schwerkraft und die Muskelbindegewebsketten entspricht. Es lassen sich verstärkende Strukturen im Knochen finden, die von der alltäglichen Schwerkraftbelastung zeugen, ebenso wie solche, die Hauptbelastungsrichtungen von Muskelzügen entsprechen.

Bisher fand nur die letzte Kategorie Beachtung, um Hebelkräfte zu verdeutlichen. In der Biomechanik lernt man in medizinischen Berufen entsprechend die Hebelgesetze kennen. Jedes Gelenk wird mit einem Kran verglichen, welches von Seilzügen betätigt wird und mit dem man Lasten bewegt. Diese Analogie ist aber nicht durchgehend schlüssig. Aufgrund der bestehenden Muskelstruktur im unteren Rücken wäre es uns nach diesem Erklärungsmodell unmöglich, uns wieder aufzurichten, nachdem wir uns gebückt haben. Die reine Krafterzeugung durch die Muskelstrukturen wäre dazu ungeeignet. Hier kommen wieder die Faszien ins Spiel. Beim Herunterbeugen des Oberkörpers nimmt die Lumbalfaszie, die große Bindegewebsschicht zwischen Rückenmuskulatur und der Haut im unteren Rücken über der Lendenwirbelsäule, Energie auf und gibt diese wie eine Feder beim Aufrichten wieder an das System ab.

Typische fasziale Störungen

Nach Stephen Typaldos, dem Begründer des Fasziendistorsionsmodells (FDM) gibt es sechs typische fasziale Störungen, auch Distorsionen genannt[3]:

- **Hernierter Triggerpunkt**
  Wölbung von Gewebe aus einer tieferen Gewebsschicht durch eine darüber liegende Faszienschicht. Jeder kennt seine „Verhärtungen", beispielsweise im Schulter-Nacken-Bereich. Eine solche schmerzende und ballonartig gewölbte Region ist eine sogenannte Triggerpoint-Hernie.
- **Triggerband**
  Verdrehung, Aufspaltung oder Verkalkung der (bandartigen) Faszienschicht durch Fehlbelastung. Oder anders ausgedrückt: Eine Aneinanderreihung von Triggerpoint-Hernien, die eine Strecke bilden, machen ein Triggerband aus. Häufig ist so etwas in dieser Form ertastbar.
- **Kontinuumdistorsion**
  Verschiebung der Gewebe in der Übergangszone zwischen zwei unterschiedlichen Gewebearten wie z. B. Knochen und Sehnen.
  Ein gutes Beispiel für eine Kontinuumdistorsion ist ein Tennisellbogen (medizinisch „Epicondylitis lateralis"). Hier entsteht in der Übergangszone zwischen Knochen und einer Strecksehne am Unterarm die Kontinuumdistorsion. In der myofaszialen Therapie wird diese Zone durch das Entlasten der zugehörigen Muskelketten vom Daumen zum Ohr behandelt. In der Orthopädie wird entweder Cortison in die entzündete Region injiziert oder bei einer Operation die Sehne abgetrennt und der entzündete Bereich vom Knochen abgeschabt.
- **Faltdistorsion**
  Verdrehung der Faltfaszien an Gelenken, Septen oder Membranen durch Zug- oder Kompressionskräfte in Verbindung mit einer Rotation. Je nach Hergang der Verdrehung wird hierbei in Ein- und Entfaltdistorsion unterschieden.
  Das passiert z. B. bei Skiunfällen, wenn das Bein vom Knie abwärts im Skischuh verdreht wird und ein Stoß dazukommt.
- **Zylinderdistorsion**
  Überlappungen bzw. Verhakung der zylindrischen Windungen der oberflächlichen Faszie. Hier kann ein Schmerz entstehen, der sich beispielsweise rund um einen Oberschenkel bemerkbar macht.

- **Tektonische Fixation**
  Verlust der Gleitfähigkeit einer Faszienfläche sowie Quantität und Qualität von Gelenkflüssigkeit. Das ist eine leicht zu verstehende Distorsion. Eine flächige Struktur bildet Anhaftungen an der Auflageseite zu einem anderen oder mehreren anderen Muskelpartnern. Das kann am Rücken der Fall sein. Es muss nicht zwingend ein Schmerz auftreten. Nach der manuellen Beseitigung der flächigen Fixierung ist aber eine Bewegungserweiterung erkennbar.

In allen Fällen erfolgt die Behandlung manuell. Bei der Myofaszialen Integration denken wir nicht mehr in einzelnen Muskeln und Knochen, sondern in (Muskel-)Ketten. Wir denken nicht mehr linear, sondern dynamisch. Wir beobachten, dass der Körper ständig in Bewegung ist, in spiralförmigen Bewegungen. Analog zu den spiralförmigen Bewegungen der Planeten mit der Sonne in unserer Galaxie.

Unser Modell vom Sonnensystem zeigt die Planeten, wie sie in nahezu ringförmigen Bahnen auf einer Ebene um die Sonne kreisen. Das ist jedoch nicht korrekt dargestellt. In Wirklichkeit bewegt sich unser gesamtes Sonnensystem in einem Spiralarm um das Zentrum der Galaxie, dieser wiederum bewegt sich auf einer gebogenen Bahn im Universum. Die Summe all dieser Bewegungen der Planeten in unserem Sonnensystem zeigt eine spiralförmige Bewegung für jeden einzelnen Planeten. Stellen wir uns eine Hundemeute vor, die rings um ein sich bewegendes Objekt herumtollt, oder eine Wolke von Insekten, die einen fliegenden Honigtopf verfolgen und ihn dabei ständig umkreisen – eine regelmäßige und gleichförmige Kreisbewegung wäre bei keinem der beiden Beispiele erkennbar.

Diesen Wechsel der Perspektive im Körper ermöglicht das fasziale Modell. Es geht weg von der statischen Ansicht, bei der Muskeln und Organe als Einzelteile an einem Skelett hängen, wie Christbaumkugeln an einem Weihnachtsbaum. Das Skelett steht eben nicht von alleine; stünde es alleine da, würde es zu einem Haufen von einzelnen Knochen zusammenfallen. Das gesamte Gewebe um die Knochen bewegt sich und richtet sich gegen die Schwerkraft auf. Dabei nutzt es die Knochen zur Versteifung, d. h. es hangelt sich an den Knochen wie an einem inneren Krückstock nach oben.

Auch die Einteilung in den passiven (Knochen, Bänder und Sehnen) und den aktiven (Muskeln) Bewegungsapparat finde ich inzwischen überholt. Ich würde den Körper eher in Funktionseinheiten, die miteinander verkoppelt sind, einteilen.

Dass immer das Skelett im Vordergrund steht, ist dadurch zu erklären, dass eine medizinische Orientierung am leichtesten über Knochenpunkte (an denen der Muskel festgewachsen ist) möglich ist und ein Skelett unbeweglich ist. In der Realität geschieht das Gegenteil: Das Gewebe bewegt die Knochen und hält nicht still. Überall finden physiologische Vorgänge statt, die im Gewebe schneller und direkter sind als z.B. in den Knochen.

Genau dasselbe gilt für die Bewegungen unserer Arme und Beine, wenn der gesamte Körper in Bewegung ist. Diese Dynamik spiegelt sich auch in der myofaszialen Therapie, bei der ständig gefühlt, kontrolliert, Gewebe mobilisiert und miteinander verglichen wird, um die höchstmögliche Elastizität herbeizuführen. Im Anschluss wird die Bewegung integriert und kontrolliert, ob der neue Zustand die Bewegung schmerzfrei und ohne Einschränkung zulässt.

4.2 Bewegen

Von Natur aus sind wir bewegte Wesen. Vielleicht wäre es zutreffend, wenn wir sagen würden: „Ich bewege mich, also bin ich!" Wenn wir uns bewegen, haben wir oftmals das Gefühl, als würde uns die Bewegung, auch wenn sie Energie zu kosten scheint, dennoch Energie geben. Kennen Sie das Gefühl, dass Sie Lust auf mehr Bewegung bekommen, besonders dann, wenn Sie Ihrem Körper eine Weile regelmäßig Bewegung gegönnt haben?

Unser Körper braucht Bewegung, sonst baut er ab. Innendrin in unserem Körper bewegt sich vieles ununterbrochen: Blut wird gepumpt, Essen wird erst im Magen bearbeitet, dann im Darm weiter verdaut, Zellen werden genährt, Schlacken abtransportiert, Lymphflüssigkeit wird bewegt, der Atem fließt, das Herz schlägt, Zellen sterben ab, neue Zellen werden aufgebaut.

Pauschal gesagt, entstehen körperliche Probleme vor allem dann, wenn wir uns zu wenig, zu einseitig oder auch zu viel bewegen. Ein Beispiel: Fällt im Winter viel Schnee, entstehen durch das viele Schneeschaufeln bei bestimmten Muskelgruppen, für die das eine ungewohnte Arbeit und eine Überforderung ist, Überlastungssyndrome (z. B. gestörte oder verklebte Faszien) und Entzündungen. Oder: Bei Männern, die sich immer weniger bewegen und 50 Jahre oder älter sind, werden oft verdickte Rückenfaszien festgestellt, die mit Schmerzen einhergehen. Es fühlt sich vielleicht bequemer an und der Mensch scheint zufriedener, wenn er sich wenig bewegt. Erfahrungsgemäß kommen Menschen, die sich wenig bewegen, nur schwer wieder in Bewegung. Sammelt sich mit der Zeit Fettgewebe an, dann entsteht mehr und mehr Trägheit. Entsteht einmal ein derartiges Ungleichgewicht im Körper, dann kann sich dieses sogar durch körpereigene Stoffe noch weiter negativ verstärken.

Im Durchschnitt bewegen wir uns heutzutage um etwa zwei Drittel weniger als noch vor 100 Jahren. Natürliche Feinde sind weggefallen, zur Jagd gehen wir auf den Markt, in den Supermarkt oder bestellen online.

Auch Stühle, unser kulturelles Erbe, hindern uns daran, uns ausreichend zu bewegen. Wir sitzen am Küchentisch, am Schreibtisch, auf der Coach, der Toilette, der Terrasse, der Parkbank, im Garten, im Restaurant, im Auto, im Zug, im Boot und im Flugzeug. Die Erfindung der Stühle hat verheerende gesundheitliche Folgen. Das Sitzen fördert eine schlechte Haltung, weil der Körper dadurch in eine Beugung hineinkommt. Der Spannungszustand, den der Körper beim Stehen immer aufrechterhält, wird durch das Sitzen unterbrochen. Das hat nicht nur eine schlechtere Haltung zur Folge, sondern kann auch zu einer verminderten Durchblutung im Rücken führen, die sich durch Thermofotografie nachweisen lässt. Das wirkt sich auch auf die psychische Belastungsfähigkeit aus, wie in psychologischen Versuchen gezeigt werden konnte. Mit zwei Gruppen von Menschen wurde ein Experiment durchgeführt, die einen hatten eine gute körperliche Haltung, die anderen eine schlechte. Beiden Gruppen wurden unlösbare Aufgaben vorgelegt. Die Probanden mit der schlechten Haltung waren recht bald überfordert, frustriert und gaben auf. Die andere Gruppe hatte mehr Energie, zeigte viel Ehrgeiz und Durchhaltevermögen. Sie machten fast doppelt so lange weiter. Das war ein signifikanter Unterschied, der alleine auf die körperliche Haltung und nicht auf die Intelligenz zurückzuführen war[4].

Es gibt mittlerweile Alternativen zu normalen Stühlen, die ergonomisch optimiert sind, Sitzhocker, Bälle sowie Noppenkissen und andere Stuhlauflagen, die die Sitzhaltung verbessern können. Regelmäßige Pausen,

in denen Sie Übungen aus Kap. 6 und 7 praktizieren, können Sie ebenfalls dabei unterstützen, Ihre Gesundheit zu festigen.

Bei nicht artgerechter Bewegung (zu wenig, einseitig, zu viel oder nicht funktionell) können die Faszien verkleben, verfilzen, sich verdrehen oder „aus der Bahn geworfen" und gestört werden. Muskeln, die durch Faszien voneinander separiert sind, können z. B. aneinander kleben, sodass es zu einer flächigen Verklebung kommt. Je nachdem ob diese Probleme an der Oberfläche oder in der Tiefe des Gewebes vonstattengehen, sprechen wir von Distorsion (auch Verdrehung oder Verstauchung), Torsionen oder Verwerfungen (s. S. 41).

Sobald eine Bewegungsstörung oder -einschränkung vorliegt, ist es empfehlenswert, sich von einem professionellen Faszientherapeuten untersuchen zu lassen und einen myofaszialen Check zu machen. Auf meiner Webseite www.ptgradwohl.de können Sie Adressen von ausgebildeten Faszientherapeuten finden. Diese Therapeuten können herausfinden, wo eine fasziale Störung vorliegt und sie beseitigen. Anschließend sollte eine aktive Bewegungstherapie folgen.

Myokine

Sie haben bestimmt schon von Endorphinen gehört? Den sogenannten Glückshormonen, die der Körper bei längerem Joggen oder anderen körperlichen Ertüchtigungen ausschüttet?

Ganz so stimmt das nicht, es hängt auch mit den Myokinen zusammen. Myokine sind Signal- und Botenstoffe der Muskelzellen. Sie werden in den Muskeln produziert, und zwar dann, wenn die Muskeln in bewegter Kontraktion sind. Das entdeckte die dänische Medizinprofessorin Bente Pedersen mit ihren Kollegen an der Universität Kopenhagen im Jahre 2007. Mittlerweile wurden ca. 400 verschiedene Myokine gefunden, darunter auch IL-6 (Interleukin-6), BDNF (brain derived neurotropic factor), VEGF (vascular endothelial growth factor) und IGF-1 (insulin-like growth factor 1). Das hört sich jetzt vielleicht furchtbar kompliziert an. Doch sind längst nicht alle Myokine bis dato erforscht. Nur von gut einem Dutzend kennen wir heute die vielfältige Wirkungsweise: Sie sind u. a. wichtig, um das Immunsystem und den Stoffwechsel zu aktivieren und besitzen entzündungshemmende Wirkung. Myokine wirken sich auch auf die Sexualität aus, sie machen uns intelligenter, sodass wir besser denken und uns besser bewegen können, sie sind an der Fettverbrennung beteiligt und tragen wesentlich zu unserem Wohlbefinden bei.

Myokine werden vom Körper aber erst ausgeschüttet, wenn wir uns mindestens eine halbe Stunde lang intensiv bewegt haben. Intensiv bewegen heißt nicht, Leistungssport treiben, sondern ins Schwitzen kommen, sei es durch Sport, Übungen oder körperliche Arbeit. Sie erreichen das z. B., wenn Sie schnell laufen, bergauf gehen oder viele Treppen steigen, sodass Sie ins Schnaufen kommen. Ziel ist, dass wir uns im Fettstoffwechsel- und nicht im Zuckerstoffwechselbereich bewegen.

Die Muskelfasern leben von der ständigen Bewegung, durch die sie auch Wasser einlagern. Bewegen sie sich nicht, lagern sie kein Wasser ein und trocknen aus. Dann besteht die Gefahr, dass sie miteinander verfilzen. In einem hochauflösenden Ultraschall ist das deutlich erkennbar. Wird das Bindegewebe z. B. nach sechs Wochen Gips betrachtet, dann sieht es ebenfalls verfilzt aus. Liegen Bewegungsstörungen oder -einschränkungen im Körper vor, dann meldet der Körper diese meist durch Schmerzen. Damit erklären sich auch die zunehmenden Schmerzen bei inaktiven bettlägrigen Menschen.

4.3 Schmerzen verstehen

In meiner Praxis stelle ich immer wieder fest, dass Menschen einfache und grundlegende Dinge über ihren eigenen Körper leider nicht wissen. Ich habe auch etwas Zeit dafür gebraucht, um die Botschaften meines Körpers zu verstehen. Als Leistungssportler wusste ich relativ genau, in welchem Zustand ich war und was ich tun muss, damit es aufwärts geht. Zusätzlich zu dem trainierten Körpergefühl für den Sport musste ich lernen, Anzeichen von Unbehagen, Unwohl und Schmerz zu deuten. Das Verstehen der Faszien spielte dabei für mich eine entscheidende Rolle.

Sie werden sich jetzt vielleicht fragen: **Wie spricht denn mein Körper zu mir**?

Das ist im Grunde ganz einfach. Mit jeder Bewegungseinschränkung, auch wenn Sie dabei keine Schmerzen haben, sagt der Körper Ihnen, dass etwas nicht stimmt. Zunächst fällt Ihnen das vielleicht gar nicht auf. Der Rücken wird steifer, eine Drehung ist nicht mehr so leicht möglich.

Führen Sie einen kleinen Selbsttest durch:
Setzen Sie sich auf einen Stuhl (wenn Sie nicht schon sitzen) und drehen sich nach hinten um. Bitte machen Sie die Übung jetzt und lesen dann erst weiter.
Wie haben Sie sich bewegt? Haben Sie die Beine dabei übereinander geschlagen? Haben Sie Ihre Wirbelsäule gedreht oder hat sich diese gar nicht bewegt? Hat sich Ihr Kopf nicht gedreht, sondern nur die Wirbelsäule? Was ist Ihnen sonst noch aufgefallen?

Eine flüssige Bewegung ohne Kompensation und ohne Bewegungseinschränkung wäre natürlich. Das würde beispielsweise bedeuten, dass Sie Ihren Kopf oder Hals drehen, ohne die Schultern mitzunehmen oder dass die Wirbelsäule rotiert und Sie nicht den ganzen Oberkörper mitdrehen.

Wir beginnen Bewegungen erst ganz leicht, dann immer mehr zu kompensieren. Anfangs merken wir es kaum. Wenn Ihnen z. B. das hauptsächliche Stehen auf dem linken Bein Schmerzen verursacht, dann stehen Sie fortan die meiste Zeit auf dem rechten Bein und vermeiden dadurch das Schmerzgefühl.

Empfehlenswert ist es, das eigene Körpergefühl zu verfeinern und weiter auszubilden. Diese Schulung der Körperwahrnehmung ist auch Aufgabe von Physiotherapeuten. Sind Sie sich unsicher oder möchten Sie Ihre Fähigkeiten in dieser Hinsicht verbessern, dann suchen Sie sich bei einem Physio-/Manualtherapeuten Unterstützung.

Die Aufrichtung des Körpers ist extrem wichtig, in jedem Augenblick. Zahlreiche Menschen stehen, gehen oder laufen etwas schief. Einem selbst fällt das vielleicht gar nicht auf, aber unseren Mitmenschen schon. Können Sie Ihre Arme richtig nach oben bewegen, ohne sich dabei nach hinten zu beugen? Selbst bei jüngeren Menschen zeigen sich hier schon häufig Einschränkungen und Beschwerden.

Können Sie noch im Schneidersitz sitzen? Sich herunterbeugen und die Schuhe zubinden? Oft höre ich als Antwort: „Ich war schon früher so steif." Stimmt das wirklich? Oder erinnern wir uns nur nicht mehr daran, wie es früher war, als wir noch jung und gelenkig waren? Oftmals ändern wir dann einfach unsere Gewohnheiten und machen bestimmte Dinge nicht mehr. Waren

Sie es beispielsweise als junger Mensch gewohnt, in einer halben Stunde zu einem bestimmten Ziel zu laufen und brauchen inzwischen für dieselbe Strecke eine Dreiviertelstunde, dann gehen Sie im fortgeschrittenem Alter vielleicht einfach nicht mehr zu Fuß dorthin, sondern fahren stattdessen mit dem Auto.

Beobachten Sie sich selbst: Was sind Ihre schleichend fortschreitenden Einschränkungen?

Körpersprache und Schmerzqualitäten

Jede Bewegung muss grundsätzlich durchführbar sein und zwar ohne Einschränkung. Ist das nicht mehr der Fall, dann ist etwas im Ungleichgewicht. Jede Art von Schmerz ist eine Botschaft Ihres Körpers an Sie, die es zu entschlüsseln und verstehen gilt, damit Sie umgehend entsprechende Maßnahmen einleiten können, um Ihren Körper wieder von dem Schmerz zu befreien.

Vier Körpersprachbeispiele:

1. Sie können Ihre Füße (Schuhe sind ausgezogen) beim Fernsehgucken nicht auf eine harte Unterlage (auf den Holz- oder Glastisch vor der Couch) hochlegen, weil das an der Ferse unangenehm ist. Das bedeutet: zu viel fasziale Spannung an der Ferse, die Hauptleitbahnen am Bein sind über die Hüfte zu sehr angespannt. Die Hüfte ist im Ungleichgewicht. Der Stoffwechsel an der Innen- oder Außenseite der Ferse oder auch an der Hinterseite um die Knochenhaut herum ist unzureichend, das Gewebe ist nicht in einem optimalen Zustand. Es liegt eine sogenannte „Kontinuumdistorsion" vor, die der Körper Ihnen durch das unangenehme Gefühl meldet. Das Gewebe hat sich in der Übergangszone zwischen zwei unterschiedlichen Gewebsarten, wie z. B. zwischen Sehne und Knochen, verschoben. Diese Schmerzqualität wird durch Provokation während der Behandlung deutlich.
2. Sie können nicht gut schlafen. Beginnen Sie dann vielleicht darüber nachzudenken, welches Kissen, welche Bettdecke, welcher Lattenrost, welche Kombination von Lattenrost und Bett, welche Matratze Sie am besten nehmen sollten? Beginnen Sie stattdessen, faszial zu denken: Wie geht es Ihren

Faszien im Schulterbereich? Können Sie nur in einer bestimmten Position liegen? Das könnte bedeuten, dass einer der Faszienzüge im Schulterbereich zu fest zieht und verspannt ist. Der Körper signalisiert dadurch, dass er nicht zur Ruhe kommen und einschlafen kann, dass etwas im Argen liegt. Es könnte sinnvoll sein, einen Faszientherapeuten aufzusuchen, der den angespannten und die Schulter irritierenden Faszienzug lokalisiert und die Spannung herausnimmt. Und wenn Sie das frühzeitig, gleich bei den ersten Anzeichen in Angriff nehmen, dann haben Sie eine gesunde Vorsorge für ansonsten später auftretende Schulterprobleme betrieben.

3. Sie können nicht gut auf dem Rücken liegen? Der Rücken kann nicht flach aufliegen. Sie haben möglicherweise zu viel Spannung von vorne auf die Lendenwirbelsäule über dem Hüftbeuger. Diese Art von Schmerz muss noch gar kein bewusst wahrgenommener Schmerz sein. Sie weichen einem unbequem gewordenen faszialen Zug im Körperinneren aus. Es liegt also nicht an der Matratze, sondern an Ihnen. Dasselbe gilt, wenn Sie einem entstehenden Schmerz ausweichen. Nur ist die Spannung in diesem Fall höher und die Schmerzgrenze bereits überschritten. In anderen Liegepositionen finden Sie dann Entspannung und Entlastung.
4. Haben Sie ab und zu mal Kopfschmerzen? Meiner Erfahrung nach entstehen die meisten Kopfschmerzen durch Spannungen im Hals-Nacken-Rücken-System. Behandle ich Menschen am Nacken, die wegen eines Schulterproblems kommen, jedoch auch Kopfschmerzen haben, sind die Kopfschmerzen am Ende der Behandlung meistens auch aufgelöst. Ich höre dann solche Kommentare wie: „Ach, meine Kopfschmerzen sind verschwunden!“ Schulter und Kopf hängen natürlich zusammen. Bei einem Kopfschmerz können viele unterschiedliche Spannungszustände der beteiligten faszialen Strukturen mögliche Ursachen sein.

Spüren Sie bitte jetzt mal in Ihren Körper hinein. Haben Sie irgendwo Bewegungseinschränkungen? Können Sie Ihren Kopf nicht mehr richtig nach links oder rechts drehen? Oder nicht mehr ganz so weit wie früher oder links nicht mehr ganz so weit wie rechts oder umgekehrt? Wenn ja, dann ist im Nacken zu viel Spannung. Meist beginnen wir solche Bewegungseinschränkungen erst einmal unbewusst zu kompensieren, bis dann die bewusste Kompensation beginnt, wenn wir zwischenzeitlich nichts getan haben, um unsere Beweglichkeit zurückzuerobern. Das äußert sich bei Kleinigkeiten im Alltag: die

Treppe nicht mehr so gerne hoch- oder runtergehen, nicht mehr so einfach in eine Jacke oder den Mantel reinschlüpfen können, sich nicht mehr im Schneidersitz auf den Boden setzen wollen oder können. Wenn wir absichtliche Bewegungen machen, um einem unangenehmen Gefühl oder gar einem Schmerz auszuweichen, dann ist es höchste Zeit, sich darum zu kümmern und nicht nur einfach eine Tablette dagegen zu nehmen. Ihr Körper will Ihnen ja etwas sagen.

Wir sollten unser „Körperhaus" in Ordnung halten. Ist das Arbeit? Ja, das ist Arbeit.

Wir dürfen bewusst etwas für unseren Körper tun, um ihn beweglich zu halten. Besonders dann, wenn wir älter werden und wenn wir beruflich bedingt viel Zeit im Sitzen, im Stehen oder mit einseitigen Bewegungen verbringen. Am Anfang spricht der Körper leise, wird er nicht gehört, dann wird er lauter. Lauter bedeutet Schmerzen. Schmerzen sind Warnsignale.

Schmerzen, die durch die Knochenhaut, aus dem Gelenk und aus den Muskeln kommen, entstehen über verspannte Faszien. Solche Schmerzen zwingen im schlimmsten Fall erwachsene Männer und Frauen auf Krücken oder in die Notaufnahme.

Wenn z. B. die autochthone Rückenmuskulatur (die kleine feine, nicht willentlich kontrollierbare Rückenmuskulatur) nicht richtig arbeitet und einer von den Muskeln in diesem Orchester nicht ordentlich oder gar falsch mitspielt, dann entstehen in deren Umgebung, an den Ansätzen, den Sehnen und Bändern und im faszialen System massive Schmerzen. Häufig werden Schmerzen durch die Anreicherung von körpereigenen schädlichen Substanzen (Noxe) verursacht, die durch Stoffwechselaktivität entstehen und aufgrund faszialer Verspannungen und damit verbundenem Lymphstau nicht abtransportiert werden können.

Und das nur deshalb, weil die Muskeln nicht ordentlich arbeiten. Solch massive Rückenschmerzen lassen Sie am besten faszial behandeln und kombinieren das mit einem individuell zusammengestellten funktionellen Trainingsprogramm – dann haben Sie höchst effektive Maßnahmen ergriffen.

Ein weiteres Beispiel sind die Gesäßmuskeln. Sind die Faszienleitbahnen in diesem Bereich überlastet, füllen sich die angrenzenden Körperregionen mit lymphatischer Flüssigkeit, die nicht abtransportiert werden kann. Die in der Lymphflüssigkeit enthaltenen Stoffwechselprodukte, auch Gifte, reichern sich an und verursachen Schmerzen, die einen Bandscheibenvorfall vermuten lassen. Die Symptome können eine Lähmung des Beins und intensivste schmerzhafte Ausstrahlungen sein. Nur entsteht die Lähmung über den Schmerz und nicht aufgrund eines komprimierten Nervs. Wenn dann noch im bildgebenden Verfahren eine Bandscheibenveränderung gefunden wird und die anatomische Zuordnung scheint zufällig passend (oft ist ein wenig Diffusität erlaubt und fällt keinem auf), dann lässt sich auch der Schmerz zuordnen und die Fehlbehandlung ist über Jahre hinweg vorprogrammiert. Meistens wird diese Art von Schmerz als der berühmte Nervenschmerz interpretiert, die offizielle Bezeichnung lautet „neuropathischer Schmerz", der meiner Erfahrung nach viel zu oft als solcher falsch diagnostiziert wird. Bei meinen Patienten kommt es häufig vor, dass durch die Myofasziale Integration solch ein „neuropathischer Schmerz" einfach verschwindet. Dennoch bleibt in den offiziellen Dokumenten der „neuropathische Schmerz" als Diagnose weiterhin stehen.

Zusätzlich zu den genannten Schmerzqualitäten gibt es noch das weite Feld der kombinierten Schmerzen: Faszialer Zug kombiniert mit echtem Nervenschmerz, faszialer Zug kombiniert mit Gefäßschmerz etc., auf die ich hier nicht näher eingehen werde, das würde den Rahmen dieses Buches sprengen.

Werden Schmerzen einfach betäubt, können die Signale des Körpers nicht korrekt interpretiert und die Botschaften verstanden werden. Den meisten Schmerzarten liegen gestörte myofasziale Muster zugrunde. Mithilfe der Myofaszialen Integration lassen sich diese ganz oder teilweise lösen und beheben, indem vor allem die Schmerzpunkte (auch Triggerpunkte genannt) ausgeschaltet werden, die Spannung des Muskel- und Fasziengewebes reguliert und der Flüssigkeitsaustausch im Gewebe verbessert wird.

Als Nachbehandlung jeglicher Arten von Schmerzen ist funktionelle Bewegung immer sinnvoll.

Im Endeffekt geht es darum, dass wir – und da kommen wir Menschen einfach nicht darum herum, wenn wir unsere Gesundheit verbessern wollen – unbedingt mehr Bewegung in unser Leben einbauen. Die funktionellen Übungen in Kap. 6 und 7 können Ihnen genügend Anregung geben, sodass Sie sich Ihr eigenes Trainingsprogramm zusammenstellen und in Ihren Alltag integrieren können. Ihr Körper wird es Ihnen danken und Ihre Lebensqualität wird sich erhöhen.

4.4 Körpergefühl richtig interpretieren

Fasziales Denken, mehr Bewegung und das Verstehen von Schmerzen können Ihnen helfen, Ihr Körpergefühl richtig zu interpretieren, um mögliche Gesundheitsrisiken frühzeitig zu erkennen. Voraussetzung dafür ist die Entwicklung einer präzisen Selbstwahrnehmung. Diese können Sie sowohl mithilfe eines Therapeuten als auch mit den in diesem Buch beschriebenen Übungen trainieren und verbessern. Lassen Sie sich einmal faszial behandeln, spüren Sie vielleicht beim ersten Mal keinen großen Unterschied. Beginnen Sie aber gleichzeitig mit den Übungen und führen diese eine Weile regelmäßig durch, dann wird sich Ihr Körpergefühl ändern. Sie beginnen mehr wahrzunehmen, Schmerzen im Zusammenhang zu sehen und zu verstehen. Besonders auffällig ist das bei Sportlern, die ihren Körper gut kennen und beobachten. Sie begreifen plötzlich Zusammenhänge, die sie zuvor nie gesehen haben, wodurch sie beispielsweise auftretende Schmerzen auch nicht korrekt interpretieren konnten.

Machen wir einen kurzen Exkurs zu zwei wichtigen Systemen unseres Körpers: Das vegetative Nervensystem mit dem Sympathikus und dem Parasympathikus reguliert eine Vielzahl von lebenswichtigen Funktionen, ohne dass Sie sich bewusst darauf konzentrieren müssen. Darüber hinaus gibt es noch das eher unbekannte Bauchvegetativum, auch Bauchhirn oder Bauchgefühl genannt. Doch schauen wir uns eines nach dem anderen an.

Vegetatives Nervensystem

Als „unbewusster" Anteil des menschlichen Nervensystems, auch Vegetativum genannt, arbeitet das vegetative Nervensystem im Hintergrund. Es reguliert gemeinsam mit dem Hormonsystem das innere Milieu des Körpers. Es wird in zwei Komponenten gegliedert:

Sympathikus (S), der für Kampf oder Flucht steht, und der Parasympathikus (PS), der sich um Erholung und Regeneration kümmert.

Die **Funktionen des Sympathikus** auf einen Blick:

- Aktivierung der Herzmuskelaktivität
- Verstärkung der Muskelkraft
- Erhöhung der Muskeldurchblutung
- Erweiterung der Bronchien
- Drosselung der Darm- und Blasenaktivität
- Erhöhung des Blutdrucks
- Beeinflussung der Sexualität

Die **Funktionen des Parasympathikus** auf einen Blick:

- Dämpfung, Beruhigung der Herzmuskelaktivität
- Reduzierung der Muskelkraft
- Verminderung der Muskeldurchblutung
- Verengung der Bronchien
- Steigerung der Darm- und Blasenaktivität
- Senkung des Blutdrucks
- Beeinflussung der Sexualität

Vegetativer Tonus und Erschöpfung

Das Verhältnis zwischen aktivem Sympathikus und aktivem Parasympathikus im Tagesverlauf und während der Nachtzeit hat eine permanente Wirkung auf den Menschen. Je niedriger die Pegel beider Systeme sind, desto effektiver reagiert der Metabolismus (Stoffwechsel). Dann kann man z. B. mit weniger Schlaf auskommen und regeneriert dennoch optimal.

In extremen Situationen (z. B. bei Prüfungsstress) werden parasympathisch regulierte Organe (Blase meldet sich!) hyperaktiv, da der Parasympathikus den hyperaktiven Sympathikus stark dämpfen muss. Je höher der vegetative Tonus (d. h. die vegetative Spannung), desto anstrengender für den Organismus. Der Mensch erholt sich nicht mehr, das kann bis zur andauernden Erschöpfung führen.

Der vegetative Tonus kann durch eine gesunde Lebensführung und mit Strategien zur Stressvermeidung bzw. zum Stressabbau verbessert werden. Wer gut entspannen kann, kann sich hinterher optimal anstrengen.

Dauert die vegetative Spannung (vegetativer Tonus) zu lange an, kann es zu Störungen im Verdauungsapparat, der Herztätigkeit, der Sexualität u. a. kommen.

Eine wichtige Rolle spielt darüber hinaus auch das weniger bekannte Bauchvegetativum.

Unser Bauchgefühl – das Bauchvegetativum

Lässt sich auch das Bauchgefühl, auf das wir uns so salopp im alltäglichen Sprachgebrauch beziehen, wissenschaftlich nachweisen?

Das Bauchvegetativum ist unser ältestes Nervensystem und arbeitet autark. Es wird auch als enterisches Nervensystem bezeichnet und gehört zusammen mit dem Sympathikus und Parasympathikus zum vegetativen Nervensystem. Das Bauchvegetativum ist ein eigenes Nervensystem und „fällt" eigenständige Entscheidungen. Es steuert den Magen und den Darm und hat Auswirkungen auf unseren gesamten Körper. Die grundlegenden Funktionen unseres Organismus bestehen zunächst darin, Nahrung aufzunehmen, zu verdauen, die Speiprodukte abzugeben und die Nährstoffe im Organismus zu verteilen. Im Verdauungsprozess werden die für den Organismus notwendigen Stoffe separiert und dem Körper verfügbar gemacht. Das Bauchvegetativum entscheidet, wie weit der Nahrungsbrei jetzt geknetet wird und ob er dann vorwärts oder zurückgeschoben wird. Unverdauliche Bestandteile werden in Form von festen Rückständen ausgeschieden.

Mangelndes Körpergefühl

Ich habe oft Menschen in der Therapie, die spüren überhaupt nichts und wissen gar nicht, was ich von ihnen will, wenn ich sie frage, wie sich eine Bewegung anfühlt oder ob sie hier oder da etwas spüren.

Es gibt Menschen, die bekommen mit 45 Jahren einen Herzinfarkt. Das ist verständlicherweise ein großer Schock für sie, weil sie meinen, ihr Körper habe immer funktioniert und dass diese Fehlfunktion aus heiterem Himmel käme. Sie haben über die Jahre aber nie die Warnsignale oder Hilfeschreie ihres Körpers gehört, wahrgenommen oder darauf reagiert. Vielleicht aufgrund von einem mangelnden Körpergefühl, das nie geschult wurde? Oder sie haben durch ihre Lebensweise diese Botschaften samt ihrer Symptome ignoriert, zugekleistert oder betäubt.

Darauf können Sie sich aber verlassen: Wenn irgendetwas nicht stimmt, dann sendet Ihr Körper Ihnen Signale. Hilfreich ist es natürlich, wenn Sie Ihren Körper richtig interpretieren, seine Botschaft korrekt abfragen und für den Erhalt Ihrer Gesundheit nutzen können. Die folgende Erläuterung der Informationssysteme des Körpers kann Ihnen weiterhelfen, Ihr Körpergefühl zu schulen. Zusätzlich können Sie Ihr Körpergefühl trainieren, z. B. durch Kampfsport wie Karate, rhythmische Sportgymnastik, Yoga, Pilates oder Qigong.

Informationssysteme des Körpers

Unser Körper verwendet drei verschiedene Informationssysteme, um sich intern zu regulieren, um externe Reize zu empfangen und um auf seine Umwelt zu reagieren und mit ihr zu interagieren.

1. Das Nervensystem übermittelt Informationen im Körper über elektrische Impulse, sogenannte Aktionspotenziale. Dies ist das schnellste Informationssystem im Körper, die Übermittlung erfolgt in Sekundenbruchteilen.
2. Das Gefäßsystem beinhaltet die Arterien und Venen in den jeweiligen Hierarchien. Hier wird Blut oder kapillare Flüssigkeit verteilt bzw. zurückgeführt. In den venösen und arteriellen Mikrogefäßen, den Kapillaren, sind kapillare Drücke und Söge das Antriebsmittel. In den großen Gefäßen hingegen ist Konvektion als physikalische Größe der Motor. Ein anderes bekanntes Konvektionssystem ist z. B. unsere Heizung, in der mittels eines Motors oder einer Pumpe in Rohren Flüssigkeit verschoben wird. In diesem System, das langsamer als das elektrische System reagiert, werden chemische Stoffe, beispielsweise Hormone oder Myokine, als Informationsquelle verwendet. Chemische Informationen gelangen innerhalb von Minuten bis Stunden an ihren Ort.
3. Das fibröse System, bestehend aus dem faszialen Netzwerk und den Muskeln, ist das bislang am wenigsten beachtete und ein noch recht unbekanntes System. Es verwendet als „Kommunikationsmittel" mechanische Informationen, die die langsamsten im Körper sind und die in den verschiedenen

Sensoren des fibrösen Systems entstehen. In den Muskeln befinden sich beispielsweise Muskelspindeln, die von dem sie umgebenden Muskel mitbewegt werden. Dabei liefern sie ständig Informationen zum Spannungszustand oder zur Spannungsintensität des Muskels. In den Muskelsehnen befinden sich kleine Organe, beispielsweise der Golgi-Sehnenapparat, der Informationen über den Spannungszustand der Sehne sendet. Solch eine Zustandsmeldung aus dem Bewegungsapparat wird als Propriozeption oder Propriorezeption bezeichnet (lat.: proprius = eigen und recipere = aufnehmen), übersetzt heißt das Eigenwahrnehmung.

Propriozeption

Und jetzt wird es spannend: Es geht um die Meldungen über die Wahrnehmung von Körperbewegungen und -lage im Raum sowie der Wahrnehmung von der Lage und Stellung einzelner Körperteile zueinander. Unser Körpergefühl ist ständig aktiv und Teil unserer Gehirnleistung, denn mithilfe des Körpergefühls übermitteln wir ununterbrochen Daten an unser Gehirn, die Aussagen darüber geben, wie z. B. die Befindlichkeit der Extremitäten (Arme und Beine) ist.

Die Propriozeption, also das Körpergefühl oder der Körpersinn, gilt (noch) nicht als eines unserer sensorischen Wahrnehmungsorgane, als da wären: Auge (sehen), Ohr (hören), Nase (riechen), Mund (schmecken), Haut (fühlen).

Das sind unsere fünf wesentlichen Sinne. Nicht aufgeführt ist der Gleichgewichtssinn, der oft mit dem Körpergefühl verwechselt wird. Diesen fünf Sinnen lässt sich jeweils ein eindeutig lokalisierbares Sinnesorgan zuordnen, das ist beim Körpergefühl nicht der Fall. Ein weiteres Unterscheidungsmerkmal ist, dass diese fünf Sinnesorgane vorwiegend Reize und Informationen aus der Umwelt aufnehmen. Anders ist es beim Körpergefühl, welches die propriozeptiven Reize aus dem eigenen Körper, also von innen her, aufnimmt.

Das Körpergefühl entsteht über mehr oder weniger dicht liegende, über den ganzen Körper verteilte, freie Nervenenden innerhalb der Haut sowie in den Sehnen, Muskeln, Bändern und Gelenkkapseln. Eine höhere Anzahl dieser Nervenenden bedeutet eine höhere Sensibilität, z. B. an den Fingerkuppen, die wesentlich sensibler sind als beispielsweise der Ellbogen. Letztendlich ist das Fühlen und Tasten ein Teilbereich des Körpergefühls.

Spezielle Rezeptoren, die sogenannten Interozeptoren oder Interorezeptoren, sind langsam reagierende Rezeptoren, u. a. in den tieferen Hautschichten der oberflächlichen Körperfaszie, die mit der Inselrinde im Gehirn verbunden sind und Informationen über den Status und das Milieu der inneren Organe liefern. Das Reizen dieser Rezeptoren, z. B. über Einreibungen und/oder Massage, bewirkt, dass in der Inselrinde über ihre Verbindung zur Amygdala, einer für unsere Emotionen zuständigen Hirnstruktur, Verbindungen zu sozialen Komponenten, körperlichem Wohlbehagen, Nähe und Geborgenheit geschaffen werden.

Ein weiterer wichtiger Bestandteil unseres Körpergefühls sind mechanische Rezeptoren, die in den tief liegenden und den viszeralen Faszien vorkommen. Unser ganzes Bindegewebe, sozusagen jeder Kubikmillimeter unseres Körpers, ist mit Faszien durchsetzt, die über Mechanorezeptoren verfügen. Diese sammeln ständig mechanische Informationen und leiten sie an die für die Motorik zuständigen Zentren im Gehirn weiter.

Diese mechanische Information gibt Auskunft über unser gesamtes Gewebe außerhalb der Knochen – und zwar über die Ausrichtung im Raum, über die Zug- und Druckverhältnisse im Gewebe, über Vibrationen, Geschwindigkeiten und Änderung der Lage. Ohne diese sensiblen sensorischen Inputs ist keine Motorik möglich.

Sensomotorik

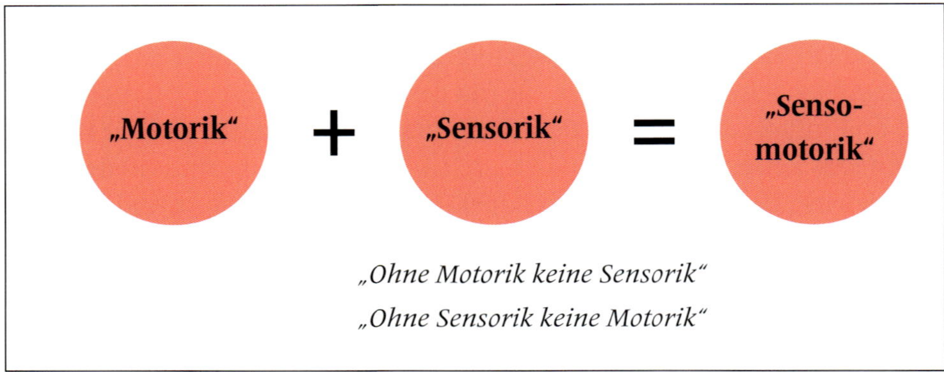

Es gilt also: Ohne Sensorik ist keine Motorik möglich. Genau deswegen ist beispielsweise der mechanische Nachbau einer menschlichen Hand so schwer. Die Bewegungsvielfalt der Hand, das Kraftspektrum und die Dosierung der Kraft mit der Bewegung nachzubauen, ist nicht das Problem. Die Schwierigkeit liegt vielmehr darin, die menschliche Fähigkeit der sofortigen Erfassung komplexer Informationen über einen Gegenstand und der Anpassung des Bewegungsverhaltens der Hand nachzuahmen. Der Mensch kann ein Hühnerei anfassen, unmittelbar erkennen, was er berührt (dabei hilft natürlich auch das Auge), mit welcher Intensität es betastet werden kann und beim Anheben das Gefühl dafür bekommen, wie schwer es ist. Die Grundlagen für diesen Vorgang finden wir in dem komplexen Zusammenspiel von visuellen, taktilen und propriozeptiven Reizen, die zusammen mit Erfahrung abgerufen werden und den geschickten Umgang mit einem zerbrechlichen Gegenstand wie dem Hühnerei ermöglichen.

Die Faszien können aber im sensorischen Bereich noch wesentlich mehr. Sie können mechanische Informationen intern abspeichern, die dann über einen Zeitraum von wenigen Stunden oder über Jahre hinweg wirksam bleiben. Dieses Archivieren oder Reproduzieren eines manifestierten Gewebszustandes im mechanischen Sinn entsteht im Bindegewebe selbst und kann nach Jahren noch als Zustandsbericht an unser zentrales Nervensystem übermittelt werden. So entsteht unser „Gewebsgedächtnis“.

Diese Gewebszustände sind integrativer Bestandteil unserer Motorik. Ein erlernter motorischer Ablauf, z. B. ein Tanzschritt oder das Fahrradfahren, wird als motorisches Setup im zentralen Nervensystem, also im motorischen Gedächtnis des Gehirns, gespeichert. Diese wie Aktenordner abgelegten Setups setzen sich aus Informationen von elektrischen Nervensignalen und von sensiblen mechanischen Informationen zusammen, die gemeinsam eine Bewegung ermöglichen. Bewegungssituationen prägen sich somit als Muster in unser motorisches Gedächtnis ein und werden wie ein Stempelabdruck auf einem Blatt Papier konserviert. Im Allgemeinen haben wir nur eine Vorstellung von elektrischen Impulsen, die vom Gehirn aus gesendet werden und dann eine Bewegung verursachen. Der gesamte Vorgang ist aber wesentlich komplexer. Ohne eine dominierende sensorische Komponente, die das Gewebe ans Gehirn übermittelt, ist gar keine Bewegung möglich.

Die unangenehmste Form des „Gewebsgedächtnisses“ kann nach einem Trauma entstehen. Wenn beispielsweise ein Kind vom Fahrrad stürzt und sich die Schulter verletzt, entstehen in dem die Schulter umgebenden myofaszialen System folgende Störungen:

1. Gewebsspannungen: Beim Sturz reagiert das Fasziengewebe bei Überlastung mit einer selbstständigen Kontraktur, es zieht sich zusammen.
2. Der Schmerz bewirkt zentral, d. h. vom Gehirn gesteuert, dass die Kraft in der Schulterregion vermindert wird. Unser Nervensystem versucht dadurch, den Unfallort zu schützen, lähmt die Muskeln in der Umgebung, die weitere Schädigungen verursachen könnten und aktiviert andere Muskeln, die das Unfallgebiet sichern können. Dieser Zustand wird als muskuläre Dysbalance des Traumas bezeichnet.

Beide Punkte zusammen bilden die Störung. Die muskuläre Dysbalance (Ungleichgewicht) ist sozusagen in ein verzerrtes Bindegewebe eingebettet. Die Informationen zum Zustand kommen größtenteils aus dem Bindegewebe.

Je nach Lebenssituation kann sich diese Bewegungsstörung auflösen, sie kann stagnieren oder sie kann unter ungünstigen Voraussetzungen verstärkt werden. Bleibt eine Kontraktur erhalten, dann kann solch ein Fahrradsturz auch nach 20 Jahren die Gesundheit eines Menschen negativ beeinflussen.

Die meisten Störungen dieser Art beseitigt der Körper jedoch selbst. Eines der wichtigsten Werkzeuge zur Regeneration von geschädigtem Gewebe ist die Entzündung.

4.5 Heilungsturbo zulassen

Die myofasziale Therapie setzt direkt an der Sensorik an. Über die tiefe Bindegewebsmassage werden die sogenannten Koordinationspunkte („points of coordination"), die Rezeptoren, die permanent die Position unseres Gewebes im Verhältnis zum Knochen melden, normalisiert. Dadurch bleiben Fehlermeldungen an unser Nervensystem, die anzeigten, dass das Gewebe im Verhältnis zum Knochen fehlerhaft positioniert war, nach der Behandlung aus. Diese Veränderung erfolgt sofort durch das Herabsetzen einer zu hohen Gewebsspannung. Als Konsequenz einer solchen sensorischen Verbesserung wird auch die Bewegungsfähigkeit verbessert, eine Bewegungsstörung hingegen ad hoc vermindert. In der direkten Folge entsteht ein sofortiger psychophysischer Effekt: eine Erleichterung und ein „Sich-wohler-Fühlen". Auf Zellebene entstehen messbar ganze Kaskaden von Zellaktivitäten, die besseren Stoffwechsel, bessere Durchblutung und Regeneration bedeuten. Niedriggradige lokale Entzündungsaktivität hilft beim beschleunigten Zurückführen der problematischen Regionen in einen Zustand verbesserter Gesundheit.

Entzündungen entstehen, wenn irgendwo im Körper etwas beschädigt wurde, z. B. durch Krankheitserreger oder durch Überlastung von stark komprimiertem Bindegewebe.

Letzteres hat zur Folge, dass der Ab- und Durchfluss der Körperflüssigkeiten nicht mehr richtig funktionieren und der Stoffwechsel eingeschränkt ist. Der Stoffwechsel ist für die chemische Umwandlung von Stoffen im Organismus verantwortlich, wobei er dazu Enzyme braucht, die diese Umwandlung bewirken. Durch Entzündungen werden Krankheitserreger, Zelltrümmer oder Fremdstoffe aus dem Körper entfernt.

Bedeutung von Entzündungen

Es kann passieren, dass die Entzündung auf einem Niveau stehenbleibt, auf dem sie sich ständig selbst unterhält. Der Heilungseffekt tritt nicht ein, sondern die Entzündung wird immer wieder neu angefacht. Das passiert im Körper immer in den Regionen, die zu viel Kompression, zu viel Druck und/oder zu

viel Zug haben. Eine permanente und schleichende Mini-Entzündung im Gelenkbereich wird beispielsweise Arthrose genannt. Sie führt im Laufe der Jahre zur Zerstörung von Knorpel und anderen Gelenksstrukturen.
Eine Entzündung hat fünf Merkmale:

- Rötung
- Hitze
- Schmerz
- Funktionseinschränkung
- Schwellung

Eine Entzündung ist keine Krankheit. Sie ist eine der wichtigsten Funktionen, die unser Körper zu bieten hat. Sie ist genau genommen der Heilungsturbo.

Haben Sie schon mal einen Film darüber gesehen, wie unser Immunsystem anfängt, Eindringlinge abzuwehren, wie bestimmte Zellen Erreger bekämpfen und wie andere Zellen die bekämpften Zellen dann auffressen? Auch bei Entzündungen laufen ganze Kaskaden von Prozessen ab, bei denen erst einmal bestimmte Stoffe, Botenstoffe genannt, die Notwendigkeit erkennen, dass etwas getan werden muss. Dann werden Stoffe angelockt, die diesen Prozess beschleunigen, es wird vermehrt Flüssigkeit ins Gewebe gepumpt, daher kommt die Schwellung. Die Hitze sorgt dafür, dass die chemischen und Transportprozesse schneller ablaufen und Antikörper schneller gebildet werden können. Das Gewebe wird poröser, damit mehr Flüssigkeit einsickern kann. Es ist im Grunde unglaublich spannend, wie viele Prozesse im Körper ablaufen, die alle aufeinander abgestimmt sind. Unser Körper ist wirklich zu glanzvollen Leistungen imstande. Dabei sollte er nicht gestört werden. Werden Entzündungen bekämpft, durch Medikamente unterdrückt bzw. abgewürgt, dann können sie ihre heilende Wirkung nicht entfalten. Im Einzelfall muss natürlich mit ärztlicher Beratung entschieden werden, welche Vorgehensweise die beste und sinnvollste ist.

Mir persönlich ist es wichtig, nach einer Verletzung und einer myofaszialen Behandlung auch einen gewissen Schmerz, der im betroffenen Areal rumort, zu spüren. Er gibt mir die Gewissheit, dass die entzündlichen Vorgänge dort ihre Arbeit tun und mein Körper wieder dabei ist, in einen möglichst gesunden Zustand zurückzukehren. Dieser Schmerz zieht sich, je nach Schwere der Verletzung, innerhalb von zwölf Stunden bis zu zwei Wochen langsam zurück. Eine Entzündung ist ein ganz natürlicher Prozess, den der Körper gezielt einsetzt, um Heilung voranzutreiben.

4.6 Selbstheilungskräfte aktivieren

Bei gesundheitlichen Problemen des Bewegungsapparates ist die Vorgehensweise nach orthopädischen Gesichtspunkten eine Möglichkeit, die Myofasziale Integration bietet eine Alternative. Jeder kann selbst entscheiden, wie er mit sich und seinem Körper umgehen will.

Die Myofasziale Integration kann den Heilungsverlauf besonders auch nach Verletzungen und (Sport-)Unfällen entscheidend beeinflussen. Mit das Unbekannteste an der Myofaszialen Integration ist, dass sie durch die Beseitigung von Blockaden den Körper in die Lage versetzt, bei Verletzungen bis zu einem bestimmten Grade selbst zu regenerieren und das besser, als es mit einem chirurgischen Eingriff möglich wäre. Werden die Spannungen aus dem faszialen Netz herausgenommen, kann der Körper seine Selbstheilungskräfte wieder aktivieren.

Liegt die Entscheidung für eine Operation jedoch vor, dann kann die Myofasziale Integration begleitend zu Operationen eingesetzt werden. Es wäre beispielsweise möglich, vor einer geplanten Operation zu behandeln, um mit einem besser geordneten fibrösen System in die Operation zu gehen. Im Anschluss an die Operation kann die „Traumaspannung" reduziert oder gar aufgelöst werden. Diese Spannung wird bisher kaum beachtet und erzeugt im Nachgang häufig gesundheitliche Beeinträchtigungen. Wird eine Operation mit der Moyfaszialen Therapie kombiniert, ist die Regeneration schneller, die Funktionalität der betroffenen Regionen wird im Endergebnis besser, Schmerzen können vermindert werden und Narben werden in ihrer Erscheinungsform deutlich unauffälliger.

Doch sehen wir uns diese Themen nacheinander an.

Faszien und Medikamente

Ein geordnetes, geschmeidiges und flexibles fasziales System ist die Grundvoraussetzung für regenerative Vorgänge in unserem Körper.

Bei den derzeit über 60.000 Arzneimitteln gibt es drei Medikamentengruppen, die mit unserer Regenerations- und Bewegungsfähigkeit kollidieren, deshalb sollte Sie in jedem Fall immer einige Überlegungen – unbedingt zusammen mit Ihrem Arzt und Apotheker – anstellen, inwieweit das jeweilige Medikament sinnvoll ist und Ihrem Körper langfristig Nutzen bringt. Ist Ihnen bekannt, dass Medikamente oftmals nur die Symptome von Krankheiten lindern, nicht aber die Ursache behandeln, und dass viele Präparate verheerende Nebenwirkungen haben, die dann mit weiteren Medikamenten angegangen werden? Besonders bei der gleichzeitigen Einnahme von mehreren Medikamenten sind weitere zukünftige Schädigungen im Grunde schon vorprogrammiert. Es gilt die vom kassenärztlichen Verband vorgeschlagene Richtlinie einzuhalten, nicht mehr als acht Medikamente gleichzeitig einzunehmen.

Entwässernde Medikamente

Entwässernde Medikamente verlangsamen bei langfristigem Gebrauch die Regeneration, vor allem in der unteren Körperhälfte. Einlagerungen von Eiweißen und Stoffwechselendprodukten, die nicht abgeführt werden können, sind die Folge. Wasser ist als Transportmittel für unseren Stoffwechsel unersetzlich. Der Umgang mit entwässernden Medikamenten sollte mit äußerster Vorsicht geschehen.

Antiinflammatorische Medikamente

Antiinflammatorische (entzündungshemmende) Mittel, das sind nicht opiathaltige Schmerzmittel und nicht steroidale Antirheumatika (NSAR), greifen in den Entzündungsprozess ein, der unsere Regeneration beschleunigt. Dieser Prozess, den der Körper über das Immunsystem einleitet, ist eine sehr komplexe und effektive Strategie, um die Heilung voranzutreiben. Die chemische Keule verändert diesen Prozess, nicht unbedingt zu unserem Vorteil.

Bei diesen Medikamenten sind vor allem die Nebenwirkungen auf Magenschleimhaut, Nieren und Leber zu berücksichtigen. Alternative, weniger schädigende Schmerzmittel finden sich unter den opiathaltigen Medikamenten.

Muskelrelaxantien

Muskelrelaxantien bremsen unser größtes Stoffwechselorgan Muskel aus. Es gibt Studien, die z. B. deutlich zeigen, dass solche Medikamente Rückenschmerzen eher verlängern als verkürzen. Trotzdem werden diese Medikamente häufig verabreicht, obwohl die orthopädischen Leitlinien in diesem Zusammenhang zu Ungunsten der Muskelrelaxantien verändert worden sind. Problematisch sind die Relaxantien vor allem bei Menschen mit schlechter Konstitution, die über wenig allgemeine Kraft und Ausdauer verfügen. Besonders ältere Menschen sind davon betroffen. Wenn zudem die Muskeln weniger bewegt werden können oder wenn der Muskelstoffwechsel durch Medikamente weniger gut funktioniert, kann das Muskelsystem keine oder nur wenige Myokine produzieren. Wie schon erläutert tragen Myokine viel zur körperlichen Gesundheit bei: Diese Botenstoffe lassen unter anderem Fettdepots schmelzen, stärken das Immunsystem, schützen vor Demenz und senken den Blutdruck.

Medikamentenmissbrauch und Tablettensucht

In Deutschland sind Schätzungen zufolge ca. 1,9 Millionen Menschen von Medikamentenmissbrauch bzw. Medikamentenabhängigkeit (Tablettensucht), der Übergang ist häufig schleichend, betroffen. Ein Patient, mit dem ich über seinen Tablettenkonsum sprach, nahm täglich 21, manchmal auch 22 Medikamente, ein. In solch einem Fall sind Funktionsstörungen im myofaszialen System absehbar. Das Bindegewebe wird in seiner Struktur nicht nur durch mechanische Einflüsse verdreht, es entstehen durch die übermäßige Medikamenteneinnahme auch noch nicht kalkulierbare Stoffwechselveränderungen, die die Funktionalität des Gewebes stören. Zerstörungen in den Gelenken und im Bewegungsapparat sind die Folge. Häufig kommt es spätestens dann zu der Empfehlung: Da hilft nur noch eine Operation. Zusammen mit den bereits bestehenden Problemstellungen akkumulieren sich die medizinischen Krankheitsfaktoren. Behandlungen des faszialen Systems können während des Krankheitsverlaufs Linderung und möglicherweise eine Verbesserung bewirken.

Faszien und Operationen

In vielen, aber natürlich nicht in allen Fällen, lassen sich Operationen vermeiden. Es stehen Ihnen verschiedene Optionen mit der Faszientherapie zur Verfügung:

1. Operation durch eine Faszientherapie vermeiden
2. Operation einleitend begleiten
3. Operation in der Nachsorge begleiten
4. Operation durch die Kombination von Punkt 2 und 3 begleiten

Besonders bei orthopädischen Problemen stellt dies eine vielversprechende Möglichkeit dar. Operationen können durch die Myofasziale Integration vorbereitet werden. Es würden eine oder mehrere Faszienbehandlungen bis unmittelbar vor der Operation stattfinden, mit so viel Kraft- und Funktionsaufbau wie möglich, natürlich abhängig von den vorhandenen Schmerzen. Dann würde der Patient gestärkt und sortierter im Gewebe in die Operation hineingehen. Danach könnte er alle zwei Wochen, begleitend zu den üblichen Bewegungsübungen, nachbehandelt werden. Bei allen Operationen, die ich begleitet habe, hat es durch die Myofasziale Integration immer einen gewinnbringenden Effekt und einen positiven Verlauf gegeben.

Genau genommen wäre dieses Vorgehen die optimale Operationsbegleitung. Es kann immer mal etwas „kaputt gehen", Unfälle und Verletzungen sind nicht auszuschließen. Ein Unfall lässt sich natürlich nicht wirklich faszial vorbereiten. Würde sich ein Mensch, der präventiv regelmäßig zur Faszientherapie kommt, bei einem Unfall verletzen, dann würde sich zeigen, dass seine Faszien elastischer und beweglicher sind und dadurch womöglich schlimmere Verletzungen erst gar nicht eintreten.

Bestimmte Vorstellungen und Denkweisen in unseren Köpfen begrenzen uns in Bezug auf die Entscheidung, ob eine Operation notwendig ist. Die Gewebsarten heilen extrem schnell und werden sehr schnell wieder stabil, wenn sie richtig versorgt werden – und zwar auf eine Art und Weise, die uns verblüffende Ergebnisse erzielen lässt. Wichtig ist als Voraussetzung, dass wir es mit der Myofaszialen Integration schaffen, den Menschen wieder in Bewegung zu bringen und Blockaden zu beseitigen, um die Homöostase, das Fließgleichgewicht im Körper, zu erhalten.

Es ist wünschenswert, dass die Faszientherapie in der nahen Zukunft von den Kassen anerkannt und entsprechend honoriert wird. Ziel es ist, Ärzte über die Faszientherapie und ihre Wirkung zu informieren, sodass sie die Myofasziale Integration verschreiben.

Faszien und Faltenbildung

Aus vielfältigen Gründen kann es zu Distorsionen, d. h. Unordnung im faszialen System kommen. Diese werden je nach Ausprägung mit den unterschiedlichsten Namen bezeichnet, u. a. mit Kontinuumdistorsion (Verschiebung von Gewebe), Faltdistorsion (Verdrehung von Faszien), Tektonischer Fixation (Verlust der Gleitfähigkeit). Stellen Sie sich ein komplett raumfüllendes Netz im Körper vor, dann führen diese Torsionen zu zahlreichen, nicht homogenen Spannungsverhältnissen in den Zuglinien des die Muskulatur begleitenden Bindegewebes. Einzelne Muskeln entwickeln eine Funktionsstörung, die den Bewegungsablauf behindert und Kompensationen von anderen beteiligten Muskeln erfordert. Dadurch entstehen zuerst minimale, nicht sichtbare oder auch sehr schwere, durchaus sichtbare Bewegungsstörungen, wenn ein Arm nicht mehr vollkommen hochgehoben oder ein Bein nicht mehr bewegt werden kann. In dieser Körperregion lässt sich dann ein Schmerzpunkt, ein Triggerpunkt oder auch eine Anreihung von Triggerpunkten bis hin zu einem kompletten Triggerband finden. Triggerpunkte sind verspannte Punkte oder Zonen im Körper, die schmerzhaft sind. Oftmals ist der Muskel so eingezwängt, dass die hydraulischen Verhältnisse des Muskels in dem faszialen System nicht mehr stimmen. Flüssigkeit, die in ihm steckt, kann nicht mehr ausgepresst werden und es entsteht eine reduzierte Bewegungsfreiheit. Oder noch schlimmer, die für das Organgewebe zuständigen Zufluss- oder Abflussstrukturen werden so zusammengedrückt, dass der Stoffwechsel im Muskel behindert wird. Der Muskel verhärtet sich und komprimiert immer mehr die zur eigenen Versorgung notwendigen Strukturen. Dadurch wird er noch härter, ein unentrinnbarer „circulus vitiosus", ein Teufelskreis, entsteht.

Wir haben aber keine einzelnen Muskeln, die nur für sich stehen, sondern Ketten von Muskeln, die wie auf einer Perlenkette hintereinander angeordnet aufgereiht sind. Wir können die Muskeln als Kettenorgan betrachten, die Einbindung dieses Organs erfolgt über das Bindegewebe. Bei einer Störung, egal ob es sich dabei um eine Verdrehung oder eine Verschiebung, kurzgesagt eine Faltenbildung handelt, es entsteht eine trophische Störung. Trophik bezieht sich immer auf die Ver- und Entsorgung, d. h. die Zellen werden nicht mehr ausreichend ernährt oder/und die körpereigenen Giftstoffe und Schlacken werden nicht mehr richtig abtransportiert. Eine Faszienbehandlung kann auch hier Abhilfe schaffen.

Faszien und Narben

Die ultimative Faltenbildung irreversibler Art ist eine Narbe. Jede Bindegewebsstruktur ist im Mikrobereich so beschaffen, dass sie unwiederbringlich im Verlauf einer Operation zerstört wird.

Die faszialen Strukturen sind teilweise fest, teilweise flüssig und definitiv inoperabel, sie können nicht wieder aufgebaut werden. Ein Funktionsverlust entsteht im faszialen Gewebe im Bereich der Narbenbildung.

Operationen und dadurch verursachte Narben können vor allem im Laufe der Zeit Bewegungsstörungen nach sich ziehen. Wird beispielsweise ein zweijähriges Kind aufgrund einer Nierenfunktionsstörung an den Nieren operiert, was natürlich wichtig ist, da es sonst sterben würde, können im Laufe seines Erwachsenenlebens Rückenprobleme auftreten. Besonders bis zu den 1970er Jahren waren die verursachten Narben so groß, dass diese, wenn sie an Schlüsselpunkten („key points"), wie an der Rückenfaszie, entstanden, Bewegungseinschränkungen und Torsionen des Rumpfes verursachen konnten.

Können Sie sich vorstellen, dass eine Narbe, die ganz hart und dick ist, die Beweglichkeit eines so filigranen Netzwerks aus Gewebe, das eigentlich glatt und geschmeidig sein muss, erheblich stören kann? Mit so einem harten Brocken müssen die umliegenden Faszien erst einmal zurechtkommen, um die Verhärtung kompensieren zu können. Narben oder ähnliche Störungen werden als verschiedene Arten von Verwerfungen oder auch als fasziale Verwerfung bezeichnet. Stellen Sie sich weiter vor, dass Sie einfach verschiedene Lagen Stoff oder Lagen Plastiktüten übereinander gelegt haben. Da entstehen natürlich Falten (Verwerfungen) oder Verdrehungen (Distorsionen).

In vielen Fällen entsteht so z. B. eine Skoliose. Ich persönlich entwickelte eine Skoliose aufgrund der Narbe einer Blinddarmoperation im Kindesalter. Die Operation fand im Jahre 1969 statt, die fasziale Störung entstand als Folge davon mehr als drei Jahrzehnte später im Bereich des großen Lendenmuskels (Psoas) und war so gravierend, dass sie in der Ausübung meiner leistungssportlichen Tätigkeit zu viel Steifheit und eine zu hohe Belastung der Muskelkette zwischen Beinen und Rückgrat verursachte, sodass mein Rückgrat sich verformte –auf dem Röntgenbild deutlich zu erkennen. Das verursachte mir zwei Jahre lang auch Knieschmerzen. Trotz Behandlung war die Beweglichkeit der Psoasfaszie durch die Narbe eingeschränkt. Je nachdem wie tief die Narben gehen, kann die Einschränkung unterschiedlich stark sein.

Obwohl ich durch meinen Unfall am Knie nur einen zusätzlichen operativen Eingriff hatte, war dort durch die Spaltung der Patellarsehne ein Narbenschlauch entstanden, der in die Tiefe ging und die Beweglichkeit im Knie einschränkte. Die hundertprozentige Funktionalität meines Knies ist letztlich durch die Auswirkungen der Operation in meiner Kindheit nachhaltig gestört worden. Die zusätzliche spätere Operation hat den schlechten Zustand verstärkt. Nach Operationen kann es nur in eine Richtung gehen: Sie bedeuten immer einen Nachteil für den Bewegungsapparat. Die maximale Bewegungsfähigkeit wird weiter eingeschränkt.

Es sei kurz angemerkt, dass die „mikroinvasive Methode" der Kniespiegelung von Patienten oftmals nicht einmal als Operation wahrgenommen wird. Auf die Frage in der Anamnese, ob bereits irgendwo am Bein operiert worden sei, antworten die Patienten: „Nein, noch nie." Im weiteren Verlauf und tiefer gehender Kommunikation kommt die Operation dann doch ans Licht. Auch ein „kleiner" Eingriff kann zu einer Störung führen. Das Knie arbeitet mit Unterdruck und auf tausendstel Millimeter genau. Auch bei einer „kleinen" Operation gilt es abzuwägen, ob das Risiko einer Störung in Kauf genommen werden soll.

Ideal wäre eine **Myofasziale Integration vor und nach einer Operation**, besonders auch bei Operationen im Hüftbereich, da diese ganz massive Bewegungseinschränkungen nach sich ziehen können. Während einer Operation werden Schnitte gesetzt und Falten, die im Gewebe mit eingebaut sind, durchgeschnitten. Durch den Schnitt werden diese Störungen konserviert, die von alleine nie wieder verschwinden werden. Die Verwerfungen und Falten, die zur Bewegungsstörung geführt und damit zur Gelenkzerstörung ursächlich beigetragen haben, können über einen ungünstig gesetzten Schnitt sozusagen endgültig im Körper manifestiert und konserviert werden.

Durch die Myofasziale Integration können Falten sozusagen wieder ausgebügelt werden, zumindest teilweise. Danach ist es sinnvoll, mit aktiver Bewegungstherapie zu beginnen. Meine Patienten machen damit sehr gute Erfahrungen. Sichtbare Narben werden deutlich in der Beweglichkeit und im Aussehen verbessert und heilen auch bei älteren Menschen optimal aus.

5 Typische Beschwerden und Fallbeispiele

Gemäß der Faszienforschung werden die meisten Verletzungen heute als Faszienverletzungen eingestuft und die meisten Schmerzen mit dem faszialen System in Verbindung gebracht. Besonders bei unspezifischen Schmerzen kann davon ausgegangen werden, dass sie myofaszialen Ursprungs sind, d. h. von den Muskeln und Faszien ausgehen. Leider kommen die Menschen meist erst dann in meine Praxis, wenn sie sich verletzt haben, schon Schmerzen empfinden oder die Schmerzen sie regelrecht plagen. Zu diesem Zeitpunkt ist die Verklebung und Unordnung in ihrem myofaszialen System schon weit fortgeschritten. Sinnvoller wäre ein regelmäßiger **„Myofaszialer Check"** (s. Kap. 2) als Vorsorge. Auch wenn Sie diesen höchstwahrscheinlich derzeit (noch) nicht von der Krankenkasse bezahlt bekommen, rate ich Ihnen dennoch dazu. Vor allen Dingen auch deshalb, weil unsere moderne Lebensweise so dermaßen ungesund geworden ist und sich aufgrund dessen mit zunehmendem Alter körperliche Beschwerden einstellen. Überprüfen Sie bitte kurz anhand der folgenden Fragen, wie es mit der Bewegung in Ihrem Leben aussieht:

- Wie viele Schritte gehen Sie jeden Tag?
- Wie oft machen Sie im Monat einen Waldspaziergang und genießen die positive Wirkung (Biophilia-Effekt[5])?
- Wann sind Sie das letzte Mal gejoggt?
- Wann haben Sie Ihre letzte mehrstündige (Berg-)Wanderung unternommen?
- Ist der Umfang Ihrer sportlichen Aktivitäten im Winter deutlich geringer?
- Haben Sie schon einmal eine Mitgliedschaft in einem Fitness-Studio gehabt? Wenn ja, wie lange und wie häufig sind Sie dann wirklich zum Training gegangen?
- Statt sich zu bewegen, fallen Ihnen da laufend andere Dinge ein, die Sie vorziehen und die wichtiger erscheinen?

Egal, wie es in der Vergangenheit war, mithilfe der in diesem Buch enthaltenen Übungen (s. Kap. 6 und 7) können Sie wichtige Schritte in Richtung mehr Gesundheit unternehmen.

Bitte seien Sie ganz ehrlich mit sich selbst und schauen sich Ihre sportlichen Aktivitäten der letzten drei Monate an. In welchem Zustand befindet sich Ihr Körper? Wo tut es weh? Wie lange schon? Was geht nicht mehr so wie früher? Welche Bewegungen und Bewegungsrichtungen (z. B. rückwärts schauen beim Autofahren, bücken, Treppe steigen, Jacke anziehen, Schnürsenkel zusammenbinden) fallen Ihnen zunehmend schwer? Welchen Tätigkeiten gehen Sie aus dem Weg? Weichen Sie nachts bestimmten Schlafpositionen aus, weil diese unbequem oder schmerzhaft sind?

Bei allen Schmerzen und Bewegungseinschränkungen sind die Faszien mit im Spiel. Probleme im faszialen System sind auch dann schon gegeben, wenn etwas unbequem ist, es muss nicht unbedingt schmerzhaft sein. Die Ursache kann z. B. in einem zu fest gewordenen Faszienzügel liegen: Deswegen wälzen Sie sich nachts hin und her auf der Suche nach einer annehmbaren Haltung oder schauen sich nur noch kurz über die Schulter beim Abbiegen mit dem Auto um. Das ist recht unauffällig, weil keine begleitenden Schmerzen auftreten, aber Ihr Bewegungsradius hat sich verkleinert, weitere Einschränkungen und Probleme sind vorprogrammiert.

Auftretende Schmerzen werden in der Medizin oftmals noch anderweitig zugeordnet, nicht mit dem Fasziensystem in Verbindung gebracht und mit für den Laien unverständlichen Fachbegriffen belegt. Das Denken in myofaszialen Strukturen bietet einen neuen Lösungsansatz. Damit kann ein Körperverständnis einhergehen, sodass der gesunde Menschenverstand begreift, was sich wirklich bei Beschwerden und Schmerzen im Körper abspielt. Diese können grob in die folgenden Ursachengruppen zusammengefasst werden.

5.1 Die häufigsten Ursachengruppen von Schmerzen

1. Die oberflächliche äußere Armlinie (vom Daumen über Ellbogen, Schulter bis zum Kopfansatz und hinter das Ohr) ist durch seine fasziale Struktur zu fest geworden und entwickelt eine Kontinuumdistorsion.
Die Kontinuumdistorsion stellt eine eigenständige Diagnose dar und bezeichnet eine Störung der Kraftübertragung vom myofaszialen Bindegewebe (Muskulatur, Kapsel-, Sehnen- oder Bandgewebe) auf die knöchernen Strukturen. In der Übergangszone entstehen Schmerzen und Funktionsstörungen. Zur Behebung werden Punkte in der Übergangszone mit Druck behandelt, um diese wieder weich zu machen.

Beispiel: Die Schulter tut weh. Der Obergrätenmuskel (Musculus supraspinatus), er verläuft beinahe horizontal oberhalb der Schulter, und seine Sehne zum Schultergelenk zeigen Schmerzen und eine Funktionsstörung. Diese wird z. B. durch eine permanent schlechte Haltung einer nach vorne gezogenen Schulter verursacht.

Die Medizin spricht nicht von Kontinuumdistorsion, sie diagnostiziert nach einzelnen Strukturen, die Symptome aufweisen: z. B. die gereizte Supraspinatus-Sehne, der entzündete Schleimbeutel, die Kalkschulter oder der Tennisellbogen. All diese Symptome können sich aus der gleichen faszialen Problematik entwickeln, was ganz logisch ist, wenn faszial gedacht wird.

2. Eine zu steife und unbewegliche Region fordert mehr Bewegungsintensität von der angrenzenden Struktur.
Beispiel: Die Hüfte ist in der Rotation, in der Drehung des Beines, eingeschränkt. Ursache ist eine Funktionsstörung im „Piriformis-Muskel“, der verborgen in der tiefen Schicht der Hüftmuskulatur unterhalb der Gesäßmuskeln liegt und Kreuzbein und Oberschenkel verbindet. Den Ärger kann dann das Knie haben und eine Überlastung anzeigen. Wer Pech hat, kann sich außerdem eine Überlastung des dazugehörigen Sprunggelenks einhandeln. Zusätzliche Rückenschmerzen sind in dieser Situation eine häufige Variante, mit Verdacht auf Bandscheibenvorfall und starken Schmerzen, die vom Gesäß ins Bein herabziehen.

3. Mehrere myofasziale Strukturen bedrängen einen Nerv oder ein Gefäß. Der menschliche Körper wird in der Medizin aus theoretischen Überlegungen heraus in abgrenzbare, Teilbereiche umfassende Konstrukte aufgeteilt, die Kompartimente heißen. Nerven und Gefäße durchziehen die Zwischenräume dieser Kompartimente. Die fasziale Außenhülle eines Muskels, die Muskelbinde oder Muskelloge, grenzt an die nächste. Dazwischen verlaufen Vene, Arterie und Nerv. Das sieht ähnlich aus wie bei einem Querschnitt durch eine Zitrusfrucht, bei dem die weiße Abgrenzung zwischen den einzelnen Bereichen des Fruchtfleisches erkennbar ist. Ist diese Passage verengt oder zu unelastisch geworden, werden Gefäße oder Nerven eingeschränkt oder eingeklemmt und entwickeln Funktionsstörungen. Entweder wird eine entfernt liegende Struktur nicht ordentlich über Gefäße versorgt, entsorgt, über den Nerv schlecht angesteuert oder in ihrer Sensibilität gestört. Oder aber Gefäß und Nerv entwickeln selbst eine schmerzhafte Störung. Auch das Flüssigkeit (Arterie und Vene) oder Elektrizität (Nerv) leitende Organ kann betroffen sein und sich schmerzhaft melden. In den allermeisten Fällen handelt es sich um eine Mischung aus verschiedenen Funktionsstörungen und Schmerzerscheinungen. Beispiele hierfür sind Bandscheibenvorfall, Karpaltunnelsyndrom und Pectoralis-minor-Syndrom. Der Musculus pectoralis minor ist der fächerförmige Muskel des Schultergürtels.

4. Eine unelastisch gewordene Faszienhülle sperrt einen Muskel ein. Der Muskel kann sich aufgrund einer unelastisch gewordenen Faszienhülle nicht mehr entspannen und bleibt hart, es liegt eine Funktionsstörung des Muskels vor. Die Folge ist eine Ausprägung von schmerzhaften Triggerpunkten und Triggerbändern, d. h. von einzelnen Schmerzpunkten oder einer Aneinanderreihung von Schmerzpunkten. Es entsteht ein Teufelskreis, bei dem die fasziale Zwangsjacke zusätzlich, wie im Punkt zuvor beschrieben, die Gefäße einengt. Das Organ Muskel wird entweder nicht ordentlich versorgt oder vermüllt an seinen Stoffwechselendprodukten bei unordentlicher Entsorgung. Die Folge: Der Muskel wird noch härter. Beispiele sind Verdacht auf Bandscheibenvorfall und Iliosakralgelenk-Blockade (ISG-Blockade).

5. Eine fasziale Struktur verhindert die störungsfreie Arbeit eines Organs.
Beispiel: Die rechte Niere gleitet nicht wie vorgesehen auf der faszialen Struktur des Hüftbeugers, da Adhäsionen bestehen. Adhäsionen sind Verwachsungen oder Verklebungen zwischen Eingeweiden oder Organen und Geweben, die im Normalfall nicht miteinander verbunden sind. Ursachen können Bewegungsmangel, schlechte Angewohnheiten (z. B. zu viel sitzen) oder auch Operationen sein.

6. Eine große Masse an myofaszialen Strukturen erfährt eine zusammenhängende Funktionsstörung aus den aufgeführten Störungen der Punkte 1 bis 5 in unterschiedlichen Kombinationen.
Die Entsorgung lymphatischer Flüssigkeit aus diesem Gebiet ist behindert. Die Folgen können vielfältig sein.

Beispiel: Am Hals und Nacken können sich Störungen des Immunsystems entwickeln, möglicherweise eine chronische Nebenhöhlenentzündung. Die gravierendsten Folgen bei Funktionsstörungen (vom Becken über Rücken bis hin zum Nacken) sind Fibromyalgie, Burnout und allgemein eine Verschlechterung der Regenerationsfähigkeit des gesamten Organismus, was vor allem die Altersgruppe ab 50 zu spüren bekommt.

Anhand des Zustandes des Fasziensystems können wir verschiedene Tätigkeitsgruppen schematisieren:

1. Menschen, die viel stehen
   Problemzonen: Knie, Sprunggelenke, Lendenwirbelsäule (LWS)
2. Menschen, die viel sitzen
   Problemzonen: Becken, Lendenwirbelsäule (LWS), Knie, Schulter/Nacken
3. Menschen, die zeitintensiv immer dieselbe Tätigkeit mit der gleichen Haltung verbringen
   Berufsmusiker eignen sich hervorragend als typisches Beispiel, die Haltung eines Geigers oder eines sitzenden Gitarristen kann sich jeder gut vorstellen. Die Problemzonen beim Geiger sind häufig der Hals und Nacken, beim Gitarristen die Schulter der greifenden Hand.

Auch lassen sich die Menschen nach unterschiedlichen Altersgruppen und Alterszuständen der jeweiligen myofaszialen Systeme kategorisieren:

1. Kinder bis zum Beginn der Pubertät
2. Jugendliche ab der Pubertät und junge Erwachsene bis Ende 40
3. Erwachsene ab 45–55 Jahren bis ins hohe Alter

Der Übergang ist oft fließend, je nach biologischem Alter.

Aus diesem Variantenreichtum ergeben sich die mannigfaltigen typischen Beschwerden, Schmerzen und Krankheitsbilder, die ich im Folgenden nach Körperzonen aufteile und anhand von Fallbeispielen veranschauliche. Diese sind grundsätzlich gemäß unserer Körperanatomie von oben nach unten, von Kopf bis Fuß, sortiert. Das Becken sehe ich allerdings als das zentrale Bewegungsorgan in unserem Körper an, deswegen beginne ich damit.

5.2 Becken – Hüfte – Gesäß

Das Becken ist der Dreh- und Angelpunkt, die Basis für alle Bewegungen, es „verwaltet" die größten Kräfte. In chinesischen Bewegungslehren, im Kung Fu, im Qigong (chinesische Heilgymnastik) oder im Tai Chi wird das energetische Körperzentrum „Tan Tien" genannt. Es befindet sich ungefähr drei Finger breit unter dem Bauchnabel, in der Tiefe vor der Wirbelsäule. Die chinesischen Bewegungslehren und die TCM haben schon lange erkannt, dass die grundlegende Energie des Menschen die kinetische Energie ist (griech.: kinesis = Bewegung). Wen wundert´s, wenn das abstrakt erscheinende „Tan Tien" ausgerechnet in der Nähe des Körperschwerpunktes liegt? Das Hara in japanischen Kampfkünsten, wie den verschiedenen Karate-Arten und Taekwondo, ist ähnlich positioniert.

Machen Sie einen kurzen Test:
Stehen Sie aufrecht und heben Sie ein Bein hoch. Dann bewegen Sie das Bein nach vorn und hinten, nach links und rechts, anbeugen und strecken, und das alles mit unterschiedlichen Knie- oder Sprungelenkswinkeln oder gar mit Zehenwackeln. Sie werden feststellen, dass Bewegungen in allen Freiheitsgraden, d. h. in alle Richtungen möglich sind. Auch wenn Sie Ihr Knie oder Ihr Sprunggelenk mitbewegt haben, finden diese Bewegungen in erster Linie im

Hüftgelenk statt. Wenn Sie sich dessen bewusst geworden sind, dann stellen Sie sich auf das Bein, das Sie eben bewegt haben, heben das andere Bein etwas vom Boden ab und bewegen Ihren ganzen Körper über dem am Boden feststehenden Bein. Jetzt sind wir bei der echten Funktion des Hüftgelenkes, der Bewegung in allen Freiheitsgraden unter Gewichtsbelastung, in unterschiedlichen Bewegungsrichtungen und Geschwindigkeiten. Das hüftumgebende myofasziale System kann natürlicherweise und ohne Mühe Ihren ganzen Körper über dem feststehenden Bein halten und bewegen.

Daran können Sie erkennen, wie variabel und wie belastungsfähig unser System ist, und was die Muskeln und das Fasziengewebe zusammen leisten müssen, um uns diese Bewegungen in allen Intensitäten und ohne darüber nachzudenken, zu ermöglichen. Und das noch zusätzlich aus dem Sprung heraus oder aus dem vollen Sprint oder mit 100 kg auf den Schultern.

Das die Hüfte umgebende System, die sogenannte tiefe Beckenmuskulatur, ist zentral für unsere Bewegungen. Sie ist in den Pobacken versteckt und zusammen mit dem Hüftbeugersystem vorne an der Lendenwirbelsäule (LWS) die am meisten vernachlässigte Region im ganzen Körper. Weder wir Menschen noch die Medizin schenken unserem Hintern ausreichende Beachtung. Erstens ist er hinten und zweitens sitzen wir ständig darauf. Bei Rücken- oder Knieproblemen haben Sie mit Sicherheit beim Orthopäden noch nie gehört, dass diese hintere Region damit in Zusammenhang stehen könnte. Diagnosen, die mir häufig begegnen, sind: Hüftentzündung, Hüftimpingement, der Schleimbeutel an der Hüfte ist entzündet, oder eine Iliosakralgelenk(ISG)-Blockade. Meist wird die Hüfte ja geröntgt und wenn es dann heißt, damit ist alles in Ordnung, dann sind damit allerdings nur die Gelenke und knöchernen Strukturen gemeint und durch einen existierenden Gelenkspalt kann auf vorhandenen Knorpel geschlossen werden. Wenn der da ist, ist alles gut. Und vom Hintern hat wieder keiner geredet, und weder die Kraft noch die Schmerzhaftigkeit auf Druck an bestimmten Stellen überprüft. Der ist eben hinten, der Hintern.

Hüftschmerzen sind die seltenere Diagnose. Hauptsächlich entstehen Rücken- oder Knieprobleme aufgrund unseres stotternden Motors.

Zum besseren Verständnis:

Wir sind ein balancierendes Schlenkerbein (auf zwei Beinen) und diese Muskulatur im Hintern ist unser Motor. Von der Ausgewogenheit, d. h. den Kräfteverhältnissen der beiden Hüftseiten, hängt die Stabilität unserer Körperbasis ab. Ist diese Unterlage gestört, dann kann der Rumpf nicht störungsfrei über seiner Basis arbeiten, er kompensiert und dann entstehen Rückenschmerzen.

In der Orthopädie und der Standard-Physiotherapie gibt es einen Slogan und der heißt: Rumpf ist Trumpf!

Entsprechend wird verfahren. Bei Rückenschmerzen wird die Rumpfmuskulatur auf dem Boden, auf Bällen oder auf Gravity-Bänken trainiert. Diese kleine, feine Rumpfmuskulatur, die ist wichtig – so viel ist inzwischen bekannt. Der Rumpf braucht Stabilität, auch in der Tiefe. Dann wird alles besser. Leider häufig nicht, weil die „Anbindung" an die untere Extremität, an die Beine, fehlt. Das Anbinden bedeutet, dass die motorisch angesteuerten Untersysteme, hier die Beine, in ihrer Kraftübertragung sich sozusagen optimal mit den Systemen im Rumpf verkoppeln und verbinden. Das funktioniert nur mit einem starken Becken. Das „Tan Tien" beschreibt insofern auch einen Bereich, an dem „oben" und „unten" sozusagen zu einer Einheit verschmelzen. Sie merken schon, das Becken ist eben der Dreh- und Angelpunkt auch im echten Leben.

Und was machen wir „Stubenhocker"? Wir befinden uns in einer homogen unbewegten, ständig arbeitenden Masse von Menschen in unserer Umgebung und bemerken gar nicht, dass wir unseren Körper so unterfordern, dass er Störungen entwickelt. Wenigen fällt es auf, fast alle machen das ja so. Wir wundern uns, dass ein System, das von ständigen Reizen abhängig ist, in einer reizlosen Umwelt nicht funktioniert. Alles wäre so schön komfortabel und ohne (körperliche) Anstrengung machbar. Reizlos bedeutet: Keine Anstrengung körperlicher Art, das wird ausgesessen. Kein Klimareiz, da wird überheizt. Kein Reiz für unser Körpergefühl, alle Fußböden sind glatt, alle Schuhe bequem. Und keinen Reiz für unser Verdauungssystem. Weiche Hamburger, die man kaum kauen muss, Weißmehl, das ohne Ballaststoffe unseren Verdauungsapparat auf Dauerurlaub schickt.

Eine einfache Lösung lautet: sich mehr bewegen – funktionell bewegen! Dabei helfen Ihnen die aufgeführten Übungen in Kap. 6 und 7.

Der Beckenboden

*Gastbeitrag von Susanne Schwärzler**

Der Beckenboden hat eine zentrale Bedeutung für unseren Körper und ist trotzdem ein wenig beachtetes und unterschätztes Muskelgebilde. Nicht nur durch die Belastungen bei Schwangerschaft und Geburt, sondern auch durch zu viel Sitzen und Übergewicht wird unser Beckenboden beansprucht und geschwächt. Ein schwacher Beckenboden kann eine Vielzahl von gesundheitlichen Problemen nach sich ziehen. Dem kann durch gezieltes Beckenbodentraining entgegengewirkt werden. Vorsicht ist allerdings geboten bei Frauen in der Schwangerschaft, nach einer Geburt und in der Stillzeit: Hier muss teilweise bei der Auswahl der hier im Buch empfohlenen Übungen beachtet werden, ob diese mit einer geschwächten Beckenbodenmuskulatur durchgeführt werden können! Daher sind diese Übungen, die hinsichtlich des Beckenbodens besondere Achtsamkeit erfordern, mit einem entsprechenden Hinweis versehen.

Der Beckenboden ist aus drei Schichten aufgebaut:

- Die erste Schicht verbindet Schambein und Steißbein. In ihr liegen die kleinen Schließmuskeln (in der Zeichnung rot dargestellt).
- Die zweite Schicht besteht aus zwei querverlaufenden Muskelverbindungen: Schambein zu Schambein und Sitzbeinhöcker zu Sitzbeinhöcker. Sie bestimmt unsere Beckenstellung in der Quere und hat sehr viel Bezug zu allen querverlaufenden Muskeln im Körper (in der Zeichnung orange dargestellt).
- Die dritte Schicht ist eine fächerförmige Muskelschale, die das Becken nach unten abschließt. In ihr liegen die Bauch- und Geschlechtsorgane. Sie bestimmt im Wesentlichen unsere Beckenstellung nach vorne und hinten (Beckenschaukel) (in der Zeichnung gelb dargestellt).

*Susanne Schwärzler ist Heilpraktikerin und ausgebildete Übungsleiterin für Präventions- und Rehabilitationssport für Beckenboden und Harninkontinenz (http://www.beckenbodenkraft.de).

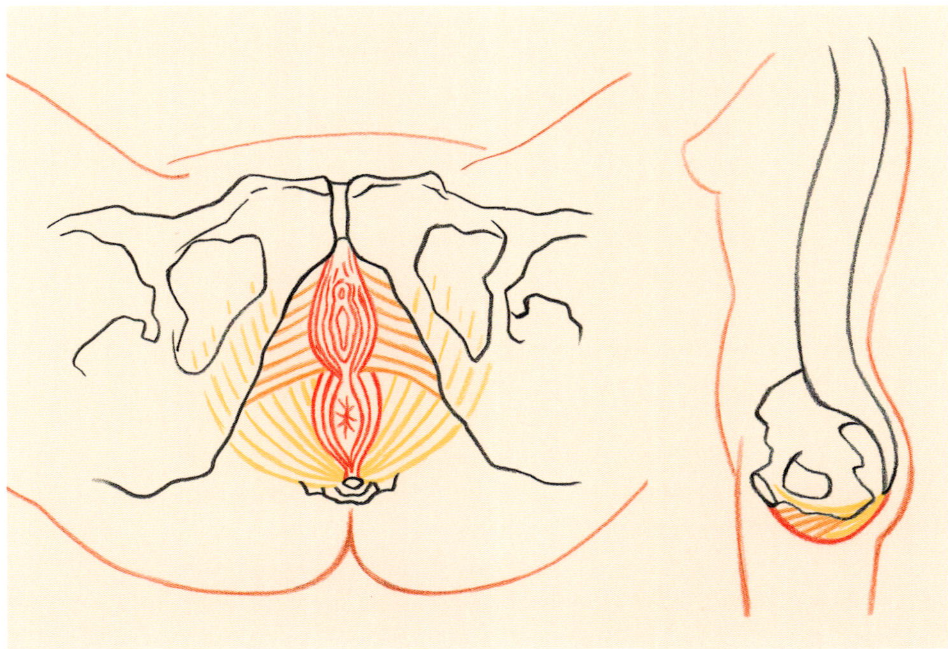

Der Beckenboden besteht

- bei der Frau aus 60% faszialem Gewebe und 40% Muskulatur. Die eher „lockere" Beschaffenheit des weiblichen Beckenbodens kommt zwar den physiologischen Vorgängen bei Schwangerschaft und Geburt entgegen, dafür leiden Frauen aber auch häufiger an einer Beckenbodenschwäche.
- beim Mann aus 40 % faszialem Gewebe und 60 % Muskulatur. Männer haben meist einen starken Beckenboden.

Als ein vielschichtiges Muskel-Faszien-System schließt der Beckenboden den Körper nach unten hin ab. Über unser Fasziensystem arbeitet es eng mit den anderen Körperregionen, z.B. dem Zwerchfell, zusammen.
Der Beckenboden als zentrale Struktur im Fasziensystem ist wichtig für die

- innere Körperhaltung: Auf ihm liegen die Bauchorgane und deren Lage wird von einem starken oder schwachen Muskeltonus des Beckenbodens beeinflusst. Beispiele für einen schwachen Muskeltonus sind Inkontinenz und Organsenkung. Eine große Faszienkette verläuft vom Damm/Peniswurzel über die Harnröhre, Blase, Niere, Leber, Zwerchfell, Kehlkopf bis zur

Nasenwurzel. Die erste Beckenbodenschicht ist die Reflexzone für die große Faszienkette und kann z.B. durch Andrücken bei Dranginkontinenz für eine sogenannte Aufschubstrategie genutzt werden.
- äußere Körperhaltung: Zahlreiche Muskelansätze und Faszien gehen vom Becken aus und bilden die umliegenden Rumpf- und Beinmuskeln. Diese Muskelgruppen wirken sich auf eine schwache oder starke Körperhaltung aus. Hier ist vor allem die dritte Beckenbodenschicht zu erwähnen, die das autochthone Muskelsystem, die inneren Rückenmuskeln, aktiviert.

Der Beckenboden gleicht einer „Spinne im Netz". Die Hauptstränge werden durchflochten von vielen kleinen verbindenden Querfäden. Sind die Hauptfäden stark und stabil, so ist es auch das gesamte System. Auf den Beckenboden bezogen: Eine stabile Körpermitte wirkt auch auf weiter entfernt liegende Körperregionen, aber eben diese Mitte verliert frau bei der Geburt und benötigt deshalb viele Wochen der Stabilisierung.

Ist der Beckenboden schwach oder wird nach einer Geburt zu früh belastet, so „hängt das Netz durch" und das äußere Muskelsystem übernimmt die geforderte Anspannung. Ist dies, wie z.B. nach einer Geburt hormonell bedingt, noch zu schwach, fängt dann als letzte Instanz der passive Bewegungsapparat die Belastung ab, indem die Sehnen, Gelenke und Bandscheiben diese Belastung übernehmen.

Bei ständiger einseitiger Beanspruchung sind die betroffenen Körpergewebe überlastet und ihre Funktion ist eingeschränkt. Dabei spielen auch andere Faktoren eine Rolle:
- physikalische: z.B. Wärme, Kälte, Gewebsreize, An- und Entspannung
- chemische: z.B. Ernährung, Umwelteinflüsse, Mineralhaushalt

Die richtige Nährstoffversorgung spielt für die optimale Funktion unseres Faszien-Muskel-Systems eine wichtige Rolle. Knochen, die auch als Mineralspeicher dienen, können bei Mangelzuständen Kalzium und Phosphor abgeben. Kann aber ein Mineralstoffmangel intern nicht mehr ausgeglichen werden, wird Knochenmasse abgebaut (Osteoporose) und es treten Veränderungen, z.B. Verhärtungen, an Muskel- und Faszienstrukturen auf.

Fallbeispiel: Becken (tiefe Beckenmuskulatur)

Eine Frau mittleren Alters kam zu mir mit unspezifischen Beschwerden im Hüft- und Rückenbereich. Sie hatte einen auffällig aufgeblähten Bauch, sehr schlechtes Gewebe um die Hüfte und an einer Oberschenkelaußenseite sowie Flüssigkeitsstau ohne Eiweißeinlagerungen an den Fußknöcheln. Sie war blass, wirkte angespannt und kraftlos. Als Berufsbezeichnung gab sie Bürotätigkeit an, sie sitzt also viel. Entsprechend ihrer Beschwerden habe ich sie einmal myofaszial behandelt.

Vier Wochen später kam sie wieder, um sich nachbehandeln zu lassen und erzählte mir Spannendes. Sie hatte weniger Schmerzen, hatte abgenommen und war deutlich schlanker. Sie konnte sich wesentlich besser bewegen.

Nach der Faszienbehandlung litt sie zu Beginn an starkem Ausfluss und musste tagelang vermehrt Wasser lassen. Danach hatte sich ihr Allgemeinzustand deutlich verbessert.

Ihre Probleme waren durch einen faszial verursachten Stau in der abdominalen Region entstanden. Der vollkommen überspannte Hüftbeuger, bei dem die innere oberflächliche myofasziale Leitbahn des dazugehörigen Beines betroffen war, hatte verschiedene große Gefäße im Leistenbereich am Transport, v. a. an der Rückführung von Flüssigkeiten aus der unteren Körperhälfte, behindert. Gleichzeitig bestand eine negative Beeinflussung des Sigmadarms (Colon sigmoideum), des Übergangs vom Dickdarm zum Mastdarm, was eine Funktionsstörung der Darmtätigkeit mit sich bringen kann.

Durch die Myofasziale Integration konnte die Ursache der Problematik verbessert werden, die im Bereich der tiefen Beckenmuskulatur und der Oberschenkelaußenseite, entlang der äußeren oberflächlichen myofaszialen Leitbahn am Faserzug an der Außenseite des Oberschenkels, dem Tractus iliotibialis, zu finden war. Ursache deswegen, da die Schwäche in der tiefen Beckenmuskulatur zum einen eine Überlastung derselben mit sich bringt und durch ihre Festigkeit im späteren Verlauf zusätzlich die antagonistische Seite (die Gegenspielerseite) ebenfalls überlastet wird. Das viele Sitzen trägt seinen Teil zur Störung bei.

Könnten beispielsweise auch Myome (= gutartige Wucherungen der Gebärmutter) oder Ganglione (= flüssigkeitsgefüllte blasenförmige Kammern, die häufig bei Überlastungen vor allem an Hand und Fuß entstehen) durch fasziale Spannungen und damit verbundene Druckstörungen im fibrösen

System entstehen? Vernünftige Erklärungsmodelle für Ganglione (Überbeine) gibt es bis heute nicht, außer dem Hinweis, dass eine Überlastung im Spiel ist. Wenn wir auch in diesen Zusammenhängen konsequenter faszial denken, könnten sich neue Erkenntnisse und Möglichkeiten zur Regeneration auftun.

Im weiteren Verlauf der Befreiung von faszialen Störungen war meine Patientin inzwischen auf einem normalen Level angelangt, d. h. Bewegungsstörungen waren befund- und behandelbar, das übergeordnete Symptom war verschwunden. Idealerweise arbeitet sie jetzt weiter an ihrer allgemeinen Beweglichkeit und ändert ihr Leben. Interessant war auch, dass sie zeitgleich unter einer Trennung und den damit verbundenen Problemen litt. Nach der Auflösung des primären Staus konnte sie ihre körperliche Stagnation zusammen mit der psychischen überwinden und ihre Angelegenheiten in Angriff nehmen. So etwas geschieht häufig auch bei anderen Patienten. Innerhalb von nur vier Wochen haben sich viele Probleme aufgelöst und eine neue Lebensqualität hat sich eingestellt, die natürlich begrüßenswert ist. Die Patientin sollte weiterhin kontinuierlich an sich und ihrem Körper arbeiten, um den erreichten Zustand nachhaltig zu verbessern und zu erhalten.

Fallbeispiel: Hüfte

Der Patient, 65 Jahre alt, hatte vor sechs Jahren rechts eine Hüftprothese erhalten. In diesem Zusammenhang hatte er auch erstmalig Kontakt zur Physiotherapie.

Dieser Patient kam mit starken Schmerzen zu uns. Er hatte jetzt Probleme auch im anderen, im linken Bein. Die Probleme traten bei ihm wechselweise auf – mal im rechten, mal im linken Bein, vor allen Dingen an den Füßen, an den Fußsohlen und im Knöchelbereich, und zwar so stark, dass er z. B. mit dem rechten Bein nur noch auf der Fuß-Außenkante lief, um den Schmerzen einigermaßen auszuweichen. Solch ein Bewegungsverhalten verschlimmert den körperlichen Zustand und über Zeit entstehen wirklich große Probleme.

Meine Untersuchung ergab, dass der Patient am rechten Bein an der äußeren Beinlinie allerheftigste Verhärtungen hatte. Auf der äußeren oberflächlichen Beinlinie waren der mittlere Gesäßmuskel (Musculus gluteus medius), der flache Sehnenfaserstrang (Tractus iliotibialis) und der lange Wadenbeinmuskel (Musculus peroneus longus) an der Wadenaußenseite betroffen.

Wahrscheinlich ist dies der Grund, warum sich seinerzeit seine Hüfte so entwickelt hat, dass man sie prothetisch ersetzen musste. Darüber hinaus erspürte ich außerdem starke Anspannungen der inneren oberflächlichen Beinlinie. Bei ihm waren sowohl der Hüftbeuger (Musculus iliopsoas), der vordere innere Muskel des Oberschenkels (Musculus vastus medialis) und der hintere Schienbeinmuskel (Musculus tibialis posterior) bis zur Fußsohle angespannt.

Besonders auffällig war jedoch bei der Untersuchung des rechten Oberschenkels im Narbenbereich entlang der äußeren Beinlinie eine totale Verhärtung, wie ich sie in meiner jahrelangen Praxis bisher noch nicht erlebt habe: In Verlängerung der OP-Narbe, die parallel zur Muskelfaserrichtung verlief, ließ sich genau am Tractus-iliotibialis- bzw. Musculus-peroneus-Bereich eine gratförmige, fast schon knöchrige Verhärtung mitten in der Muskulatur ertasten – an einer vollkommen ungewöhnlichen Stelle. Dies habe ich in einer Sitzung behandelt. Der Patient fühlte sich danach wesentlich besser und befreiter.

Resümee:
Die Standardmedizin vermutete als Ursache für die schmerzhaften Beschwerden Gicht bzw. eine unbekannte, schwache Form von Rheuma. Leider erlebe ich immer wieder, dass ein kompliziertes Erklärungsmodell an den Haaren herbeigezogen wird, wenn kein anderes zur Verfügung steht. Das Naheliegende, eine Störung im myofaszialen Bereich, wird oftmals noch übersehen oder ignoriert.

Die wechselweisen Beschwerden des Patienten sind hingegen so zu erklären: Der Patient hat sein krankes Bein bereits vor und auch nach der Hüftoperation – also bereits seit Jahren – immer dann „geschont", wenn die Beschwerden besonders stark auftraten. In diesen Zeiträumen hat er sein rechtes Bein weniger benutzt und so ein Kompensationsgefüge im linken, damals noch gesunden Bein entwickelt, bis dann dort durch die Mehrbelastung andere Probleme entstanden sind. Interessant hierbei ist, dass die Beschwerden wechselweise auftraten, mal rechts, mal links – eben je nach vorher erfolgter Überbelastung. Dazu kommt noch eine Verstärkung der Problematik durch extreme Narbenzüge.

Jedenfalls hat diese erste, erfolgreiche Behandlung beim Patienten einen großen Motivationsschub ausgelöst: Er war beim Gehen vor der Behandlung stark eingeschränkt und merkte danach, dass er tatsächlich wieder wesentlich befreiter gehen konnte. Unsere weiteren Behandlungen unterstützte er durch häusliche fasziale Übungen mit Kugeln und Faszienrollen nach unseren Anleitungen.

Gesundheit ist „a work in progress", d. h. zeitlebens nicht beendet, sondern ein kontinuierlicher Prozess.

5.3 Kopf – Kiefergelenk – Hals – Nacken – Schulter

Vorweg sei gesagt: Auch wenn Beschwerden in der Schulter-Hals-Nacken-Region auftreten, kommt es häufig vor, dass diese Störungen ihre tiefere Ursache im Becken-Bereich haben. Vergegenwärtigen wir uns die faszialen Leitbahnen, dann wird dies gleich verständlich. Das Becken, als zentrales Bewegungsorgan, muss funktionieren. Ist das nicht der Fall, können aufsteigend Probleme entstehen. Der Körper versucht diese dann über der Beckenlinie zu kompensieren.

Das Hauptproblem in Schulter-Hals-Nacken-Bereich ist, dass – bedingt durch eine schlechte Haltung beim Sitzen – der Schultergürtel mitsamt dem Kopf zu sehr nach vorne gezogen wird[6].

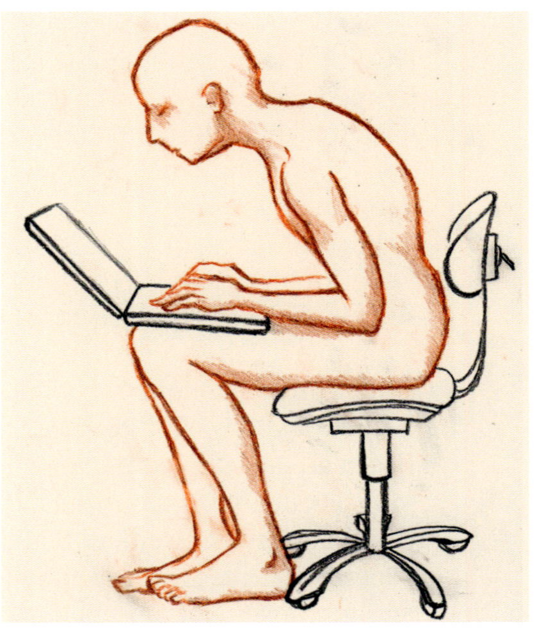

Die Abbildung zeigt den „Homo informaticus" – sehr häufig bereits im Schulalter überall zu entdecken. Je größer und schlaksiger ein Teenager ist, desto mehr muss er/sie sich bemühen, den Laptop auf den Knien oder auf dem kleinen Beistelltischchen zu bedienen. Dabei finden eine aktive Annäherung des Schultergürtels und der Vorschub der Halswirbelsäule (HWS) bis zum Geht-nicht-Mehr statt. Die vordere Hals- und Brustmuskulatur wird oftmals übersteuert, wenn wir förmlich am Computer in den Bildschirm hineinkriechen. Dadurch wird der Schultergürtel mit Leichtigkeit nach vorne unten gezogen. Das geht deshalb so leicht, weil die Muskeln mit der Schwerkraft arbeiten. Meist halten wir obendrein den Kopf relativ starr in einer unveränderten Position, wodurch Hartspann (Verhärtungen in den Muskeln) entsteht, bevorzugt beim Schulterblattheber (Musculus levator scapulae) und am oberen Anteil des Kapuzenmuskels. Letzterer ist der „Trapezmuskel" (Musculus trapezius), im Nackenbereich auch Kappenmuskel genannt, da er einer Kapuze oder Kappe ähnelt.

Oftmals werden die daraus resultierenden Beschwerden falsch oder nicht konsequent genug behandelt. Das Prinzip ist einfach: Die Schultern werden zentral über dem Brustkorb in der Schwebe gehalten. Das Schlüsselbein ist über ein Gelenk mit dem Brustbein verbunden. Das ist die einzige feste Verbindung unserer kompletten Schultern mit dem Rest des Körpers.

Bei diesen Problemzonen ist es zunächst wichtig, die Schulter-Nacken-Muskulatur wieder weich zu kneten, das braucht Zeit und Geduld. Das geschieht durch Lösen der vorderen Hals- und der Brustmuskulatur, um den mit der Schwerkraft arbeitenden Muskelgruppen ein wenig Raum abzugewinnen, den die hintere Schulter- und Nackenmuskulatur ständig zu kompensieren versucht. Diese ist oft massiv, hart und über Jahre hin gefestigt, ja schon fast versteinert. Die Schmerzpunkte und die Stoffwechselstörungen im organspezifischen Gewebe werden im Schulterbereich mit Druck massiert.

Würden Sie sich Schmerzpunkte im Mikroskop anschauen, dann könnten Sie die Skelettmuskulatur nicht mehr erkennen. Bei fortgeschrittener Verfestigung ist das Muskelgewebe nämlich so verdickt, verbacken und verklebt, dass es nicht mehr richtig arbeiten kann und nur noch eingeschränkt funktioniert. Im Normalfall weist die Skelettmuskulatur eine Querstreifung auf, daher auch ihr Name quergestreifte Muskulatur, die relativ regelmäßig und sichtbar ist.

Bei Problemen mit der Muskulatur machen wir uns selten wirklich Gedanken darüber. Wir haben so viele Muskeln und wenn der eine oder andere mal nicht mehr richtig funktioniert, dann sind wir halt bewegungsmäßig etwas eingeschränkt, kommen aber immer noch irgendwie zurecht.

Diese myofaszialen Störfelder sind häufig die Ursache für diverse Arten von Kopfschmerz, Schwindel, Atlas- und Kiefergelenkproblemen oder Augenschmerzen. Abflussstörungen der Hals-Nacken-Region können dafür verantwortlich gemacht werden. Neuerdings erkennt die Forschung Zusammenhänge zwischen einem gehemmtem lymphatischem Abfluss und der Funktion des Immunsystems am Kopf, zumal erst 2015 das Lymphsystem im Schädel entdeckt wurde[7]. Bis dahin hörte noch während meiner Ausbildung das Lymphsystem am Hals auf. Kann das Lymphsystem nicht für den ausreichenden Abtransport von Flüssigkeiten aus dem Gewebe sorgen, dann staut sich gewissermaßen der „Müll" und Krankheitserreger können sich vermehren. Das Immunsystem ist mehr gefordert und kann eine Schwächung erfahren.

Fallbeispiel: Kiefergelenk – Beschwerden am Hals und Nacken

Die Mutter zweier Kinder, 44 Jahre alt, kam mit Beschwerden am Hals und Nacken.

Nach der Untersuchung und Befundung stellte ich fest, dass ein schweres Trauma vorliegen musste, was die Patientin auch überrascht bejahte und von einem Absturz beim Klettern berichtete, der aus einigen Metern Höhe allerdings ohne Knochenbrüche schon einige Jahre zurücklag. Sie war ohne Abbremsung des Sicherungsseiles auf die linke Seite gefallen.

Die Beschwerden vor allem an den oberen Wirbelgelenken am Hals, rechtsseitig von den vorderen und hinteren Muskelketten am Hals verursacht, führten zu wechselnden Beschwerden im Kieferbereich rechts, im Bereich des Atlas und im Nacken. Schlimmstenfalls war die ganze Region schmerzhaft blockiert. Nach einigen Behandlungen, die die Beschwerden unter Kontrolle brachten, begann ich, das Problem auch von unten, d. h. vom Becken aus zu bearbeiten. Das linke Becken erwies sich wie erwartet als ein weiterer Auslöser der Beschwerden. Seit einigen Jahren begleite ich die Patientin regelmäßig und die Beschwerden können nur mit Behandlungen, ohne spezielles Training, wiederholt normalisiert werden. Interessant ist bei einem solchen permanent vorhandenen Kontakt zu beobachten, wie eine Korrelation der Beschwerden mit Stresssituationen und einem in Bedrängnis geratenen Immunsystem erkennbar ist. Mehr Stress bedeutet mehr Beschwerden und ebenso eine schlechte Immunlage.

Patienten mit einer Kieferkomponente in den Beschwerden sind inzwischen vermehrt unter meinen Besuchern. Dass Kopf- und Kieferschmerzen sowie Nackenschmerzen eine unheilige Allianz eingehen können, ist leider noch wenig bekannt. Zahnärzte beginnen allerdings immer häufiger, solch weiter reichende Zusammenhänge miteinzubeziehen und dafür sensibler zu werden.

Bei Messungen der Kieferposition nach einer myofaszialen Behandlung in der Praxis eines kooperierenden Zahnarztes wurde deutlich, dass die Annäherung eines Kiefergelenkes an seine optimale „neutrale“ Position im Entspannungszustand messbar verbessert wurde. Für die Anpassung einer Schiene ist damit die Vermessung einfacher, besonders dann, wenn die „schlechte“ Kieferposition sehr weit von der neutralen Position entfernt ist.

Fallbeispiel: Schulter

In diesem Beispiel handelt es sich um einen großen, schlanken und sportlichen Mann mittleren Alters, der relativ viel für seine Fitness unternahm. Dieser wurde in einen Fahrradunfall mit einem anderen Radfahrer verwickelt, stürzte dabei und erlitt eine schwere Schulterverletzung. Danach konnte er den linken Arm nicht mehr richtig bewegen.

Er war zwar schon Patient bei mir, dennoch war es für seine Kollegen nicht so einfach, ihn zu überzeugen, nach dem Unfall direkt zu mir zu kommen und sich nicht sofort einer Operation zu unterziehen. Er kam dann schließlich ca. acht Wochen nach seinem Unfall, weil er Schmerzen hatte.

Von seinen Kollegen hatte er die Information, dass die Myofasziale Integration den Heilungsverlauf gerade nach Sportunfällen entscheidend beeinflussen kann. Das ist mit das Unbekannteste an der Myofaszialen Integration, dass der Körper durchaus in der Lage ist, Verletzungen bis zu einem bestimmten Grade selber zu regenerieren und das sogar besser, als es mit einem chirurgischen Eingriff möglich wäre.

Nachdem ich ihn viermal behandelt hatte, jeweils eine halbe Stunde pro Woche, war die Schulter in allen Bewegungsrichtungen wieder frei. Anfangs hatte er keine Kraft in seinem Arm, die Schmerzen reduzierten sich aber innerhalb von zwei Wochen auf ein akzeptables Maß.

Daraufhin vergingen zwei weitere Monate, bis er eines Tages zur Nachuntersuchung wieder kam, da er die Situation noch einmal besprechen wollte. Wir waren beide sehr zufrieden mit dem Ergebnis. Er verstand, wie sehr er davon profitiert hatte, dass er seine Schulter faszial behandeln ließ. Er selbst war sehr erstaunt über den schnellen Heilungsverlauf. Seine Schulter war zu diesem Zeitpunkt immer noch in alle Richtungen frei beweglich, das hatte sich nicht wieder verschlechtert. Der Körper reagierte auf die Ordnung und Entspannung der Faszienzüge durch die myofasziale Behandlung und war in der Lage, diese beizubehalten. Von der Kraft her hatte er wieder über 95 % seiner Fähigkeiten zurückerlangt. Nur bei einer bestimmten Bewegung fühlte er noch einen kleinen, marginalen Schmerz. Er brachte zu diesem Besuch ein MRT mit, auf dem wir erkennen konnten, dass verschiedene Bänder am Schultereckgelenk zerstört waren.

Das Schlüsselbein war zwar nicht ganz symmetrisch verheilt, ein Unterschied zur anderen Seite war erkennbar, jedoch sah er das eher als kosmetisches Problem und als nicht relevant an. Funktionell war der Befund in Ordnung und das war letztendlich für ihn ausschlaggebend. Eine Operation zog er daher nicht mehr in Betracht.

Das ist allerdings etwas, was die Orthopädie als schwierig empfindet: Einerseits ist die Störung auf dem MRT sichtbar, andererseits aber funktioniert alles.

Dadurch, dass er den Heilungsweg ohne Operation gegangen ist, hat er innerhalb von zwei Monaten seinen Arm und seine Schulter optimal kuriert. Von Berufs wegen sitzt er viel im Büro und belastet seine Schulter stark, die Hals-Nacken-Region war immer schon sein Problem. Mit dem Unfall ist er sozusagen in seine Defizite hineingestürzt, was ihm zusätzliche Probleme machte. Jedenfalls befindet er sich jetzt in einem optimalen Zustand. So könnte eine Verletzung immer behandelt werden. Das wäre der optimale Verlauf für die Genesung eines Patienten.

Fallbeispiel: Frozen Shoulder (FS)

Die schmerzhafte Schultersteife (Frozen Shoulder) gibt es in verschiedenen Variationen. Von der nach einem Trauma entstandenen Bewegungsunfähigkeit bis hin zur spontan entstandenen Erstarrung der Schulter ohne erkennbaren Grund – häufig in Verbindung mit der Ruhigstellung des Armes nach einer Operation.

Mithilfe der myofaszialen Betrachtungsweise finden sich vielerlei Lösungsmöglichkeiten. Oftmals sind Teile der Kapsel im Achselbereich verklebt, manchmal ist der Bereich um den Obergrätenmuskel (Musculus supraspinatus), der nahezu horizontal oberhalb der Schulter verläuft, der Auslöser des Problems. Eine vom Arzt diagnostizierte Frozen Shoulder habe ich schon mehrfach in nur einer Sitzung wieder lösen können. Andere erweisen sich als deutlich widerspenstiger und benötigen mehrere Faszienbehandlungen gepaart mit viel Bewegung und Aktivierungsübungen. Im Ganzen ist der Verlauf unter einer myofaszialen Behandlung deutlich milder und erheblich kürzer als das meistens veranschlagte Jahr. Die Frozen Shoulder habe ich in so zahlreichen Varianten betreut, dass ich mich auf ein Fallbeispiel beschränke:

Weibliche Patientin, 53 Jahre alt, großgewachsen, schlank und sehr sportlich. Zwei Jahre zuvor hatte ich sie bereits in Behandlung wegen Nackenproblemen, die allerdings zeitnah verbessert werden konnten. Bereits damals wies ich auf eine zu starke Steilstellung der Halswirbelsäule und den damit verbundenen Folgen wie Schulter- und Nackenproblemen hin und empfahl Haltungssensibilisierung und Haltungstraining. Besonders der in diesem Zusammenhang stark verlängerte (protrahierte) Schultergürtel und die schlechte Zentrierung der Schultergelenke hob ich hervor und warnte vor den Folgen.

Jedenfalls kam diese Patientin zwei Jahre später mit einer Frozen Shoulder zu mir. Die Behandlungen waren schmerzhaft, aber die Fortschritte jedes Mal deutlich erkennbar. Immer im Anschluss wurde die Schulter funktionell trainiert, die Zentrierung des Gelenks verbessert und die Aufrichtung stimuliert. Nach ca. zwei Monaten war bereits ein sehr zufriedenstellender Status erreicht, im Vergleich zur anderen Schulter fehlten noch 10–15 % des ursprünglichen Bewegungsausmaßes (endgradige Position). Die Patientin erarbeitete sich in den darauffolgenden Wochen auch noch diesen Rest und behielt das Haltungstraining, an das sie sich inzwischen gewöhnt hatte, bei.

So kann im optimalen Fall eine Frozen Shoulder vorbildlich und trotz schlechter Haltungsdisposition begleitet werden, im Gegensatz zu einer Repositionierung der Schulter unter Narkose, ohne vorherige Therapie im Fasziengewebe, mit anschließender Schonzeit. Der entstehende Schaden im faszialen System durch Zerreißungen und begleitende Narbenbildung wäre nicht wiedergutzumachen.

5.4 Rücken – Wirbelsäule – Rippen

Im medizinischen Verständnis der Orthopädie entstehen Rückenschmerzen in allen Varianten entweder an den Wirbelkörpern oder deren Umgebung, den Bandscheiben und den Nerven. Patienten mit Rückenschmerzen kommen häufig mit einer Überweisung, auf der „Lumbalsyndrom" steht. Das ist relativ unspezifisch. Rückenschmerzen können sehr verschiedene Ursachen haben. Meist liegen Störungen auf verschiedenen Ebenen vor. Es kann sehr schwierig sein, die genaue Ursache herauszufinden. Ich mache zunächst eine manualmedizinische Befundung und Differenzialdiagnostik, um die Problematik einzukreisen (s. genauere Beschreibung im Kap. „Myofasziale Integration: Behandlungsablauf"). Dazu untersuche ich die großen Muskelgruppen an den Oberschenkeln und stelle häufig fest, dass das Becken eine einseitige Funktionsstörung aufweist. Fast immer fange ich bei Rückenproblemen mit der Behandlung des Beckens an – ganz woanders, als die Patienten es oftmals erwarten.

Sowohl bei Knie- und als auch bei Rückenproblemen ist die Hüfte das wirkliche Problem. Vom Prinzip her ist der menschliche Körper ein homogen elastisches System. Haben Sie jedoch eine starre Gelenkumgebung oder verfestigte Areale im myofaszialen System, dann werden umgebende Regionen diese Festigkeit kompensieren müssen. Wenn die Hüfte z. B. in ihrer Bewegung eingeschränkt ist, egal ob links oder rechts, dann wird das Knie oder das Sprunggelenk darunter oder der Rücken darüber leiden. Der Dreh- und Angelpunkt für die Kraftverwaltung im Körper ist das Becken. Der Mensch muss sich gegen die Schwerkraft erheben können. Und das macht vor allem die Becken- und Oberschenkelmuskulatur. Beide Schwergewichte bilden eine Basis, die ausgeglichen und stark sein muss. Ist das nicht der Fall, wird das „Darunter" falsch belastet und das „Darüber" fängt an zu torkeln.

Skoliose

Skoliose ist im Grunde ein entgleistes myofasziales System, das sichtbar die Wirbelsäule und das Skelett verformt. Das ist, sozusagen, die Macht unseres myofaszialen Systems in seiner ungünstigsten Ausprägung. Die Wirbel und die Knochen sind Indikatoren für ein gut funktionierendes myofasziales System. Wenn sie gut aufeinandergestapelt sind und sauber vom Gewebe mitgeführt werden, dann sehen wir das bekannte Muster unseres Skeletts in der Aufrichtung.

Bei der Skoliose handelt es sich um eine Verdrehung der Wirbelsäule, eine Torsion zusätzlich zur physiologischen S-Form. Wenn Sie von der Seite auf die Wirbelsäule schauen, sehen Sie das physiologische „S", d. h. den Verlauf der Wirbelsäule in der Form des Buchstabens S mit der sogenannten physiologischen Lendenlordose (Vorwärtskrümmung), der Brustwirbelsäulenkyphose und dann wieder einer Lordose im Halswirbelbereich (konvexe Krümmung nach vorne). Wenn Sie hingegen einen Rücken von hinten betrachten, sehen Sie nur eine Gerade.

Bei der Skoliose erkennen Sie von hinten auch ein S, allerdings ist es anders geformt. Es handelt sich um eine spiralförmige Verdrehung, bei der verschiedene Wölbungen, sogenannte Kurvaturen, auftreten. Üblicherweise werden diese Probleme in einer Klinik behandelt. Mithilfe der Myofaszialen Integration können vor allem dann Verbesserungen erzielt werden, wenn in einem möglichst frühen Alter myofaszial behandelt wird. Je früher, desto erfolgreicher, im fortgeschrittenen Alter kann der Zustand meist nur erhalten werden ohne signifikante Verbesserung, aber auch ohne Verschlechterung. Älteren Menschen kann durch Linderung der Schmerzen geholfen werden.

Fallbeispiel: Skoliose

Ich habe eine Fünfzehnjährige behandelt, die eine sehr starke Skoliose hatte. Ursache einer solchen Skoliose kann beispielsweise eine Fehlentwicklung in der Pubertät sein. Nach der zweiten Behandlung war die Skoliose erheblich zurückgegangen. Ganz beseitigen konnte ich sie allerdings nicht. Dieses junge Mädchen wird vermutlich ihr Leben lang an dieser Skoliose weiter arbeiten müssen. Mit der Myofaszialen Integration, zusätzlichem Kinesio-Taping (Behandlung mit Klebebändern) und durch Bewegungstraining kann sie gute Fortschritte erzielen und ihre Lebensqualität bedeutend steigern. Bei jungen Menschen zeigen sich bei diesem Krankheitsbild sehr gute Erfolge.

Fallbeispiel: Rippen – Bergunfall

Ein Mann mittleren Alters kam etwa vier Wochen nach seinem Bergunfall zur ersten Behandlung zu mir. Bei dieser ging es in erster Linie darum, Verspannungen im Bereich der sieben gebrochenen Rippen sowie die Fall- und Sturzhaltung zu lösen und seine Körperhaltung wieder aufzurichten. Sowohl auf der körperlichen wie auf der psychischen Ebene war diese Behandlung einer der wichtigsten Meilensteine in seiner Genesung, so sagte er mir später.

Bei der zweiten Faszienbehandlung nach weiteren zwei Wochen (d. h. sechs Wochen nach dem Unfall) behandelte ich vor allem seine Bauch- und Rückenmuskulatur. Einerseits lösten sich bei dieser zweiten Behandlung weitere physische Blockaden, andererseits setzte die Behandlung mentale Prozesse zur Verarbeitung des Traumas in Gang. Diese Behandlung war noch viel intensiver als die erste, weil sie das Unfalltrauma des Sturzes, das im Fasziengewebe als Körpererinnerung gespeichert zu sein schien, teilweise in sein Bewusstsein brachte. Während dieser Faszienbehandlung bekam der Mann Zugang zur Unfallerfahrung, an die er sich zuvor überhaupt nicht mehr erinnern konnte. So sah er sich im Fallen und erlebte den Sturz als eine „grüne Mauer“. Ebenfalls hatte er bei der Behandlung seiner Unterarmfaszien ein sehr intensives Bild vor Augen: Er sah, wie er im Fallen seine Arme benutzte, um sowohl seinen Kopf als auch sein Herz zu schützen.

Der Mann war sehr dankbar, dass ihm die Behandlung zusätzlich Körpererinnerungen über seinen Sturz ins Bewusstsein zurückbrachte – eine Erfahrung, die ihm half, seinen Bergunfall besser zu akzeptieren, zu integrieren und das damit verbundene Trauma zu lösen: ein für den Patienten wichtiger Schritt zur Heilung.

5.5 Arme – Ellbogen – Hände

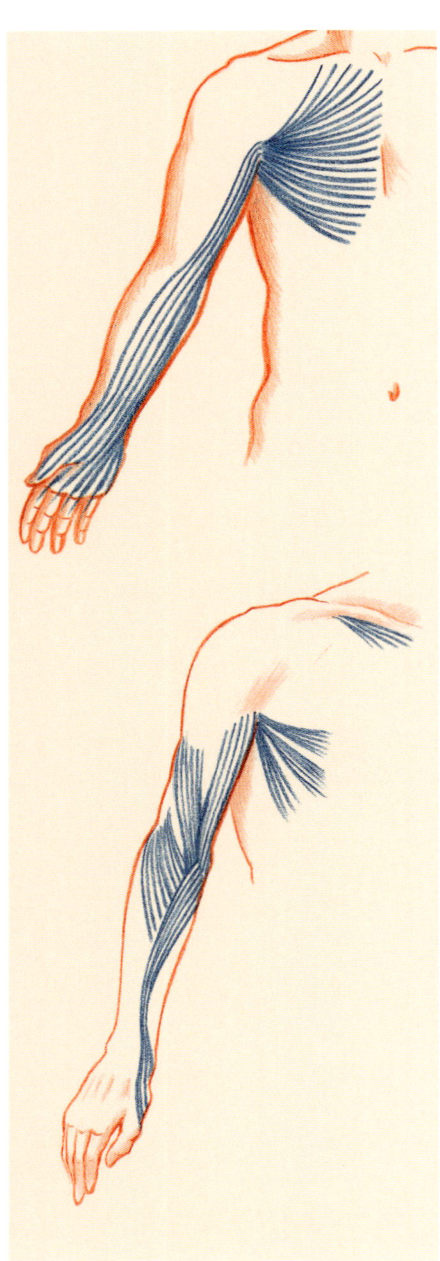

Das Karpaltunnelsyndrom, der Tennisellbogen, die Kalkschulter und der entzündete Schleimbeutel in der Schulter hängen vom Zustand des myofaszialen Kontinuums der äußeren oberflächlichen faszialen Armlinie der Streckseite des Arms ab (oberflächliche frontale Armlinie = OFAL). Diese wichtige myofasziale Leitbahn belasten wir kulturell bedingt sehr viel. Seltener findet heutzutage eine Überlastung der Beugeseite bzw. der Beugeleitbahn auf der Innenseite des Armes (tiefe frontale Armlinie = TFAL) statt, die besonders durch harte körperliche Arbeit beansprucht wird.

Nehmen wir als Beispiel eine Kontinuumdistorsion, d. h. eine Verschiebung des Gewebes in der Übergangszone zwischen zwei unterschiedlichen Gewebearten wie z. B. Knochen und Sehnen, die myofaszial eine Störung der Streckseite des Arms verursacht. Wenn dieses Kontinuum in seine Grundspannung zurückversetzt wird und die Spannungen aufgelöst werden, dann kommt die Regeneration automatisch wieder in Gang. Selbstverständlich liegt die Kunst der Behandlung oft im Detail und in der individuellen funktionellen Anatomie. Ein Tennisellbogen kann sich in verschiedenen Varianten ausprägen, eine verschlissene Sehne des Obergrätenmuskels (Musculus supraspinatus) hat auch immer individuelle Schattierungen. Die Behandlung einer jeden Kontinuumdistorsion muss deshalb indi-

Von den vier Armlinien sind die oberflächliche frontale Armlinie (oben) und die tiefe frontale Armlinie (unten) dargestellt.

viduell angepasst werden. Nur dann kann eine Kalkschulter sich regenerieren, der Schleimbeutel in der Schulter sich wieder normalisieren und der Tennisellbogen abklingen. Der Sehne des Obergrätenmuskels kann wieder ein Training und dadurch ein Wachstumsreiz abverlangt werden und der Nacken wird gleichzeitig deutlich entspannter.

Wie zügig und nachhaltig sich Verbesserungen einstellen können, hängt davon ab, wie stark die Faszien schon in Mitleidenschaft gezogen wurden. Irgendwann gibt es bei entzündlichen Vorgängen, bei Veränderungen im Gewebe oder beim Knorpel, wenn sich dieser schon weitestgehend abgebaut hat, einen „point of no return" (Punkt ohne Wiederkehr, PNR). Dennoch kann bei entsprechendem Engagement, ausreichendem Training und angemessener Therapie sehr vieles wieder zum Besseren umgekehrt werden.

Fallbeispiel: Karpaltunnelsyndrom

Bei einer jungen Mutter war vom Neurologen zu 95% ein Karpaltunnelsyndrom an der rechten Hand (Rechtshänderin) diagnostiziert worden.

Nach einer 15-minütigen Behandlung der entsprechenden Kontinuumdistorsion über die Faszien vom Trapezmuskel (Musculus trapezius), über den Deltamuskel (Musculus deltoideus) bis hin zu den Streckmuskeln (Extensoren) der Hand war die junge Frau vollkommen schmerzfrei.

Fallbeispiel: verstauchte Hand

Ein junger Mann, Anfang Zwanzig, fiel vom Fahrrad und verstauchte sich die Hand. Zum Glück war nichts gebrochen, auch waren keine Bänder gerissen, allerdings konnte er sein Handgelenk nicht mehr bewegen. Das war für ihn sehr schmerzhaft und schränkte ihn erheblich ein. Als er dann zu mir kam, konnte ich in einer 10-minütigen Behandlung die Schmerzen fast vollständig beseitigen und die volle Beweglichkeit und Kraft wiederherstellen.

Ich habe hauptsächlich die oberflächliche, äußere Armlinie behandelt und die Extensoren, die Fingerstrecker. Das war die Hauptstörquelle. Dann habe ich mit zwei bis drei Strichen die Faszienzüge am Arm geglättet. Das war für ihn schmerzhaft, denn die Faszien waren durch den Sturz in Unordnung geraten. Danach war die Hand wieder vollkommen frei. Der junge Mann war sehr verblüfft, dass der quälende Schmerz auf einem Schlag weg war.

5.6 Beine – Knie – Sprunggelenke – Füße

Wir meinen, dass Knieprobleme vom Meniskus kommen, und das in allerlei Vielfalt. Und weiter: Da liegt entweder ein vorderer oder hinterer Korbhenkelriss vor, wahrscheinlich ist ein Stück abgerissen. Erst einmal muss ins Knie hineingeschaut werden, eine Operation wird meistens dringend angeraten. War die ganze teure Bilddiagnostik umsonst? Was wurde dadurch überhaupt erkannt, wenn jetzt mit einer Kniespiegelung (etwas am Meniskus abhobeln und glätten) weitergemacht werden muss? Dem Patienten wird versichert, dass dies ja nur ein kleiner Eingriff sei, völlig ohne Risiko.

Kein Grund zur Aufregung. Alles was mit dem Knie zu tun hat, kann mithilfe der Myofaszialen Integration sehr gut behandelt werden – selbst gravierende Beschwerden im Knie. Dem klassischen, total aufgeblasenen, geschwollenen Knie, das aus unerfindlichen Gründen überhaupt nicht belastet werden kann oder durch einen Sportunfall verletzt wurde, geht es durch Faszienbehandlungen in drei Tagen wieder besser. Normalerweise wird solch ein Knie punktiert. In unserer Praxis lassen wir es in der Regel nicht punktieren, nur dann, wenn ein schwerer Unfall mit Blut im Gelenk indiziert oder diagnostiziert ist. Der Körper „denkt" sich etwas dabei, wenn er mehr Flüssigkeit in das Knie pumpt. Dadurch separiert er die Gelenkflächen und eine Genesung ist schneller möglich.

Es sei angemerkt: Um ein Knie mithilfe sportlicher Aktivitäten wieder flott zu machen, ist Fahrradfahren als ausschließlicher Sport nicht geeignet, denn er bringt dem Knie nicht den Reiz, den das Knie braucht. Das Knie braucht den „Stoß" von unten, verursacht durch gehen und laufen. Doch bevor wir zu den Knie-Fallbeispielen kommen, schauen wir uns erst einmal ein Fallbeispiel mit einem Bein und Krampfadern an.

Fallbeispiel: Beine und Krampfadern

Ein Herr im Alter von 57 Jahren kam ohne akute Beschwerden in unsere Praxis. Wohl waren ihm bereits seit geraumer Zeit seine deutlich hervortretenden Krampfadern am linken Bein bekannt, die bisher nicht behandelt und nicht operiert wurden.

Wie sich aus unserem Gespräch und der nachfolgenden Untersuchung weiterhin ergab, ist er von Beruf Gärtner, tagsüber viel unterwegs und arbeitet vorwiegend an der frischen Luft. Allerdings steht er hierbei mehr auf seinen Beinen, als dass er sich wirklich bewegt bzw. geht, und beansprucht hierdurch seine tiefere Beckenmuskulatur wenig. Über die Jahre hat er die für seinen Körper schlechte Angewohnheit erworben, Lasten ausschließlich „aus dem Rücken" und nicht „aus dem Becken heraus" zu heben, d. h. er hebt auch schwere Lasten mit gerade durchgestreckten Beinen, geht nicht in die Hocke und beugt dabei seine Knie nicht, sondern nur seinen Rumpf nach unten und oben. Das hat dazu geführt, dass die linke, tiefe Beckenmuskulatur in der Drehung des Beins in der Hüfte nach außen eingeschränkt wurde. In der Folge entstanden Kontinuumdistorsionen sowohl der inneren als auch der äußeren oberflächlichen Beinlinien bis hinunter zur Fußsohle – das linke Bein wurde im Gesamten fest und unbeweglicher.

Die Summe dieser Symptome führte schließlich bereits vor einigen Jahren zur Überlastung und einem individuell ausgeprägten venösen Stau im linken Bein, da die Gefäße in der Leiste durch das aufgepumpte und funktionsgestörte Hüftbeugersystem zu sehr bedrängt wurden. So kam es zu einer schlechten Rückführung von venösen Flüssigkeiten aus dem linken Bein. Da die Venenklappen einen Rückstrom verhindern, entstanden aufgrund des erhöhten Drucks in den großen oberflächlichen Venen Ausweitungen, die als Krampfadern wahrgenommen werden können.

Ebenfalls war auffällig, dass beim Stehen der gesamte Körper rechtskonvex eingestellt war, d. h. einen Bogen nach rechts beschrieb. Das bedeutet, dass er immer auf dem rechten Bein stand und dabei sein Gewicht nach rechts verlagerte und dadurch die rechte fasziale Struktur an der Oberschenkelaußenseite (Tractus iliotibialis) viel stärker belastet wurde. Nach rechts war er wesentlich beweglicher. Er selbst hat das auch gesehen und verstanden. Sowohl die Erkenntnis und Wahrnehmung der eigenen körperlichen Verhaltensweisen als auch das Engagement des Patienten bei der nachfolgenden Bewegungsintegration sind ganz wesentlich für den Heilungserfolg.

Die erste fasziale Behandlung haben wir dann gleich vorgenommen, eine bis zwei weitere Behandlungen sollten idealerweise noch folgen. Die Behandlungen wurden mit Faszienrollen und Massagebällen begleitet, um die Rotation in der Hüfte beweglicher zu machen, die Muskulatur zu mobilisieren und den Flüssigkeitstransport zu verbessern.

Wichtigstes Fazit für diesen Patienten: Er musste sein Bewegungsverhalten beim Heben ändern, eben bewusst aus dem Becken heraus heben, also den Oberkörper hierbei gerade lassen und die Beugung der Knie benutzen, um zu heben. Zusätzlich sollte er in seinem eigenen Interesse Kniebeugen lernen und regelmäßig üben. Darüber hinaus könnte er seine Stehgewohnheiten ändern. Wenn ein Patient auch selbst etwas tut und mitarbeitet, ist es für eine Besserung seiner Beschwerden nie zu spät.

Resümee:
Mit Patienten wie diesem Gärtner haben wir es häufig in unserer physiotherapeutischen Praxis zu tun – obwohl es für sie selbst besser wäre, wenn sie wesentlich früher zu uns kämen: Noch haben sie zwar keine Schmerzen, aber es gibt Auffälligkeiten, wie in diesem Fall Krampfadern. Hätte der Patient noch länger gewartet, hätte er die Auswirkung der Krampfadern sicher unangenehm zu spüren bekommen und hätte spätestens dann eine Praxis aufgesucht. Die Ursachen liegen hier vielfach in fehlerhaften oder falschen Haltungen oder Bewegungsabläufen, denen wir mit unserem physiotherapeutischen Standardwissen und unseren Kenntnissen der myofaszialen Zusammenhänge begegnen können. Dieser Gärtner hob jahrelang Lasten falsch hoch. Und nach dem Grundsatz „form follows function" hat sich sein Körper im Laufe der Jahre verformt.

Viele Menschen haben fasziale Veränderungen in ihrem Gewebe, was nur deshalb nicht auffällt, weil es eben noch nicht weh tut. Wenn es dann (starke) Schmerzen verursacht, dann liegt ein ernsthaftes Problem vor. Und das betrifft eben nicht nur Menschen, die beispielsweise eine sitzende Tätigkeit ausüben, also beinahe prädestiniert für derartige Probleme sind, sondern eben auch solche, die sich ja fast schon idealerweise – so wie dieser Gärtner – draußen an der frischen Luft viel bewegen, aber eben falsche Bewegungsangewohnheiten haben.

Dies bestätigen auch Erfahrungen, die ich bei meiner Tätigkeit im betrieblichen Gesundheitsmanagement gesammelt habe. Hilfreich für die Gesundheit wäre es, Menschen präventiv ab ihrem Berufseinstieg oder bereits früher gemäß der in diesem Buch dargestellten Myofaszialen Integration zu begleiten, um auf ideale Weise ihr System langfristig „flott" zu halten und damit echte Gesundheitsvorsorge zu betreiben. Ein jährlicher Myofaszialer Check wäre eine gute Möglichkeit zusammen mit einigen myofaszialen Behandlungsterminen (je nach Bedarf) und einem individuell angepassten funktionellen Trainingsplan.

Fallbeispiel: Knie

Ein Rentner im Alter von 69 Jahren kam mit Kniebeschwerden zu mir, die links ausgeprägter waren, aber auch rechts schon begannen. Hinter der linken Kniescheibe sei der Knorpel inzwischen deutlich reduziert, so sagte er mir.

Anamnese: Retropatellararthrose links, Kniespiegelung linkes Knie.

Auf die Frage, ob er Operationen irgendwo am Körper gehabt hatte, verneinte er. Auffällig war, dass er die Kniespiegelung nicht als Operation wahrgenommen hatte, sondern eben nur als Kniespiegelung. Vom Typ war der Mann eher muskelkräftig, mit deutlichem Bauchumfang. Durch die Schmerzen fühlte er sich in seiner Bewegungsfähigkeit stark eingeschränkt. Er sei ein Bluthochdruckpatient und habe Gichtanfälle in den Füßen.

Medikation: Blutdrucksenker, Medikament zur Entwässerung wegen Wasser in den Beinen nach Einführung der Blutdrucksenkung, Medikamente zur Senkung des Cholesterinspiegels, Medikamente gegen die Gicht.

Dieses Fallbeispiel ist deswegen interessant, da eine solche gesundheitliche Situation häufig im fortgeschrittenen Alter auftritt und die Medikation meistens ähnlich ausfällt. Die fasziale Problematik, die festgestellt werden kann, führt in Verbindung mit der medizinischen Standardbehandlung zu Konflikten, die die gesundheitliche Situation eher verschlechtern.

Wie kann also eine routinemäßig durchgeführte medizinische Behandlung mit Blutdrucksenkern eine körperliche Situation verschlechtern? Und was hat das mit Knieschmerzen oder Gicht zu tun?

Ganz einfach: Der muskelkräftige Rentner hat haltungsbedingt eine sehr hohe Spannung auf seiner medialen (inneren) faszialen Leitbahn: vom Hüftbeugersystem (Musculus iliopsoas), über den inneren Schenkelmuskel (Musculus vastus medialis), den hinteren Schienbeinmuskel (Musculus tibialis posterior) bis hin zur Fußsohle, und damit eine Störung dieses Kontinuums. Ursache ist oftmals eine Schwäche der Gesäßmuskulatur, d. h. der überspannte Hüftbeuger verringert die Rückführung aller Flüssigkeiten aus den Beinen, links mehr als rechts. Mit dem verbesserten Blutdruck verschlechterte sich zunächst die Situation in den Beinen, d. h. es ergab sich so viel Stau, dass noch entwässert werden musste. Das tat man auf medikamentösem Weg mit Erfolg. Die geschwollenen Beine normalisierten sich. Allerdings hatte sich damit die Gesamtsituation des Stoffwechsels in der unteren Extremität weiter verschlechtert. Nach und nach entstand häufiger Gicht und die nicht mehr gut regenerierbaren Kniegelenke meldeten sich als Symptom mit deutlichem Schmerz.

Der Weg aus dieser Falle waren folgende Maßnahmen mit einer Verbesserung der Symptome nach ca. 12 Wochen:

- Verringerung der faszialen Barrieren in der Leiste durch Myofasziale Integration
- Verbesserung der Zugspannungen an den beiden Knien durch Myofasziale Integration
- Absetzen des entwässernden Medikaments unter ärztlicher Aufsicht
- Verbesserung des Stoffwechsels insgesamt durch mehr funktionelle Bewegung
- Ernährung, die das Gichtrisiko senkt

Fallbeispiel: Ruptur des Kreuzbandes

Die Patientin, 62 Jahre alt, bekam die Diagnose „Ruptur des vorderen rechten Kreuzbandes". Sie kam 14 Tage nach dem Unfall auf Krücken und in eine „Orthese" verpackt zu mir. Eine Orthese ist ein orthopädisches Hilfsmittel zur Stabilisierung der Gliedmaßen.

Nach der myofaszialen Behandlung ging sie ohne Beschwerden und mit einem sauberen Gangbild wieder nach Hause. Der innere Oberschenkelmuskel, der Musculus vastus medialis, der oftmals seine Funktionsfähigkeit bei dieser Art der Verletzung verliert, arbeitete wieder zu meiner Zufriedenheit.

Beim Termin zur Nachbehandlung, dieser fand ca. vier Wochen nach dem Unfall statt, entwickelte sich ungefähr folgender Dialog:

„Wie geht es Ihrem Knie inzwischen?"

„Eigentlich nicht so gut, es tut mir seit einigen Tagen wieder weh."

„Was haben Sie denn gemacht?"

„Ich war vor drei Tagen abends beim Tanzen."

„Und ging das Tanzen gut?"

„Ja, ich habe einige Zeit getanzt, am nächsten Tag hat mir das Knie dann allerdings weh getan."

„Ist Ihnen klar, dass Sie bereits drei Wochen nach dem Unfall wieder beim Tanzen waren?"

„Ach so, stimmt ja ..."

Nach der Behandlung, die auf dieses Gespräch folgte, war die Patientin beschwerdefrei. Bis zur endgültigen Belastbarkeit, ohne dass weitere Schmerzen auftraten und die volle Kraft und Stabilität wieder ausgeprägt waren, vergingen ca. zwei Monate. Ein gerissenes Kreuzband kann sich also auch bei einem älteren Menschen wieder regenerieren.

Fallbeispiel: Sprunggelenk

Der junge Mann (Leistungssportler, Handball Landesliga, 17 Jahre alt) kam fünf Tage nach dem Unfall zu mir, um durch die Entstörung der faszialen Strukturen eine Verbesserung seines Zustandes zu erreichen. Die Diagnose lautete: Abriss aller Außenbänder am linken Sprunggelenk. Der optimale Zeitpunkt für eine Myofasziale Intergrationsbehandlung dieser oder einer vergleichbaren Verletzung sind die zwei Wochen nach dem Unfall. Der junge Mann kam eingepackt in eine Schiene, auf Krücken und nahm täglich zweimal schmerzstillende Medikamente zur begleitenden Medikation, um die Entzündung und Schwellung unter Kontrolle zu halten. Er befolgte die Vorgabe des Orthopäden: vier Wochen Ruhigstellung, Schiene am Sprunggelenk, Gehhilfen bei Bedarf und Entzündungshemmung per Medikament. Ohne Schiene war es ihm nicht möglich aufzutreten, der Schmerz und die Irritation am Sprunggelenk waren zu intensiv.

Bei der Untersuchung und Befundung stellte ich Schwellung, Hitze und Schmerz am Unterschenkel um das Gelenk, Festigkeit im oberen und unteren Sprunggelenk sowie die begleitende deutliche Funktionseinschränkung des Gelenkes fest – adäquat zur orthopädischen Diagnose. Am unteren Rand des Fußes, unter dem Knöchel, war ein ca. 5 cm langes, streifenförmiges Hämatom (= Bluterguss) erkennbar, das beim Abriss der Bandstrukturen entstand, nachdem die Einblutung ins Gewebe nach unten abgesackt war. Zusätzlich konnte ich deutliche Einschränkungen in der Funktion der Hüftmuskulatur und in der Umgebung des Knies feststellen. Die myofaszialen Strukturen waren sowohl auf der Innen- als auch auf der Außenseite des Beines durch die „Traumaspannung" festgezurrt.

Die Faszienbehandlung der die Hüfte und Knie umgebenden Strukturen war für den jungen Mann äußerst anstrengend und schmerzhaft. Das Ausstreichen der fibrösen Strukturen im Unfallgebiet war intensiv, Wade und Fußsohle waren in nahezu allen Strukturen betroffen. Die Faszienmassage brachte die Fasern wieder zu Parallelität und Ordnung, die wichtigste Voraussetzung für eine optimale Regeneration. Die betroffenen Mechanorezeptoren (das sind die Sinneszellen, die mechanische Reize wie Vibration, Berührung, Dehnung oder Druck in körpereigene Reize umwandeln und an das Gehirn über die Nervenbahnen weiterleiten) ließen sich besänftigen und lieferten wieder verwertbare Ergebnisse, mit denen das motorische System des jungen Mannes vernünftig arbeiten konnte. Das Ergebnis war, dass der Verletzte im Anschluss an die Mobilisation seiner faszialen Strukturen wieder schmerzfrei in einem störungsfreien Gangbild gehen konnte. Der Einbeinstand auf instabiler Unterlage war ohne Einschränkung möglich, die Ansteuerung seines Beines und seines Unterschenkels funktional perfekt. Und das alles schmerzfrei.

Der Vorteil der myofaszialen Vorgehensweise liegt auf der Hand. Alle Strukturen können jetzt in ihrer vorgegebenen Funktion und im Gehen heilen. Der Kraft- und Funktionsverlust, auch der umgebenden Gelenkstrukturen, bleibt minimal, da das gesamte Bewegungssystem weiter funktionieren kann, der Regenerations- sprich Heilungsverlauf ist optimiert und nimmt einen ungewohnt rasanten Verlauf. Eine Belastung des Organismus durch ein entzündungshemmendes Medikament ist nicht notwendig, der Eingriff in den komplexen Entzündungsprozess entfällt – es kann nicht zu durch Medikamente verursachte Entgleisungen im Metabolismus kommen. Die Schwellung verschwindet bereits während der Faszientherapie – vorausgesetzt, es werden die

Strukturen des Beines mit bearbeitet, die für die Drainage zuständig sind. Das weitere Vorgehen der Myofaszialen Integration beinhaltet die manuelle Begleitung nach Bedarf, in diesem Fall: eine Therapiebehandlung alle zwei Wochen. Das komplementäre Bewegungstraining richtig sich nach der individuell möglichen Belastbarkeit im Regenerationsverlauf, die sukzessive gesteigert werden kann. In diesem Fall waren nach ca. vier Wochen 80 % der Belastungsfähigkeit wiederhergestellt.

Wer diesen Prozess schon einmal miterlebt hat, ist sozusagen fassungslos erstaunt, dass solche Ergebnisse so schnell und unkompliziert mit der Myofaszialen Integration erreicht werden können. Meist kommen Fragen wie:

„Aber ich muss doch das Medikament nehmen, damit ich keine Entzündung mehr habe, oder?" oder „Ich muss doch die Schiene tragen, damit das Gelenk gestützt ist, oder nicht?" oder „Warum kann ich plötzlich wieder gehen, warum ist die ganze orthopädische Prozedur überhaupt notwendig?"

Die Antworten auf diese Fragen sind immer die gleichen, hier in der gestellten Reihenfolge:

„Das entzündungshemmende Medikament stört unter Umständen mit negativen Folgen für das Endergebnis den komplexen Entzündungsvorgang, den der Körper zur Regeneration/Rekonstruktion einschaltet." oder „Eine Schiene oder eine Bandage stören sowohl die komplexe Sensorik als auch die zirkulären, unter der Haut stattfindenden Abflussmechanismen, vor allem im Bereich der Beine – es entsteht eine Verzögerung und Veränderung der Regenerationsvorgänge." oder „Der Körper regeneriert seit Jahrmillionen eigenständig und mit Vehemenz – das ist einer unserer Überlebensmechanismen. Diese Fähigkeiten sind nach wie vor vorhanden."

Fallbeispiel: Fuß und Knöchel

Fraktur am Außenknöchel

Dieser Fall wurde mir geschildert, hier fand eine Selbstbehandlung statt:
Ein Herr mittleren Alters wurde auf seinem Roller von einer Dame mit Auto übersehen und fand sich unversehens im Krankenhaus mit einer Sprunggelenksfraktur (Weber-B-Fraktur) wieder. In diesem Fall war der rechte Außenknöchel betroffen. Nach nur drei Wochen stand er wieder stabil, in Badeschlappen, in dem Besprechungszimmer des Professors, der ihn medizinisch begleitet

hatte. Dieser war vollkommen verblüfft, dass hier eine Genesung ohne Operation und ohne Gips stattgefunden hat.

Sein Bein war sogar wieder so stabil, dass er am Wochenende nach diesen drei Wochen zum leichten Tennisspiel ging. Beinahe unglaublich!

Dieser Herr behandelte sich selbst, es ist Benno Geißler, der Begründer der Myofaszialen Integration. Er weiß um die enormen Selbstheilungskräfte, über die unser Körper verfügt.

5.7 Unerkannte, chronische oder mehrschichtige Schmerzen

Fallbeispiel: mehrschichtige Rückenprobleme

Ein älterer Mensch mit einem mehrschichtigen Rückenproblem kam zu mir. Kurzzeitig war er wegen einer sogenannten Sympathikolyse in einer Klinik, einer speziellen Therapieart bei Schmerzen, die durch übliche Medikamente nicht erfolgreich behandelt werden können. Damit das Schmerzbild verschwindet, wurde ihm ein Schmerzmittel gespritzt.

Die Beschwerden im Beckenbereich sind jedoch geblieben. In der Medizin werden in solch einem Fall dann weitere Medikamente verschrieben. Oft werden diese Patienten zu chronischen Kranken, die als austherapiert gelten und denen die Schulmedizin nicht mehr zu helfen weiß.

Wenn es richtig kompliziert wird, sind die Schmerzen auf mehreren Ebenen angesiedelt. In diesem Fall schien es sich um eine Art Ping-Pong-Effekt gehandelt zu haben. Einerseits lag ein Problem mit der glutealen Muskulatur (= Gesäßmuskulatur) vor. Das kann extrem schmerzhaft sein, wobei Nervenschmerzen einen Teil davon ausmachen können. Gleichzeitig war es auch ein Rückenschmerz, der sich wiederum aus zwei Rückenschmerzen zusammensetzte – einmal einem Rückenschmerz vom Nerv herkommend und einem Rückenschmerz von einem eng begrenzten Anteil der autochthonen Rückenmuskulatur, das ist die kleine feine wirbelumgebende, den Rücken stabilisierende Muskulatur, die durch eine Funktionsstörung zum Hartspann verkrampft war und deshalb Schmerz auslösen konnte. Da es sehr schwierig ist, verschiedene Schmerzebenen zu differenzieren, wird dies üblicherweise nicht gemacht. Ich selbst arbeite in solchen Fällen mit der „Zwiebelschalen-Technik" und lege die Beschwerden Schicht für Schicht frei. In der ersten Behandlung wird das Becken von faszialen Zwängen befreit, der Patient gibt meist beim nächsten Mal an, dass es etwas besser ist, aber dass sich im unteren Rücken noch nichts verändert hat. In der zweiten Sitzung wird der komplette Rücken mit den Faszien des Rückenstreckers, der lumbalen Faszie und thorakalen Faszie stimuliert. Das ist eine sehr effektive Vorgehensweise, die den Patienten in 80–90 % der Fälle Linderung verschafft. Nach erfolgreich aktivierter Muskulatur braucht es dann ein individuell abgestimmtes sensomotorisches Training mit anschließendem funktionellem Krafttraining zur Stärkung der Faszien und der Muskeln.

5.8 Schwangerschaft und Geburt

Mit Themen rund um die Geburt, gleich und langfristig nach der Geburt könnte ich ein eigenes Buch füllen. Aufgefallen ist mir, dass Frauen häufig mit orthopädischen Problemen, wie z. B. Rücken- oder Knieschmerzen bzw. Beschwerden an den Fußgelenken konfrontiert werden, die mit einer oder mehreren Geburten zusammenhängen. Dabei muss nicht einmal ein Kaiserschnitt vorliegen. Tendenziell können Geburten eine Torsion im Becken begünstigen oder sogar eine vorhandene Dysbalance verstärken. In den meisten Fällen liegt der Fokus auf dem Beckenboden.

Faszial ist der Beckenboden das untere Ende der Bauchregion. Wie ein Zelt spannt er sich komplex mit verschiedenen faszialen Platten, Ligamenten (Bändern) und den dazugehörigen Muskeln auf. Er steht in Verbindung mit der frontalen tiefen Faszienleitbahn. Beispielsweise lässt sich der Tonus des Beckenbodens über bestimmte fasziale Techniken stimulieren, d. h. die Spannung kann gesenkt oder erhöht werden. Eine wichtige Rolle spielt dabei der Heber des Afters (Musculus levator ani) und der innere Hüftlochmuskel (Musculus obturatorius internus). Dass der Beckenboden in Muskelketten integriert ist und abhängig von anderen faszialen Strukturen arbeitet, wird häufig noch nicht ausreichend erkannt. Deshalb ist die Überraschung nach Behandlungen oftmals groß, wenn z. B. eine Verbesserung eines Knieproblems eine Verbesserung zahlreicher anderer Probleme nach sich zieht, die mit einer Schwangerschaft und Geburt zu tun hatten, mir aber zuvor gar nicht mitgeteilt wurden.

Empfehlenswert wäre eine Begleitung durch einen Faszientherapeuten vom Zeitpunkt des Kinderwunsches bis hin zur Geburt, direkt nach der Geburt und in der Zeit danach.

Abgesehen von schwangerschaftsbegleitenden Erlebnissen bei meinen drei Kindern, bei denen ich zuletzt sogar als Geburtshelfer mitwirkte und meine Frau danach durch Faszienbehandlungen in ihrer Regeneration unterstützen konnte, habe ich vor allem Fälle erlebt, bei denen Mütter auf faszialer Ebene während der Schwangerschaft und nach der Geburt Probleme hatten. Diese lassen sich grob in drei Gruppen aufteilen:

1. Die erste Gruppe plagen Schultergürtel und Nacken, einfach, weil die körperlichen Voraussetzungen vor der Geburt nicht vorhanden waren, mit schwereren Lasten umzugehen. Das bedeutet, dass die Gewohnheit, ein Kind im Arm zu halten und zu tragen, zu verschiedenen Überlastungen im Schultergürtel und Nackenbereich führt. Zumal die Mutter ihr Kind häufig bevorzugt mit dem stärkeren Arm hält und dadurch eine Seite übermäßig strapaziert. Die Folgen sind entweder Stress auf die Beugezuglinie des Armes oder ein harter verspannter Nacken mit Kopf-, Nacken oder Schulterschmerzen.
   Idealerweise könnte sich eine Frau durch Faszienbehandlungen bei einem ausgebildeten Faszientherapeuten, durch fasziale Selbstbehandlungen und sensomotorische Stimulationsübungen auf die Schwangerschaft und die Zeit danach vorbereiten.
2. Die zweite Gruppe hat die bekannten Probleme mit dem Beckenboden. Das ist ein umfangreiches Thema, auf das ich im Rahmen dieses Buches nicht tiefer eingehen kann. Das könnte ein eigenes Buch werden. Es sei nur so viel bemerkt: Der Beckenboden lässt sich faszial wie ein Trommelfell betrachten. Der Bauchraum ist der Korpus der Trommel, das Zwerchfell das obere und der Beckenboden das untere Trommelfell. Im Unterschied zur echten Trommel sind hier allerdings Flüssigkeiten im Spiel, was andere und direktere Einflüsse von Druck und Schwerkraft mit sich bringt. Der Bauchraum benötigt zur optimalen Funktion einen bestimmten Druck, der durch Parameter wie einem überdehnten Beckenboden oder zu großem Volumen negativ beeinflusst wird.
   Auch im Falle des Beckenbodens bringt eine fasziale Betrachtungsweise neue Einsichten. Der Beckenboden hängt an der Oberschenkelaußenseite und an den Pobacken. Schon ein leichtes Ungleichgewicht im Becken bzw.

eine Verspannung einer der Muskeln, die hier angeschlossen sind, kann zu Problemen mit dem Beckenboden führen.
Ein faszialer Check und eine Faszienbehandlung durch einen ausgebildeten Faszientherapeuten sind auch in diesen Fällen ratsam, um einen Überblick über das eigene Fasziensystem zu bekommen. Darauf aufbauend kann dann mithilfe des Therapeuten ein individuelles Trainingsprogramm entwickelt werden. Meist sind die Übungen einfach und können durchaus zuhause in der Wohnung oder auch im Freien durchgeführt werden. Erste Anregungen finden Sie in Kap. 6 und 7.

3. Die dritte der betroffenen Gruppen sind die Frauen mit faszialen Problemen im Bereich des Beckens, der Pobacken (die das Bein drehen und nach hinten ziehen) und im Hüftbeugerbereich (wodurch das Bein gehoben wird). Das Resultat sind Beckenfehlstellungen mit den entsprechenden Folgen, bei denen häufig kein Zusammenhang mit der oder den Geburten erkannt wird. Auch für Frauen dieser Gruppe ist ein faszialer Check-up sinnvoll, aus dem ein individueller Übungsplan entwickelt werden kann.

Fallbeispiel: 40-jährige vierfache Mutter

In dem folgenden Fall lernte ich eine ca. 40-jährige sportliche Frau kennen, die nicht mehr joggen konnte, weil das Sprunggelenk zu sehr schmerzte. Durch herkömmliche Physiotherapie und Konsultationen bei unterschiedlichen Orthopäden war bisher keine Besserung eingetreten.

Die Untersuchung ergab ein überlastetes Sprunggelenk, das über die innere oberflächliche Beinlinie mit einem Anteil des Hüftbeugers so verkettet war, dass ein Lendenwirbel nach vorne seitlich verzogen wurde. Der Hüftbeuger war infolge der Schwangerschaften an einer Stelle verklebt und hatte die Störung verursacht. Mittäter waren ein verklebtes Ovar und intensiver Sport vor den Schwangerschaften. Vermutlich bestand ein leichtes Ungleichgewicht (Dysbalance) der Hüfte vor den Schwangerschaften oder durch die Schwangerschaften.

Jede Schwangerschaft, sofern nicht gezielt an den entsprechenden Dysbalancen oder Störungen faszial gearbeitet wird, verstärkt die Funktionsstörung etwas mehr. Das liegt an den veränderten Elastizitäten der Bandstrukturen (einer spezifisch geordneten Faszienart), die mit mehr Elastizität und Lockerheit des Beckens den Geburtsvorgang unterstützen. Eine Dysbalance wird somit begünstigt und durch die Verfestigung der Bandstrukturen im Beckenbereich nach der Geburt wird die „Verwringung" des Beckens fixiert. Das summiert sich bei jeder Geburt. Die Folgen sind negative Auswirkungen auf den gesamten Bewegungsapparat über die faszialen Verbindungen und die Muskelketten.

Den Zustand der vierfachen Mutter konnte jedenfalls mit intensiver aktiver Therapie in Verbindung mit Myofaszialer Integration wieder stabilisiert werden. Nach einigen Monaten ging die Patientin wieder joggen.

Fallbeispiel: Kaiserschnitt

Eine Frau von 48 Jahren kam zu mir mit indifferenten Beschwerden. Sie klagte über Verdauungsbeschwerden, einen aufgetriebenen Bauchbereich, Hüftbeschwerden und Schmerzen.

Medizinische Untersuchungen verschiedener Fachrichtungen hatten kein Ergebnis gezeigt; es stand eine Bauchspiegelung bevor.

Auffällig waren die Vernarbungen nach einem Kaiserschnitt, es zeigten sich Störungen im linken Bauchbereich, die Narbe war dick und sehr wulstig.

Die Befundung ergab eine beidseitige Störung der Hüftmuskulatur mit weitreichenden Folgen in den Körper hinein. Es zeigten sich Stauungen im Bereich des kleinen Psoas in Richtung Zwerchfell auf beiden Seiten und Spannung nach unten, sodass sich links bereits ein Knieschmerz eingestellt hatte. Im Bereich von Iliacus und Psoas links waren extreme Verhärtungen tastbar, die einen starken Schmerz auf Druck auslösten.

Mit der ersten myofaszialen Behandlung konnte das Gangbild deutlich verbessert werden, das zuvor so gestört war, dass sich bereits ein Hinkmechanismus eingestellt hatte. In der zweiten Sitzung war bereits eine Besserung eingetreten und der Zustand hatte sich deutlich stabilisiert. Wir sind dazu übergegangen, an verschiedenen Problemen im Beckenbereich im Detail zu arbeiten und über ein Trainingsprogramm, das über 16 Wochen laufen wird, eine deutlich verbesserte Konstitution zu erreichen.

5.9 Leistungssportler in Behandlung

Alexander Wolz

Alexander Wolz durfte ich bereits 2006, als er noch Schüler war, bei einer gemeinsamen Ehrung in meiner damaligen Wohngemeinde Buchenberg bei Kempten im Allgäu kennenlernen. Er war im nordischen Bereich unterwegs, ich im Bereich Ski Alpin Paralympics. Der junge Schüler sollte es noch mit viel Engagement in den B-Kader der deutschen Nationalmannschaft im Skilanglauf schaffen.

Über mehrere Jahre sammelte Alexander Wolz reichlich Erfahrungen mit Orthopädie und Standard-Physiotherapie, lernte viele Therapeuten und Methoden kennen, u. a. die Osteopathie, manuelle Therapie, Elektrotherapie, medizinische Trainingstherapie, Sportmassagen, Fangotherapie. Seine Erfahrungen mit der Myofaszialen Integration beschreibt er wie folgt:

„Im Vergleich zu anderen Behandlungsmethoden habe ich mit der Myofaszialen Integration eindeutig die besten Erfahrungen gemacht. Die Behandlung an sich war für mich meist schmerzhaft und es kam nicht selten vor, dass ich am Ende der Behandlung schweißgebadet war. Doch die sofortige Besserung, die ich nach jedem einzelnen „Strich" verspürte, entschädigt für alle Schmerzen. Es fühlt sich an, als würde der verklebte und verhärtete Muskel ausgedrückt und sich dadurch neu sortieren und entspannen. Am besten kann ich es mir wie bei einem alten Schwamm vorstellen, der schon etwas hart geworden ist. Wenn der ein paar Mal ordentlich ausdrückt wird, wird der Schwamm wieder geschmeidig und nimmt viel Wasser auf. Durch die Myofasziale Integration verbesserte sich nicht nur mein Wohlbefinden, sondern auch meine Beweglichkeit.

Bei den anderen deutlich verbreiteteren Behandlungsmethoden habe ich bei Weitem keine so gute und sofortige Wirkung verspürt, auch hatte ich das Gefühl, dass mehr die Problemstellen und weniger die Ursache behandelt wurden. Durch die Myofasziale Integration kombiniert mit der Osteopathie konnte ich oftmals das Problem dauerhaft in den Griff bekommen. Ich war durch die extreme Belastung, die der Leistungssport mit sich bringt, in ruhigeren Trainingsphasen einmal pro Monat, in der Wettkampfzeit ein- bis zweimal die Woche in Behandlung. In den letzten fünf Jahren, in denen ich durch die Myofasziale Integration begleitet wurde, konnte ich in zahlreichen Weltmeisterschaften beachtliche Ergebnisse erzielen, u. a. auch den 5. Platz in der Continental-Cup-Gesamtwertung 2015 erringen."

Lucas Willinsky

Lucas Willinsky (geboren 1998) ist mit Herz und Seele Leistungssportler. Seine Sportart ist Schwimmen mit Schwerpunkt Brustschwimmen. Seine Motivation ist nach eigenen Worten: „Besser und schneller werden!" Er leistet ein beachtliches Trainingspensum mit sechs Trainingseinheiten pro Woche ab.

Sein erster Besuch bei mir war im Frühjahr 2013. Dies war auch zugleich sein erster Kontakt mit der Myofaszialen Integration. Aufgrund einer Schulterverletzung bekam er ein Rezept für eine physiotherapeutische Behandlung. Er sollte schnell wieder trainieren können, denn im Frühjahr standen wichtige Wettkämpfe an. Außerdem hatte er sich für die ICG (International Children Games) in Kanada qualifiziert, die im August 2013 stattfinden sollten.

Die erste Behandlung bei mir war für ihn „reine Folter" – mit der Belohnung einer Linderung der Schulterschmerzen.

Über die Therapie sagt er:

„Meine Besuche bei Herrn Gradwohl sind seit drei Jahren regelmäßig, ich kann sie mir nicht mehr wegdenken. Ich benutze Faszienrollen nach jedem Training zur Regeneration und vor wichtigen Wettkämpfen. Herr Gradwohl behandelt seither meine Verletzungen und Verspannungen. Meine Beine, Arme und Schultern fühlen sich danach lockerer und leichter bzw. beweglicher und geschmeidiger an.

Zudem steigerten sich meine Leistungen, auf meinen Hauptstrecken verbesserte ich mich bereits nach den ersten Behandlungen.

Wir haben herausgefunden, dass eine Behandlung am Tag vor dem Wettkampf eher kontraproduktiv ist, da die Muskeln am nächsten Tag zu locker sind und nicht die notwendige Spannung für die Belastung haben. Die myofaszialen Behandlungen erfolgen deshalb ein paar Tage vor den Schwimmwettkämpfen. Zum Teil verkrampften sich ganz andere Muskeln dabei, der Schmerz beschränkt sich nicht immer auf eine Muskelpartie, sondern zieht sich durch den ganzen Körper. Nach der Behandlung bin ich erst einmal schlapp und energielos. Manchmal bekomme ich auch am nächsten Tag Muskelkater. In den vergangenen drei Wettkämpfen blieb ich verletzungsfrei und hatte keine Trainingsausfälle.

Gelegentlich habe ich auch Massagen und manuelle Therapie bekommen, im Vergleich zur Myofaszialen Integration spüre ich jedoch keine so starke und schnelle Wirkung."

Lukas Willinsky holte sich mehrere wichtige Titel, u. a. wurde er schwäbischer Meister (2013, 2014, 2015), bayerischer Meister 2016 und er schaffte bei der ersten Teilnahme an der offenen Deutschen Meisterschaft 2016 Platz 37 und 38 mit sehr guten Zeiten.

6 Übungen zur Myofaszialen Integration

Während sich unser Muskelsystem durch Krafttraining stimulieren lässt, ist für unser Fasziensystem die Integration in eine möglichst vielfältige Bewegung wichtig. Oder anders ausgedrückt, die Kraft der Muskeln wird von unserem Bindegewebe in alle Bewegungsarten und Intensitäten moduliert. Insofern ist es im Grunde falsch, von Faszientraining zu reden. Der Begriff „Myofasziale Integration" ist treffender. Gelingt es uns, fasziale Verspannungen zu beseitigen, regeneriert sich unser Körper und wir erreichen einen Zustand optimaler Gesundheit. Unser Körper kann dann wieder harmonisch schwingen, was sich messbar über die Herzratenvariabilität (HRV) nachweisen lässt. Das ist die Fähigkeit des Organismus, die Frequenz des Herzrhythmus je nach Belastung oder Entspannung anzupassen.

Wir erhalten die Elastizität unseres Organismus durch Bewegung. Bestimmte Botenstoffe und Myokine werden beispielsweise überhaupt erst durch den Einsatz von Muskeln ausgeschüttet. Studien zeigen, dass Myokine erst nach einer halben Stunde intensiverer Bewegung in unserem Körper verfügbar werden.

Wenn Sie überhaupt keinen Sport treiben, wirkt sich das nachteilig auf Ihren Körper und Ihre Lebensqualität aus. Das wurde z. B. im Rahmen einer schwedischen Studie vor ein paar Jahren nachgewiesen.

Die Studie der Schweden zeigt: Wer sich körperlich nicht betätigt, wer keinen Sport treibt, handelt sich gesundheitliche Nachteile ein. Unser Körpersystem benötigt Bewegung als wichtige Funktionsgrundlage. Prozesse im Körper laufen nach bestimmten Regeln ab. Ein gewisses Maß an Bewegung ist in unserem Körper Voraussetzung dafür, dass alle Systeme funktionieren und der gesamte Organismus im Gleichgewicht bleibt. Jede Zelle hat ihre spezielle Aufgabe, die sie aber nur dann erfolgreich ausüben kann, wenn das ganze System in dem Bewegungsausmaß belastet wird, das sich über Tausende von Jahren als Anforderungsprofil an unseren Organismus gebildet hat. Unser Körper braucht Reize (u. a. Reize durch Bewegung, die Schwerkraft, das Klima), um gut funktionieren zu können.

Es gibt einige Techniken der myofaszialen Therapie, die Sie an sich selbst durchführen können. Dazu braucht es Ihre Bereitschaft, etwas Zeit zu investieren. Mit ein wenig Geschick wird Ihnen die Ausführung der beschriebenen, nicht komplizierten Übungen gelingen. Allerdings ist ein gewisses Maß an Treffsicherheit, ein wenig Gespür und die richtige Intensität gefragt. Hier bietet sich die Chance, den charakteristischen „Behandlungsschmerz" selbst auszulösen, die Nachwirkungen zu erforschen und ein Gefühl für das eigene Gewebe zu entwickeln. „Jugend forscht", diesmal an sich selbst. Achten Sie dabei auf die Rückmeldungen Ihres Körpers!

Wie schon erwähnt: Das Becken ist der Dreh- und Angelpunkt für alle Bewegungen – deshalb exerzieren wir am Beispiel des Hüftbeugers und der damit verbundenen Probleme einmal durch, wie und warum eine Übung idealerweise in Kombination mit einer Faszienbehandlung durchgeführt werden sollte.

Bei vielen Menschen, vor allem bei denjenigen, die im Sitzen arbeiten, entsteht eine Verkürzung der ausdauernden Fasern des Hüftbeugers. Die synergistisch arbeitende (mithelfende) Bauchmuskulatur hingegen baut sich ab (atrophiert) aufgrund ihres hohen schnellkräftigen Faseranteils. Beim Sitzen sind vor allem die hinteren Oberschenkelmuskeln und der Hüftbeuger von Verkürzungen betroffen. Wenn Sie aufstehen und wieder in die Aufrichtung kommen möchten, lassen diese beiden Muskelgruppen die Aufrichtung weniger zu, sie behindern die Aufrichtung im Becken sogar. Da der Hüftbeuger von vorn beidseitig an der Lendenwirbelsäule „andockt", zieht er die Lendenwirbelsäule mit viel Spannung kräftig nach vorne. Das nutzen die kleinen feinen lokalen Muskeln der Wirbelsäule (autochthone Muskulatur) schamlos aus und werden faul und träge. Es gibt ja einen großen Bruder, der von vorne die Sicherung der Wirbelsäule ständig übernimmt, wozu sich da noch Mühe geben?

Durch die in diesem Kapitel beschriebene **Grundübung am Schlingentrainer** wird – bei richtiger Ausführung – die Sicherung der Wirbelsäule über den Hüftbeuger vorne aufgegeben und die geschwächten kleinen feinen Muskeln, die sich wie ein Fischgrätmuster um die Wirbelsäule herumschmiegen, werden als lokale Muskulatur gezwungen, die Wirbelsäule wieder schön symmetrisch zu halten. Sie können also die Übersteuerung des Hüftbeugers mithilfe dieser Übung (sofern sie regelmäßig als Training ausgeführt wird), umprogrammieren.

Allgemein können wir sagen, dass sich Fehlprogrammierungen unserer motorischen „Setups“ durch schlechte Gewohnheiten langsam einschleichen können. Motorische Setups sind die im Gehirn abgespeicherten Bewegungsabfolgen, die wir uns bereits im Kindesalter mit bestimmten Bewegungsabläufen erworben haben, z. B. durch laufen oder radfahren.

Wichtige Bestandteile der motorischen Setups sind als einzelne Komponenten die unbewusst durchgeführten Muskelaktionen, wie z. B. die Hüftbeugeraktivität, die normalerweise beim Anheben des Beines zusammen mit der Bauchmuskulatur entsteht.

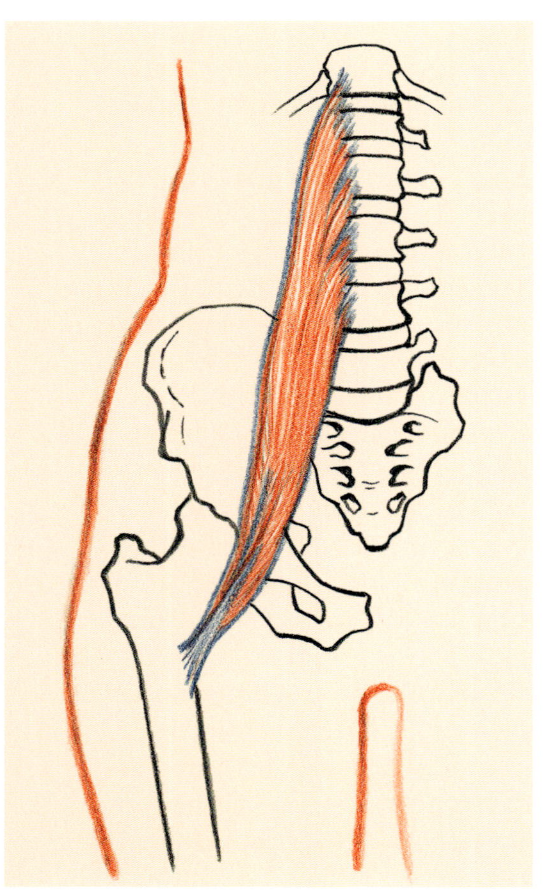

Der Hüftbeuger, der maßgeblich an der Beckensteuerung, an der Positionierung unseres zentralen Bewegungsorganes, beteiligt ist, ist häufig untrainiert. Untrainierte Muskeln neigen bei Überlastung zu höherer Spannung, um zu kompensieren.

Zusammenfassend gilt für dieses Beispiel:

Um sich eine gesunde Bewegungsfähigkeit zu erhalten, sollte das Hüftbeugersystem (der Hüftbeuger besteht aus verschiedenen Muskelanteilen) gut gedehnt und kräftig sein. Die Folge sind eine gut funktionierende Aufrichtung des Beckens und eine spannungsfreie untere Wirbelsäule.

Die erwähnte Grundübung ist in Kombination mit einer Faszienbehandlung dazu geeignet, einen Gleitwirbel zu stabilisieren. Ein Gleitwirbel ist ein zu stark bauchwärts verschobener Lendenwirbel, der aufgrund einer zu hohen Spannung der Muskelkette, die natürlich im Gesamten beachtet werden muss, zu stark nach vorne gezogen wird und deshalb aus seinem Gefüge ausbricht. Die beteiligte Muskelkette verläuft über den Hüftbeuger, den inneren Anteil des großen Oberschenkelmuskels und den hinteren Schienbeinmuskel bis hin zum Fuß.

Der myofasziale Behandlungsschwerpunkt liegt deshalb bei den Strukturen der beschriebenen Muskelkette und der unteren Lendenwirbelsäule, v. a. der großen lumbalen Faszie aber auch den beiden Rückenstrecker vom Kreuzbein bis zum Hals. Wie Sie sehen, ist plötzlich ist der ganze Körper involviert.

Nach der Behandlung können die passenden Übung integriert und direkt im Anschluss ausgeführt werden, sodass der Körper angeregt wird, seine motorischen Setups zu modifizieren. Wenn der Patient dann in Eigenverantwortung regelmäßig weiter trainiert, sind die Aussichten auf nachhaltige Erfolge wesentlich verbessert. Mit einfachen Mitteln oder auch mit dem eigenen Körpergewicht können Sie daheim oder auch im Büro jederzeit Übungen durchführen.

Teil 1: Faszienbehandlung durch einen Therapeuten, Selbstbehandlung durch Faszienmassage und Dehnungen

Mithilfe der folgenden Übungen können Sie sich selbst behandeln, indem Sie den ersten Teil in der Abfolge der Myofaszialen Integration vollziehen:

1. Rollen, d. h. selbst massieren mit oder ohne Hilfsmittel. Sinnvoll ist mit Hilfsmitteln (z. B. der Blackroll®) die grobe Vorarbeit zu leisten und dann manuell, ohne Hilfsmittel, nur mit dem eigenen Körpergewicht die Feinarbeit durchzuführen. (s. Abschnitte A und B)
2. Dehnen (s. Teil C)

Teil 2: Integration in die Bewegung durch sensomotorische Übungen und Funktionelles Training (FT)

Der zweite Teil in der Abfolge der Myofaszialen Integration besteht aus der Integration in die Bewegung durch kleine sensomotorische Impulse (s. Abschnitt D mit der Fun Disc und Abschnitt E mit dem Schlingentrainer) und durch Funktionelles Training entweder

- sportartspezifisch oder
- unspezifisch

Dieses Training besteht aus komplexen Bewegungsabläufen, bei dem verschiedene Muskelgruppen und Gelenke zeitgleich involviert sind. Das gelingt z. B. durch Alltagssportarten (s. Abschnitt F).

Beispiel 1: Das Bein schmerzte, es wurde myofaszial (selbst-)behandelt, danach werden Bälle mit dem Fuß geschossen.

Beispiel 2: Der Ellbogen schmerzte, er wurde myofaszial (selbst-)behandelt, danach werden Wurfbewegungen geübt oder Bälle mit einem Tennisschläger geschlagen.

Des Weiteren gelingt dies durch Krafttraining auf funktionelle Art und Weise, welches von Dr. Frank Frebel im nächsten Kapitel (s. Kap. 7) mit praktischen Übungen erklärt und aufgezeigt wird.

Damit Sie sich in Richtung optimaler Gesundheit bewegen, wünscht sich Ihr Körper:

- **tägliche Faszienmassagen**
- **täglich ein paar Minuten sensomotorische Stimulation**
- **die berühmten 10.000 Schritte am Tag**
- **zweimal pro Woche Funktionelles Training**

Wichtig:

- Bewegen Sie sich weniger, dann müssen Sie mit gesundheitlichen Einschränkungen rechnen.
- Achten Sie bei der sensomotorischen Stimulation darauf, dass Sie die Reize variieren. Gehen Sie z. B. auch mal barfuß durch eine Wiese oder am Bach entlang und dann auch mal durch ein kaltes Bächlein hindurch.
- Alles, was Sie unternehmen, um mehr Bewegung in Ihren Alltag einzubauen, ist für Ihren Körper hilfreich. Ein spielerischer Ansatz kann unterstützend sein. Kaufen Sie sich beispielsweise einen Schrittzähler und testen mal eine ganze Woche lang, wie viele Schritte Sie täglich gehen. Dann experimentieren Sie damit, wie Sie diese Schrittzahl Tag für Tag erhöhen können.
- Erfinden Sie eigene Übungen und weitere Variationen – seien Sie kreativ und finden Sie heraus, was Ihrem Körper gut tut.
- Achten Sie auf die Signale Ihres Körpers und machen Sie die Übungen so gut wie möglich. Ist es Ihnen möglich, dabei lockere Kleidung zu tragen, dann ist das vorteilhaft. Üben Sie moderaten Druck auf den Punkt bzw. die Punkte aus, die schmerzen.
- Lassen Sie Ihren gesunden Menschenverstand walten und übertreiben Sie nichts. Besonders abends vor dem zu Bett gehen und nach sportlichen Aktivitäten ist das Rollen und Dehnen empfehlenswert. Falls Sie Muskelkater bekommen, dann geht dieser schneller zurück, wenn Sie die Roll- und Dehnübungen sanft weitermachen.
- Möchten Sie die in Kap. 6 und 7 beschriebenen Übungen in der **Schwangerschaft, nach der Geburt oder während der Stillzeit** durchführen, so fragen Sie bitte vorher Ihre Hebamme oder Ihren Physiotherapeuten!
- **Prinzipiell gilt nach Abschluss der Übungen:**
  Zum Abschluss zwei Minuten hüpfen, tanzen oder seilspringen, um wieder den richtigen Trimm in die Muskeln zu bekommen.

6.1 Übungen mit der Faszienrolle, den Faszienkugeln und dem Faszienduoball

Es gibt Faszienrollen, Faszienkugeln, Blackrolls®, Massagebälle, Twister, Foamroller und jede Menge Varianten davon in unterschiedlichen Ausführungen. Sie eignen sich zur Vorbeugung und Behandlung von Muskelbeschwerden, von Verspannungen und Verhärtungen und zum Lösen von Verklebungen im Fasziengewebe.

Klassische Faszienrollen haben eine glatte Oberfläche und in der Mitte ein Loch. Sie sind in zahlreichen Farben und in unterschiedlichen Härtegraden erhältlich und meist ca. 30–45 cm lang mit einem Durchmesser von ca. 15 cm. Alle wichtigen Körperregionen wie Nacken, Rücken, Oberschenkel, Waden und Arme lassen sich damit problemlos massieren. Mini-Faszienrollen sind besonders für die Behandlung von Nacken, Armen und Fußunterseite gedacht und sind meist nur ca. 15 cm lang.

Sind Sie Einsteiger oder schmerzempfindlich? Dann wählen Sie zunächst einen weichen Härtegrad, die Faszienrolle gibt dann etwas nach, wenn Sie mit Ihrem Körpergewicht darüber rollen. Hat sich Ihr Gewebe an das Training gewöhnt, dann können Sie auf eine mittelharte oder später auf eine harte Faszienrolle umsteigen.

Das Wichtigste ist die Langsamkeit in Verbindung mit hohem Druck, d. h. Slow Motion und Super Slow Motion. Slow Motion ist eine Trainingsmethode, bei der es nicht primär um den Aufbau von Muskelmasse geht, sondern darum, durch eine verlangsamte Bewegungsgeschwindigkeit den Muskeln einen größeren Wachstumsreiz zu geben. Beim herkömmlichen Krafttraining werden dagegen für eine Wiederholung ca. 4–8 Sekunden in Anspruch genommen.

Beim Super-Slow-Motion-Training wird die Bewegung noch weiter verlangsamt, wie im Zeitlupentempo, z. B. auf ca. 15–20 Sekunden für eine Bewegung. Generell kommt es hierbei aber weniger auf die genaue Sekundenzahl an, sondern auf das eigene Gefühl. Spüren Sie Schmerzen oder sind die Schmerzen nahezu unerträglich, dann haben Sie zwei Möglichkeiten:

1. Verringern Sie den Druck, indem Sie sich z. B. beim Rollen des Rückens mit den Händen abstützen. So können Sie den Druck variieren. Beobachten Sie sich so genau wie möglich und folgen Sie Ihrem Körpergefühl.

2. Sie bewegen sich langsam auf den Schmerzpunkt zu und bauen diesen ab, indem sie nicht schnell über ihn hinwegrollen, sondern ihn quasi portionsweise abknabbern, d. h. immer wieder sanft hinrollen, jedes Mal kommen Sie ein wenig weiter.

Bitte beachten Sie: Das Rollen am Rücken kann in beide Richtungen erfolgen. Ebenso wichtig ist das konsequente Ausrollen des Rückenstreckers von ganz oben am Nacken bis ganz unten am Kreuzbeinanfang oder umgekehrt. Sie können auch kleine Pausen machen und an besonders schmerzhaften Stellen eine Druckbehandlung direkt auf den Schmerzpunkt einbauen. Wildes Hin-und-her-Rollen ist grundsätzlich falsch.

Zur besonders schonenden Behandlung des Nackens und des Rückgrats sind die Massagebälle (Duoballs) zu empfehlen, die es in unterschiedlichen Größen gibt. Sie können gezielt und punktuell eingesetzt werden. Die beiden Muskelstränge neben der Wirbelsäule lassen sich mit Duoballs besonders gut bearbeiten. Die Duoballs sind klein und handlich, insofern sehr praktisch auch für unterwegs. Sie können am Boden, am Tisch und an der Wand angewandt werden.

1. Übung: tiefe Beckenmuskulatur

Unter dem Begriff der tiefen Beckenmuskulatur verbirgt sich unser am wenigsten beachtetes Körperteil – zumindest, was die Bewegung angeht. Wir benutzen unsere Muskeln am Po viel zu wenig für Bewegungen. Meist sitzen wir einfach nur darauf. Eine schlecht trainierte Pomuskulatur ist häufig faszial blockiert und kann von Kreuzbeinblockaden (ISG-Blockaden) über Rückenschmerzen bis zu unerträglichen Schmerzen am seitlichen hinteren Oberschenkel, die bis weit nach unten ausstrahlen können, heftige Probleme verursachen. Ganz zu schweigen von unterschiedlich starken Gesäßhälften im Seitenvergleich, die die Basis für Rücken- und Knieschmerzen bilden. Die Selbstbehandlung mit der kleinen oder großen Faszienkugel kann helfen, diese Zustände zu verbessern.

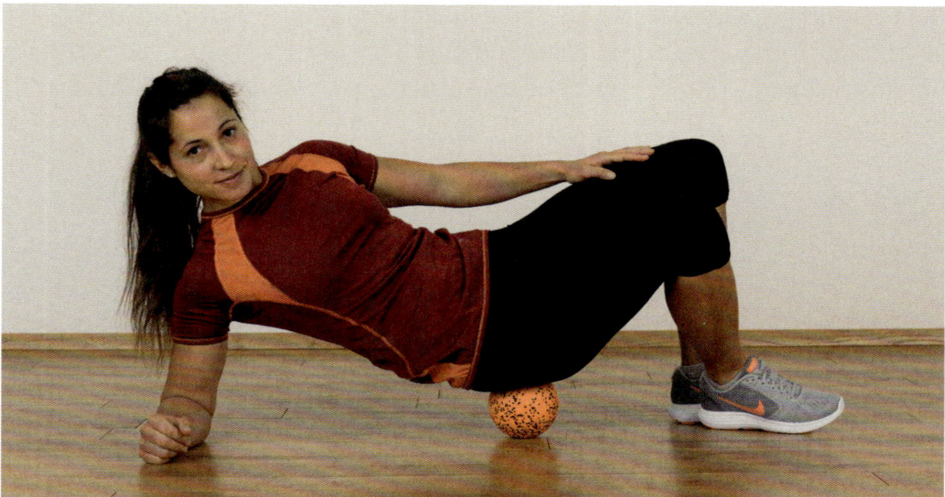

➤ Finden Sie, wie in der Abbildung, eine bequeme Position zum Abstützen der Hände, die Kugel dabei in einer seitlichen Lage unter dem Gesäß positionieren, dann langsam hin und her bewegen und Schmerzpunkte ertasten. Natürlich können Sie Ihr Eigengewicht verringern, indem Sie sich mehr mit den Armen und den Beinen abstützen. Wer sehr gut zu spürende Schmerzpunkte findet, sollte sich langsam „anschleichen". Ist es zu Beginn nahezu unmöglich, den Schmerzpunkt auf den Ball zu bringen, kann es durchaus möglich sein, dass dieses Hindernis beim Verlauf Ihrer Eigenbehandlung verschwindet und ein „Überrollen" des Schmerzpunktes möglich wird.

Und immer gilt: Die gesamte Gesäßhälfte vom Beckenkamm bis hin zum Knochenhügel (Trochanter), der an der Oberschenkelseite am unteren Gesäßrand zu spüren ist, wird in Slow Motion und in Super Slow Motion „gekugelt".

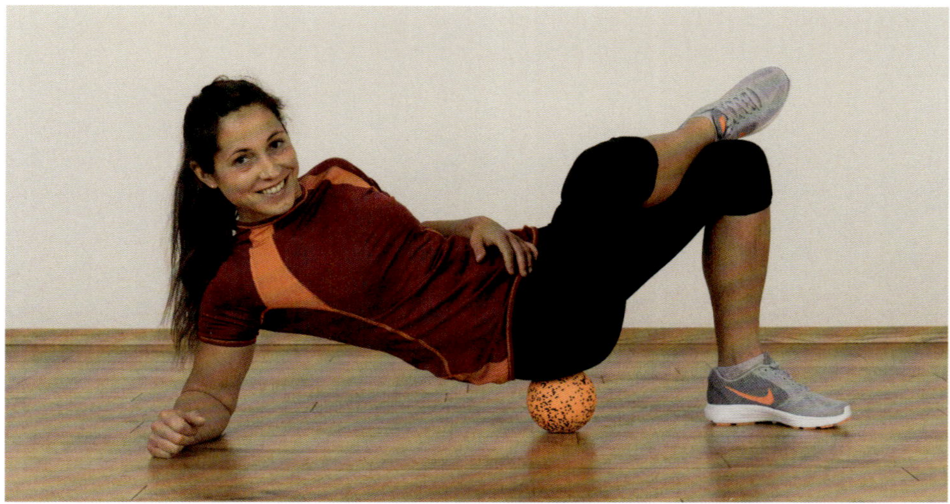

In der **Variante**, die diese Abbildung verdeutlicht, wird die Intensität durch das überkreuzende Auflegen des nach außen gedrehten Beines deutlich erhöht. Wer möchte, kann das Knie noch langsam auf und ab bewegen. Das führt an den Stellen, an denen Sie auf der Kugel aufliegen, zu einer Art Funktionsmassage mit wiederum verbessertem Effekt.

Große Kugeln mit großer Oberfläche sind weniger schmerzhaft, kleine Kugeln oder Kugeln aus Silikongel oder Gummimaterialien können sehr intensiv wirken. Das gilt auch für den ausgelösten Schmerz. Das bedeutet, bitte zu Beginn eine größere Oberfläche und weniger Druck wählen.

2. Übung: Oberschenkelaußenseite

Faszienmassage des großen Bandes an der Oberschenkelaußenseite (Tractus iliotibialis) vom Beckenkamm bis zum Knie, das unseren Körper mit einer 2 mm starken Faszienschicht stabilisiert.
Die gewählte Rolle sollte einen verträglichen Härtegrad besitzen.

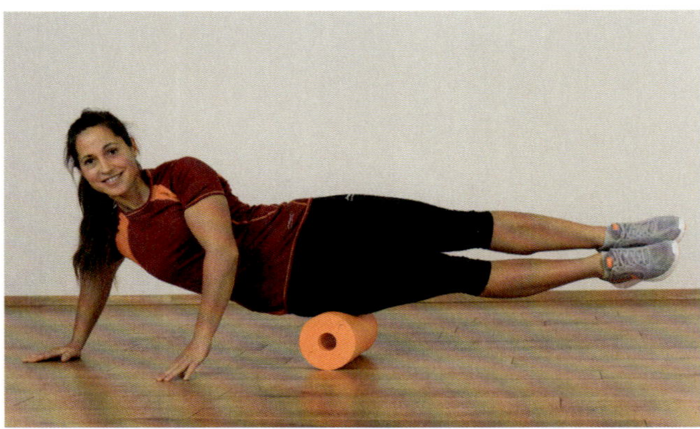

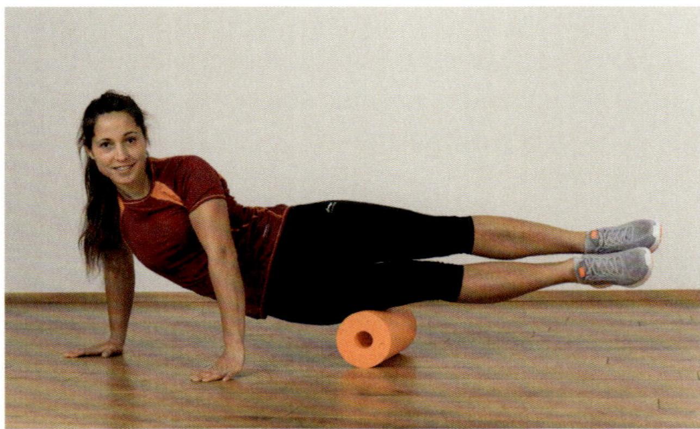

➤ Gerollt wird die Oberschenkelseite. Von einer hochkant der Länge nach aufgestellten seitlichen Ausgangsposition wird vom Becken bis zum Knie gerollt – vor und zurück, Slow Motion und Super Slow Motion (v. a. an den besonders schmerzhaften Stellen). Aus der Hochkantposition wird der gesamte Körper 45 Grad nach hinten gekippt, dann wieder hochkant, dann 45 Grad nach vorne kippen. Innerhalb dieses Bereiches liegt das Band. Die Außengrenzen an den 45-Grad-Bereichen, um das Knie herum und im Hosentaschenbereich sind Bereiche, denen Sie besondere Aufmerksamkeit schenken sollten.

Variante 1: Variieren können Sie die Faszienmassage prinzipiell rund um den ganzen Oberschenkel herum, soweit Sie die Rolle einsetzen können. Gerollt wird grundsätzlich in Faserrichtung des Muskel-Bindegewebssystems.

An den Außengrenzen kann es Verklebungen mit der vorderen oder hinteren Oberschenkelmuskulatur, an der Hosentasche einen schlecht funktionierenden kleinen Muskel, den Tractusspanner (Musculus tensor fasciae latae), und am Knie eine Kniescheibe mit verfälschten Zugrichtungen geben.

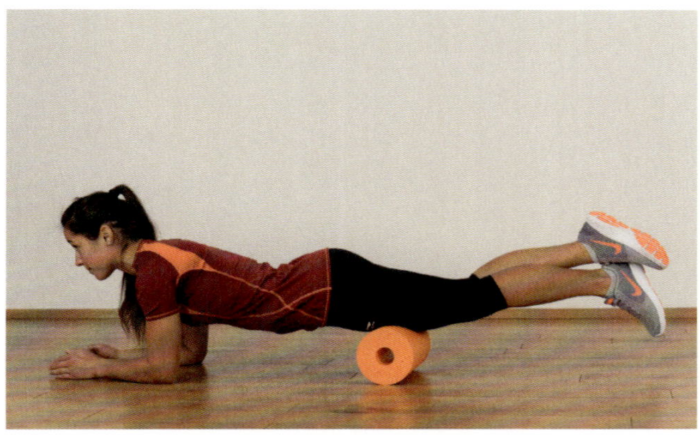

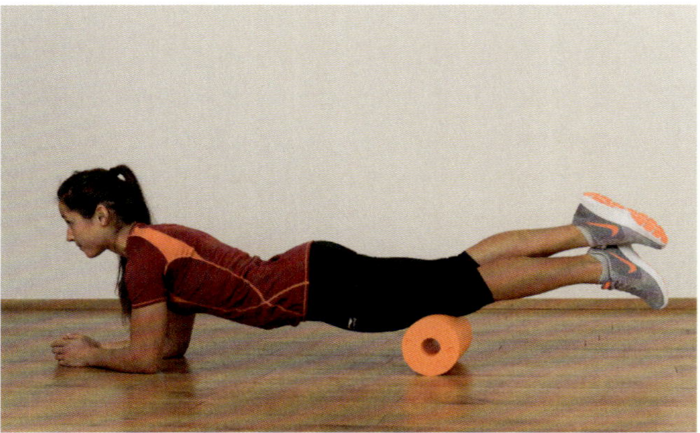

Variante 2: Rollen des großen Oberschenkelmuskels (Musculus quadriceps femoris).

Bitte achten Sie darauf, die Übungen mit möglichst geradem Rücken auszuführen, um eine Beckenbodenbelastung zu vermeiden. Unser Modell hat hier bereits zu viel Hohlkreuz in der Haltung.

3. Übung: vorderer Schienbeinmuskel

Der vordere Schienbeinmuskel (Musculus tibialis anterior) ist ein wichtiger Akteur in der Motorik des Gehens. Er arbeitet vor allem, bevor das hintere Bein den Boden wieder verlässt und nach vorne gesetzt wird. Allen schienbeinumgebenden Muskeln ist gemeinsam, dass sie dicht gepackt unter hohem Druck stehen. Der Unterschenkel braucht diesen hohen Druck, um den Rücktransport von Flüssigkeiten nach oben zu unterstützen. Im Rahmen dieser Festigkeit fällt oft kaum auf, dass der vordere Schienbeinmuskel besonders fest geworden ist und unseren Bewegungsablauf im Sprunggelenk stört. Eine Verbesserung seiner Regenerationsfähigkeit kann durch den hohen Druck eines kleinen Duoballes erreicht werden. Noch besser als der Duoball von Blackroll® eignet sich ein fester Duoball aus Silikongel (z. B. von der Firma Sportastisch).

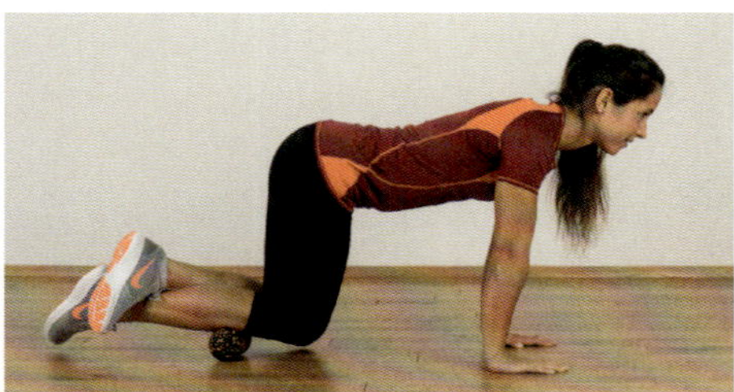

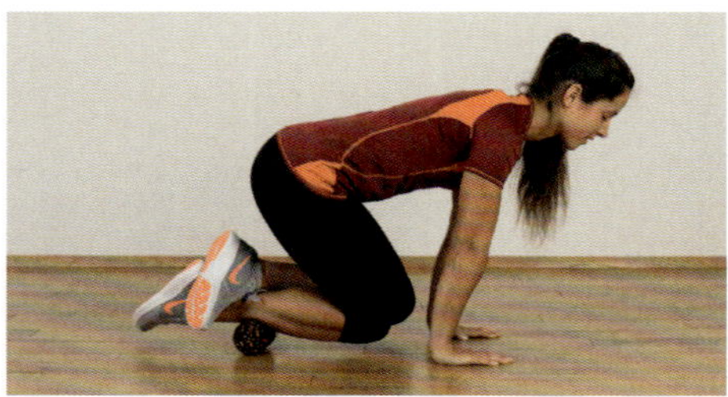

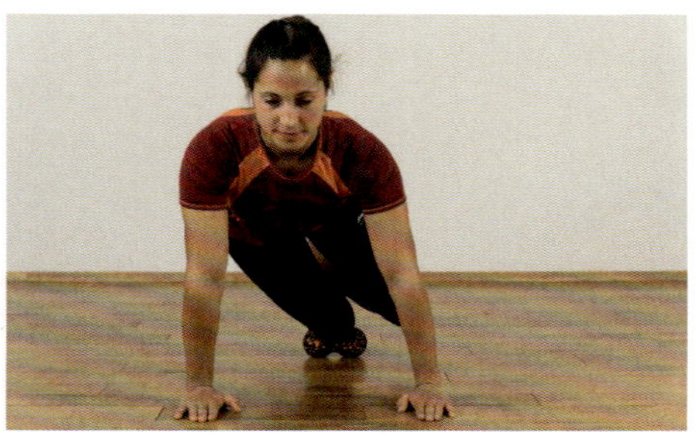

➤ Den vorderen Schienbeinmuskel mit dem kleinen Duoball ausrollen. In der Ausgangsposition im Vierfüßlerstand bitte darauf achten, dass die Ellbogen nicht ganz durchgestreckt sind und der Duoball unter einem Knie zu liegen kommt. Danach können Sie den Druck von sanft bis stark einstellen. Sanft, indem Sie einen großen Duoball verwenden oder das andere Bein am Boden belassen und Gewicht abnehmen, stark (wie in den Abbildungen) mit überkreuztem Unterschenkel. Und wie auf der letzten Abbildung in der Sequenz sichtbar ist, können Sie den Po noch nach außen drängen lassen, was den Druck auf den Muskelbauch und die begleitenden Faszien weiter verstärkt. Gerollt wird wie immer in Slow Motion oder in Super Slow Motion vom Knie bis zum Fuß und zurück.

4. Übung: Fußsohle

Die Fußsohle mit einer kleinen Massagekugel, einer kleinen Massagerolle oder einem Twister entspannen.

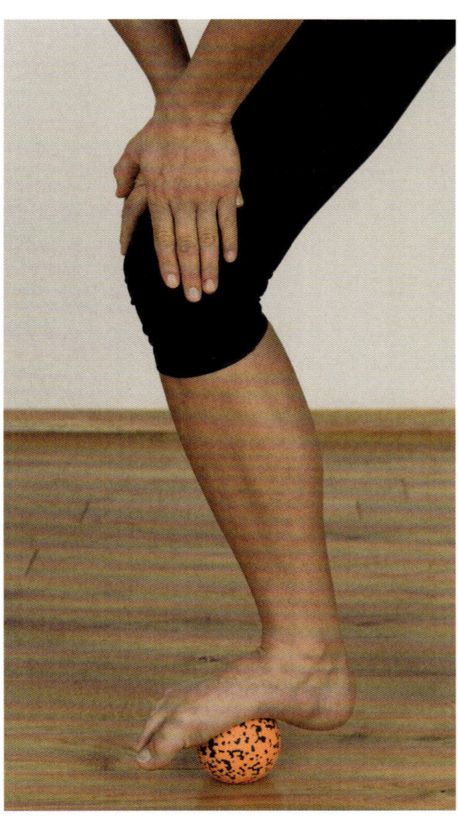

➤ Eine gute Position ist auf jeden Fall der Stand, in dem Sie mit dem ganzen Körpergewicht arbeiten können. Selbstverständlich ist es möglich aus dem Fernsehsessel oder aus dem Bürostuhl aufzustehen und diese Übung neben einer anderen Tätigkeit durchzuführen.

Sinnvoll ist es, die gesamte Muskelkette mit verschiedenen Techniken zu entspannen.

Ergänzende Übungen für die das Fußgewölbe aufbauenden Muskel-Bindegewebsstrukturen sind: die Wade mit dem eigenen Knie, den vorderen Schienbeinmuskel mit dem Duoball, den Oberschenkel komplett mit der großen Rolle und die tiefe Beckenmuskulatur mit dem Massageball in einer Session zu bearbeiten.

5. Übung: Rücken

Im Gegensatz zu den weit verbreiteten Anwendungen der großen Faszienrolle am Rücken hat es sich in unserer Praxis bewährt, dass eine sinnvolle Eigenbehandlung des Rückens durch den Patienten am besten mit dem Duoball in den beiden verschiedenen Größen durchgeführt werden sollte. Das Faszienmodell unseres Rumpfes zeigt den Rumpf im Brustkorb als Faszienzylinder, die Rückenstrecker als zwei außen anliegende Faszienschläuche. Solange noch viel fasziale Spannungen im Rücken vorhanden sind, bewirkt eine harte Rolle über die Dornfortsätze der Wirbel eher eine zwangsweise Mobilisation. Wir wollen aber mit unseren Faszienrollen und -kugeln die Gewebsspannung so weit heruntersetzen, dass die Wirbel ganz von selbst „frei schwimmen" und sich voneinander lösen können, deshalb empfehlen wir die Verwendung des Duoballs.

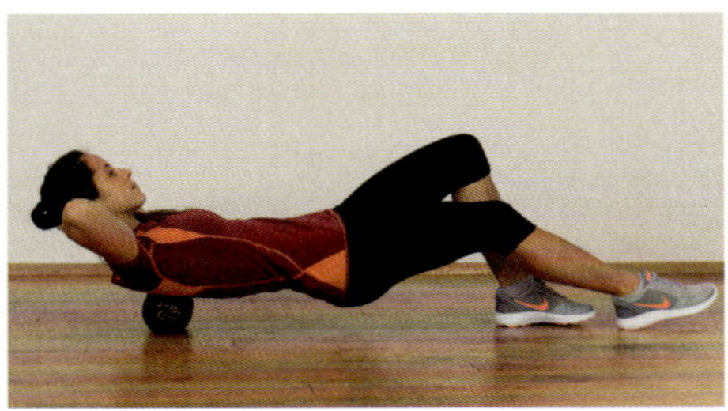

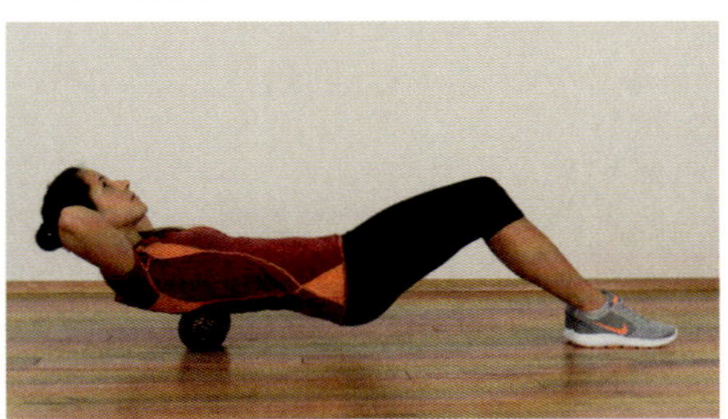

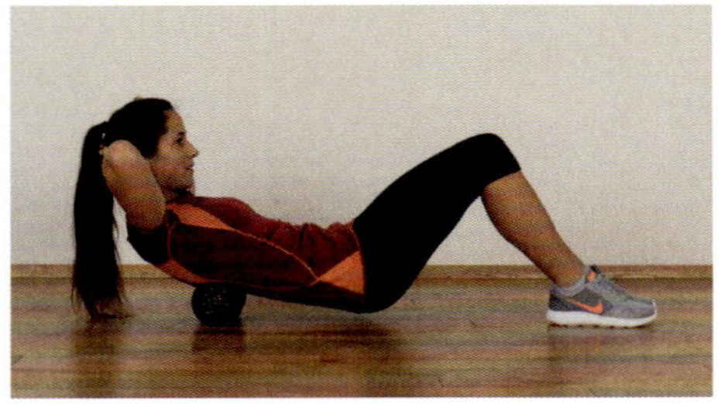

➤ In der liegenden Ausgangsposition ist es am besten, einmal den ganzen Rücken in beide Richtungen in Slow Motion oder Super Slow Motion durchzuarbeiten. Dabei wird der Kopf mit den Händen gestützt. Bei den ersten beiden Durchgängen wählen Sie am besten einen geraden Rücken oder die Beugung mit einem Rundrücken. Hier können Sie bereits an besonders gut spürbaren Gebieten oder Punkten anhalten und über das Ausatmen den Druck auf das Gewebe verstärken. Wem der Druck und der Schmerz zu intensiv ist, sollte einen weicheren Duoball wählen und auf jeden Fall den großen nehmen. Alternativ können Sie auch die ausgestreckten Hände über dem Kopf oder an der Körperseite zum Abstützen am Boden und zur Verringerung des Druckes auf den Duoball einsetzen. Wem das immer noch zu intensiv erscheint, soll sich mehrere Tage im Stand an der Wand mit dem Duoball vergnügen, ehe er sich in die Rücklage begibt. Die Erfahrung zeigt, dass schmerzhafte Rücken bei der Selbstbehandlung ungefähr zwei Wochen Zeit in Anspruch nehmen, bis die Linderung eintritt.

Nach den Durchgängen in der Beugung oder dem geraden Rücken können Sie sich an die Streckung des Rückens wagen.

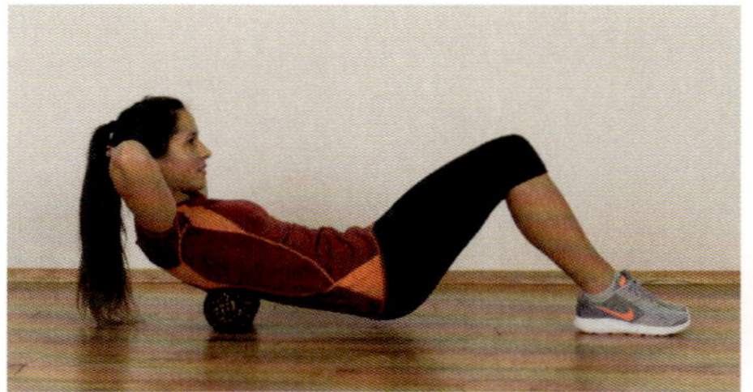

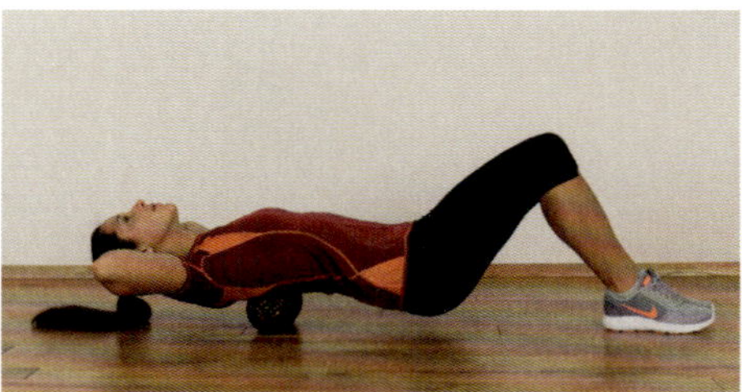

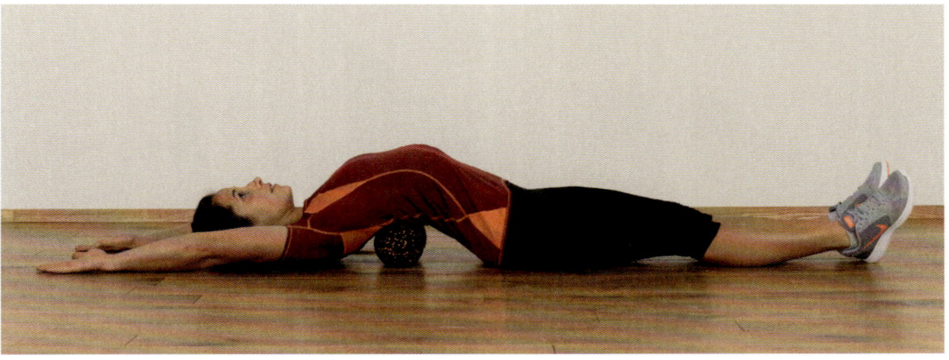

➤ Das Ziel ist es, mit den Schultern und der Hüfte den Boden zu berühren, egal an welcher Position der Duoball anliegt. Beim großen Duoball kann das eine echte Aufgabe sein, die nicht jeder schafft.

Variante: Um die Beweglichkeit des Rückens segmental zu verbessern, können Sie „Duoball-Situps" durchführen. Ein Segment besteht immer aus der Funktionseinheit zweier Wirbel.

➤ An spürbaren Stellen aus einer hohen Position betont langsam absinken und dann schneller wieder hochkommen. Das ist ein „exzentrisches Training" mit betonter Bremsphase.

Das können Sie mit dem sogenannten Vertauschen von Punctum fixum (Punkt, der bei der Kontraktion eines Muskel fixiert ist) und Punctum mobile (Punkt, der bei der Kontraktion eines Muskels bewegt wird) kombinieren, d. h. Sie können sowohl die Kopfseite des Rumpfes absinken lassen, wobei das Becken auf dem Boden ruht oder umgekehrt die Schultern ablegen und das Becken bewegen. Im Detail sind die gesamten segmentumgebenden Muskeln gefordert und kommen so in Schwung.

6. Übung: obere Brustwirbelsäule und Nackenmuskulatur

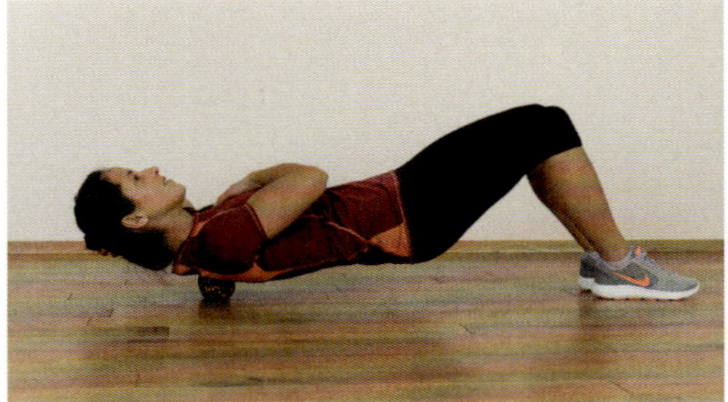
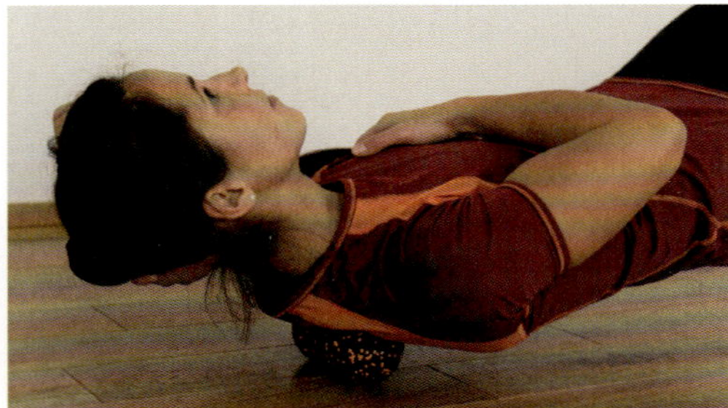
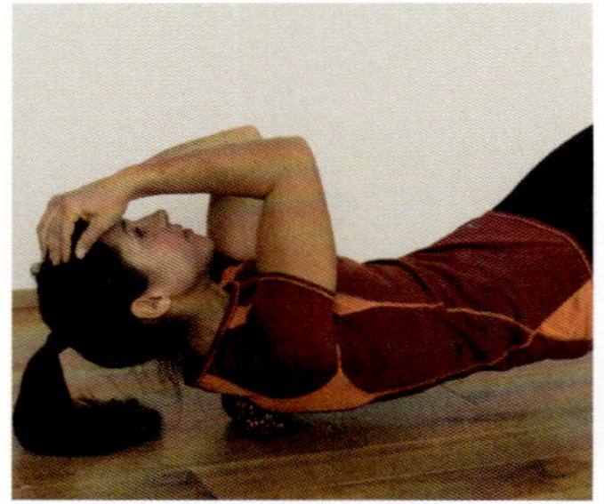
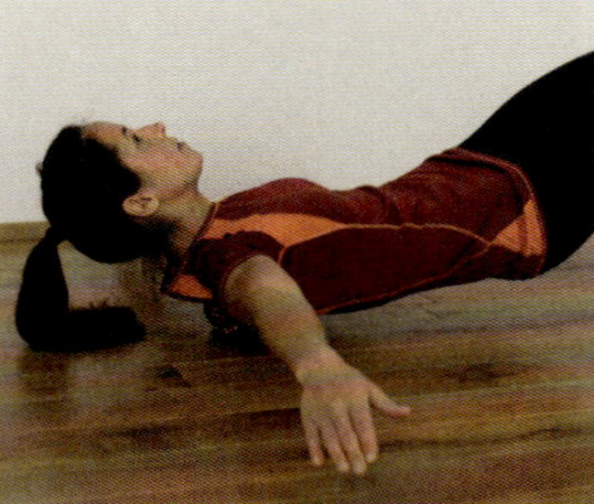
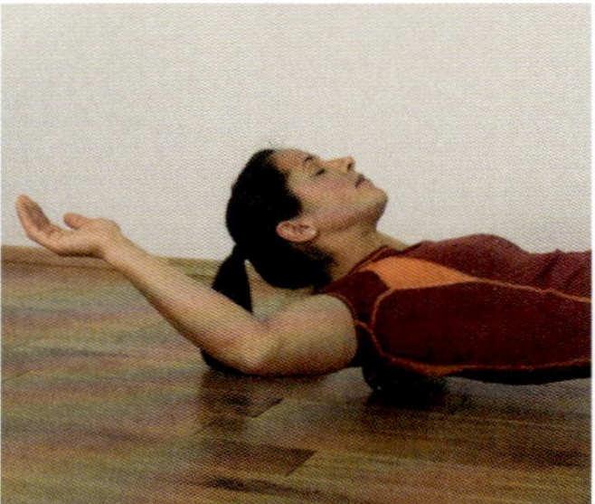
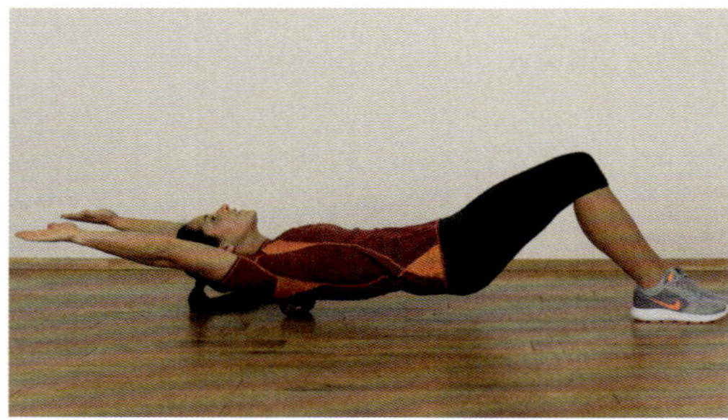
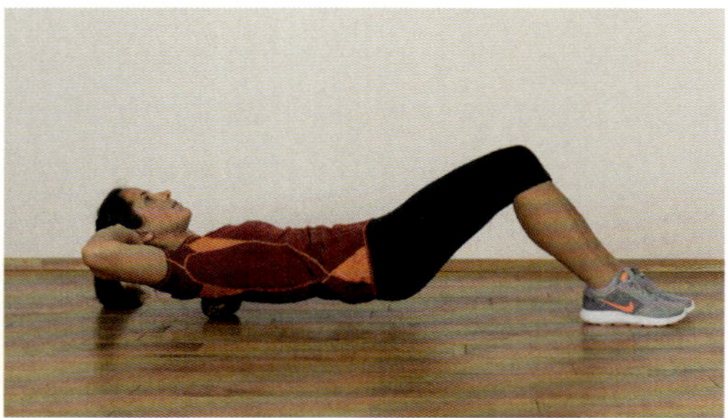

➤ Für die obere Brustwirbelsäule und für eine verspannte Nackenmuskulatur sollten Sie zum kleinen Duoball greifen. Die oberen Anteile der Wirbelsäule werden nach der Vorbereitung durch eine komplette Rollsession der ganzen Wirbelsäule, wie zuvor beschrieben, mit einem möglichst harten Massagegerät gerollt.

Wichtig ist es, die Schmerzpunkte an der oberen inneren Schulterblattecke, die harten Stellen über der Mitte des oberen Schulterblattrandes und die Muskeln und Faszien zwischen Schulterblatt und Wirbelsäule durchzuarbeiten. Dabei hilft es – um die Kugeln wirkungsvoll einsetzen zu können – die Arme in verschiedene Positionen zu bringen, um die Schulterblätter zu bewegen. Das ist ein wenig experimentelle Arbeit. Manchmal hilft es, die Kugeln zwischen den Schulterblättern einzuklemmen, manchmal auf den Schmerzpunkten zu bleiben und durch die Arm- bzw. Schulterblattbewegung eine Funktionsmassage durchzuführen.

Achten Sie auf eine Vorbereitung über den gesamten Rückenstrecker, vom Kreuzbein bis hin zum Hals und eine sorgfältige Bearbeitung der schulterblattumgebenden Strukturen. Je höher oben die Schmerzpunkte an der Schulter liegen, desto schwieriger wird es, diese mit den Kugeln zu erreichen.

Alternativ können Sie diesen Schmerzpunkten mit dem Blackroll®-Twister zu Leibe rücken oder mit dem kleinen Duoball. Wenn Sie auf dem Duoball liegen und dann zu einer Seite hinüberrollen, haben Sie den Effekt einer Einzelkugel.

7. Übung: Schmerzpunkte mit dem Blackroll® Twister bearbeiten

Der Blackroll® Twister ist mit seiner halbkugeligen Form, den Noppen und zwei Griffmulden gut für die punktuelle Stimulation auch an schwer zugänglichen Stellen geeignet. Als Beispiel ist die Daumensattelgelenksarthrose genannt, bei der Sie folgende Übung durchführen können.

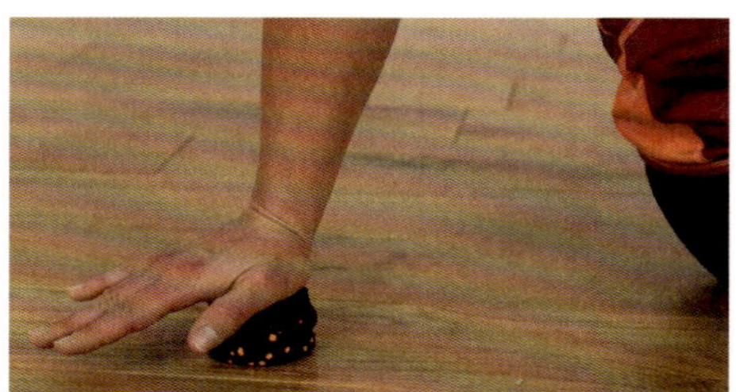

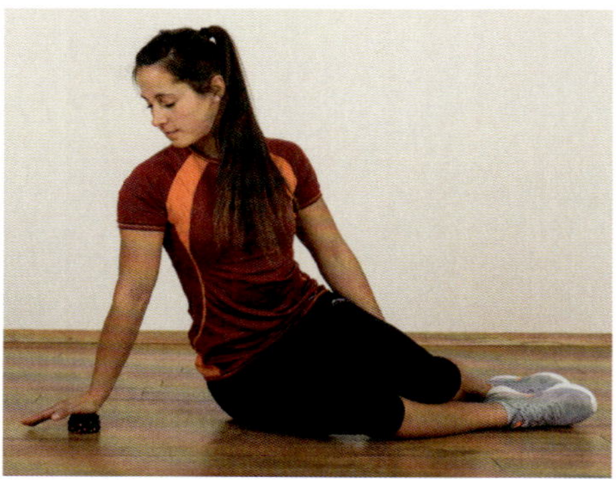

➤ Sitzende Ausgangsposition, den Twister unter den Daumenballen legen. Sie können aber auch im Stehen vor einem Stuhl den Twister positionieren. Wichtig ist, dass Ihre Haltung gut bleibt und Sie den Druck auf die Daumenwurzel aufbauen können. Durch die Noppen und die raue Oberfläche des Twisters können Sie mit viel Druck das Gewebe verdrehen und verschieben, ohne dass der Twister wegrutscht.

Den Effekt der besseren Durchblutung und eine Entspannung im Gewebe ist schon nach wenigen Minuten zu erreichen. Alle mit dem Twister erreichbaren Schmerzpunkte können so unter hohem Druck in Kombination mit einer Drehung angegangen werden. Das ist allerdings eher Fortgeschrittenen und versierten Faszienrollen-Anwendern zu empfehlen.

6.2 Faszien-Eigenmassage manuell und ohne Hilfsmittel

1. Übung: Wade und tiefe Wadenmuskulatur

Im Verlauf von nur einer Woche können Sie mit dieser Übung eine Wade umfassend entspannen, ohne jeden Tag viel Zeit investieren zu müssen. Diese Technik lässt sich optimal mit der Massage der Fußsohle kombinieren (s. 6.1, 4. Übung).

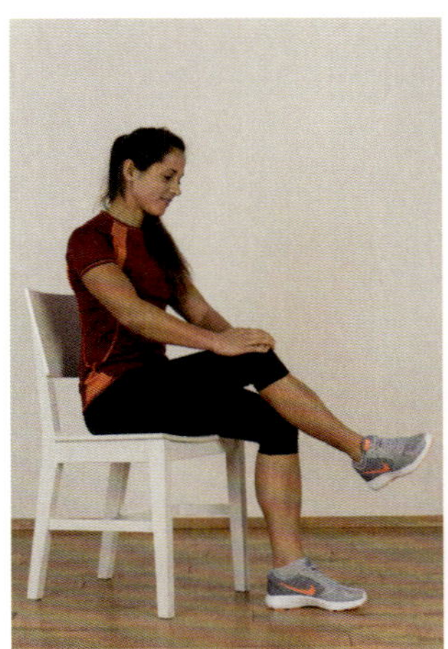
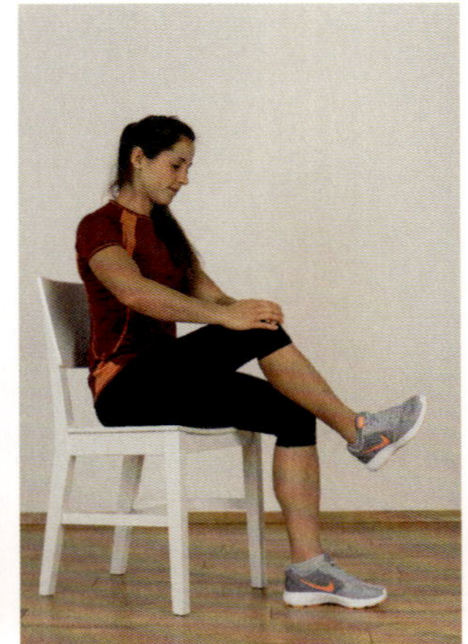
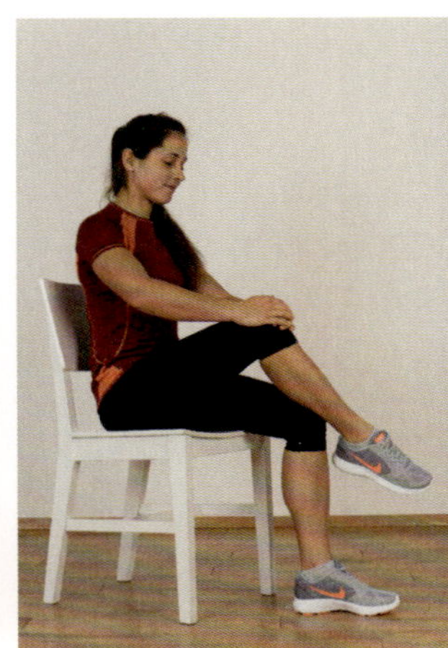

➤ Sitzende Ausgangsposition, z. B. auf einem (Büro-)Stuhl, ein Bein wird über das andere geschlagen und zwar so, dass die Wade auf dem Knie des darunter stehenden Beines aufliegt. Wer möchte, beginnt unterhalb der Kniekehle. Die großen Wadenmuskeln innen und außen sowie die gedachte Linie dazwischen für die hinter den oberflächlichen großen Wadenmuskeln verborgene tiefe Wade ist unser Ziel der Selbstmassage. Das aufgelegte Bein mit den Händen unter verstärkendem Druck auf das Knie drücken und einige Zeit eine Triggerpunkt-Behandlung durchführen, indem Sie den schmerzenden Punkt halten, drücken oder leicht massieren. Sie können den gehaltenen Punkt auch mittels einer Winkbewegung des Fußes als Funktionsmassage bearbeiten.

2. Übung: Unterarm

Die Ausstreichungen des Unterarmes nehmen Spannungen aus den Muskelketten, die von der Hand zur Schulter und zur Brust verlaufen. Mit dem Ausstreichen der Streckseite erreichen Sie eine Entspannung des Nackens, eine Erleichterung von Erscheinungen wie Tennisellbogen, Karpaltunnelsyndrom, Daumensattelgelenksproblemen, Schulterenge und Hals-Nacken-Problemen. Es hilft sozusagen gegen alle negativen Erscheinungen des gesamten Kontinuums, das Sie bearbeiten.

Ist die Beugeseite auffällig fest, was sich an einem prallen Unterarm feststellen lässt und sind Sie eine Person, die die Beugeseite gar nicht beansprucht (keine schweren körperlichen Hebearbeiten wie schaufeln oder tragen beispielsweise), deutet das auf einen Stau von lymphatischen Flüssigkeiten im Nackenbereich hin. Wenn nach den Ausstreichungen die Spannung deutlich verringert ist, war die Eigenbehandlung ein Erfolg und Ihr Körper kann wieder besser regenerieren.

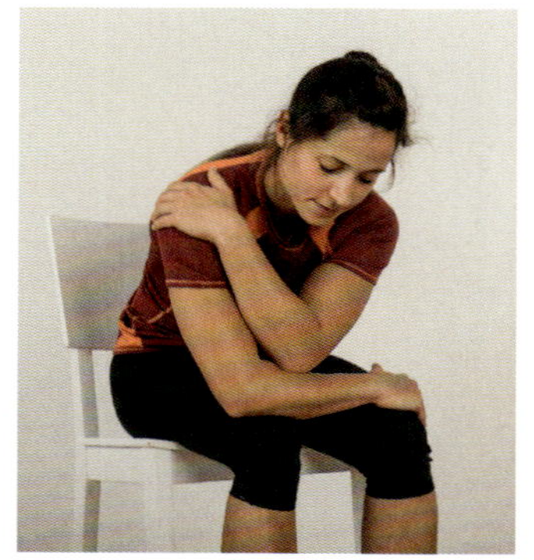

➤ Ausstreichen der Streckseite des Unterarmes mit dem Ellbogen. Eine mögliche Ausgangsposition ist in der Abbildung dargestellt. Man kann aber auch im Stehen den zu bearbeiteten Unterarm auf einer Tischplatte ablegen – suchen Sie die für Sie günstigere Position aus. Wichtig ist, dass der auszustreichende Unterarm mit dem Handrücken nach oben und dem Daumen auf Sie zu ausgerichtet ist und fest und sicher aufliegt.

Die Ausführung ist einfach: Drücken Sie mit Ihrem Ellbogen stark auf eine schmerzende Stelle nahe der Ellenbeuge und eher außen zum äußeren Knochen hin. Der Schmerz zeigt sich nur bei starkem Druck, den Sie mit Ihrem Körpergewicht regulieren können. Verharren Sie einige Zeit auf der schmerzenden Stelle und beginnen Sie, in Richtung Daumen auszustreichen. Die Ausstreichung endet am Daumen. Wiederholen Sie die Ausstreichung mehrfach.

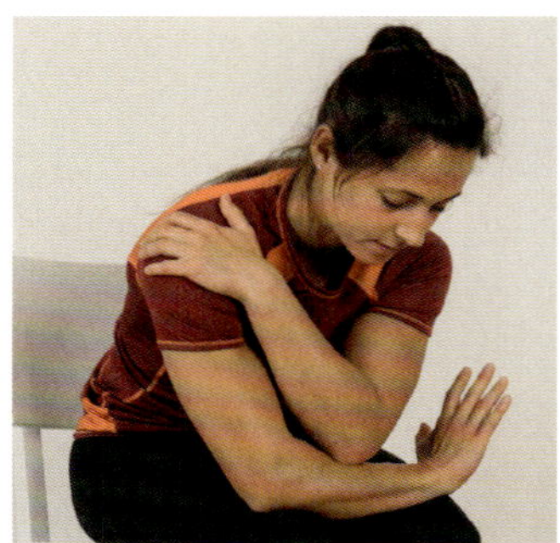

Variante 1: Die Übung wie oben beschrieben durchführen, nur diesmal mit gleichzeitigem Hochziehen des Handrückens in der Bewegung. Diese Art der Funktionsmassage erhöht die Effektivität.

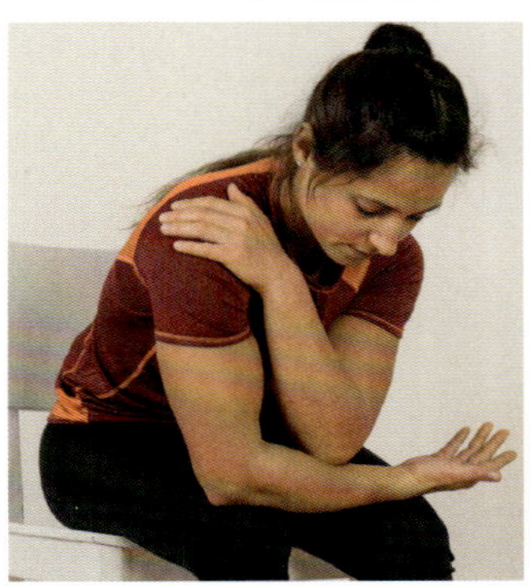

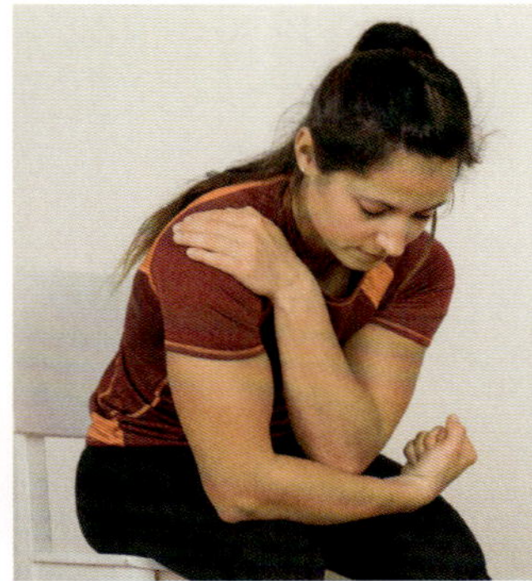

Variante 2: Dieselbe Technik können Sie auf der Beugeseite des Unterarmes anwenden.

➤ Dabei wird der Unterarm einfach umgewendet und der Daumen liegt so vor Ihnen, dass er von Ihnen weg zeigt. Beginnen Sie die Ausstreichung hier in der Ellenbeuge und folgen Sie entweder dem inneren oder dem äußeren Muskelbauch oder gehen Sie dazwischen.

Variante 3: Durch das Drücken bestimmter Druckpunkte können Sie die Effekte des Ausstreichens der Streckseite des Unterarmes auf die Nacken-Schulter-Kopf-Region verstärken und gegen einige Formen von Kopfschmerzen, evtl. auch Schwindel, angehen. Auch die Beweglichkeit des Kopfes wird im Idealfall besser. Die Signale der betroffenen Rezeptoren ans Gehirn bewirken bei längerer Einwirkzeit eine Entspannung der angeschlossenen Muskelkette.

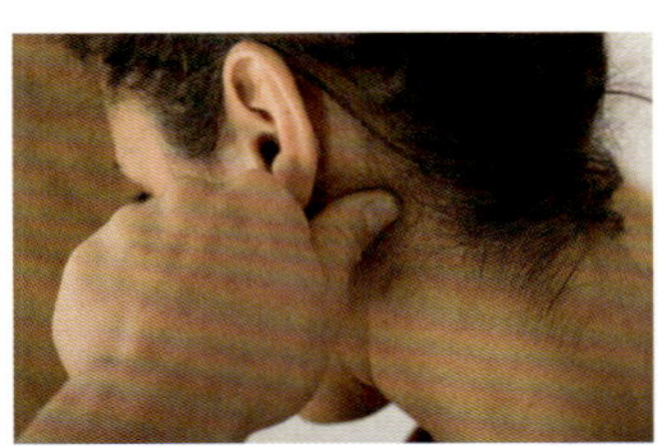

➤ Suchen Sie sich mit einem Finger oder dem Daumen Punkte an der Unterkante des Schädels und prüfen Sie diese mit sehr kräftigem, anhaltendem Druck. Halten Sie Ihre Finger stabil und bewegen Sie gleichzeitig den Kopf ein wenig in alle Richtungen. Wenn Sie einen schmerzhaften Punkt gefunden haben, erhöhen Sie den Druck und halten ihn längere Zeit aus. Je länger, desto besser.

3. Übung: Kiefermuskulatur

Sind Sie im Stress? Die Kiefermuskulatur ist ein Indiz für hohe Anspannung und sorgt gleichzeitig für hohe Spannung im ganzen Körper. Ein schöner Punkt zum Austesten und um gleichzeitig eine intensive Druckmassage durchzuführen, bietet sich unter dem außenseitigen Anteil des Jochbeines im Gesicht. Die Druckmassage nimmt Spannung aus dem Gesicht und über eine propriozeptive Verkopplung auch die Spannung aus dem wichtigen System Auge, dem Gleichgewichtsorgan, der Stellmuskulatur im Hals mit den anteiligen hochempfindlichen Faszien und der entsprechenden Schaltzentrale im Gehirn.

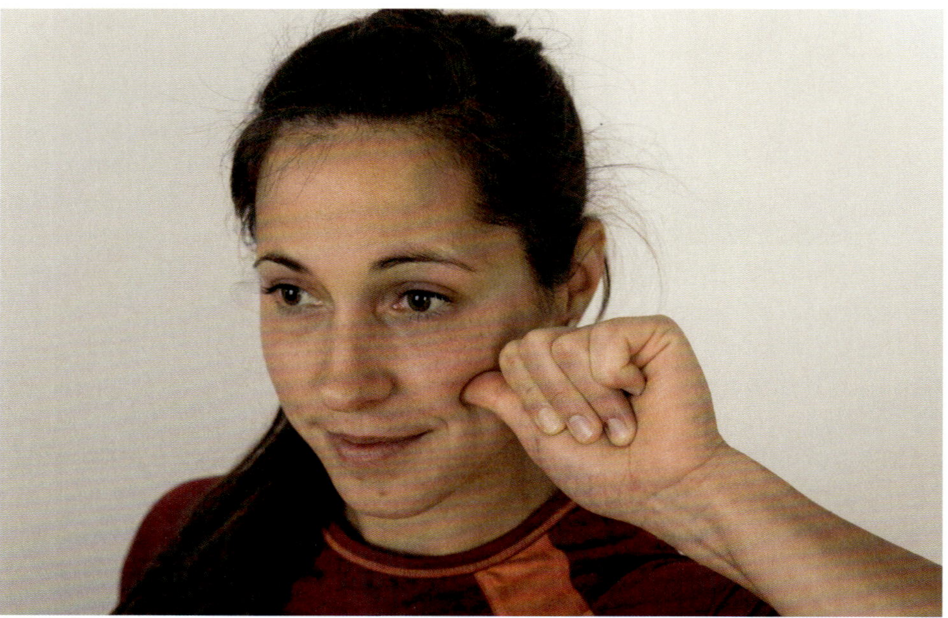

➤ Einfach unter der Mitte des Jochbeines den Finger ansetzen und nach außen rutschen. Die etwas härtere Struktur, die sich trotzdem verschieben lässt und quer zur Bewegungsrichtung weiter außen aufspürbar ist, ist ein Anteil des großen Kaumuskels (Musculus masseter). Ist der Punkt (sehr) schmerzhaft, dann bewegen Sie den Finger (stabil halten!) mit hohem Druck von schräg unten in Richtung Jochbein.

4. Übung: großer Zeh

Haben Sie sich schon einmal mit einem steifen oder schmerzenden Zeh herumgeärgert? Zum Beispiel, wenn das Aufstellen des großen Zehs unangenehm auffällt, wenn Sie gleichzeitig am Boden knien? Könnte es sein, dass Sie dieser Position schon seit längerer Zeit aus dem Weg gehen? Dann fehlt Ihnen die Elastizität am Fuß, die Faszien sind so steif, dass sie die Aufstellbewegung nicht zulassen und Schmerzen melden.

➤ Streichen Sie die Stelle zwischen dem großem Zeh und dem angrenzenden Zeh richtig kräftig aus. Fangen Sie ungefähr in der Mitte des Fußes an, da wo Sie die Vertiefung zwischen den beiden Zehen spüren können und drücken Sie die Linie langsam nach vorne aus. Bitte nicht erschrecken, wenn das erstaunlich schmerzhaft ist. Dann gilt: Jetzt erst recht.

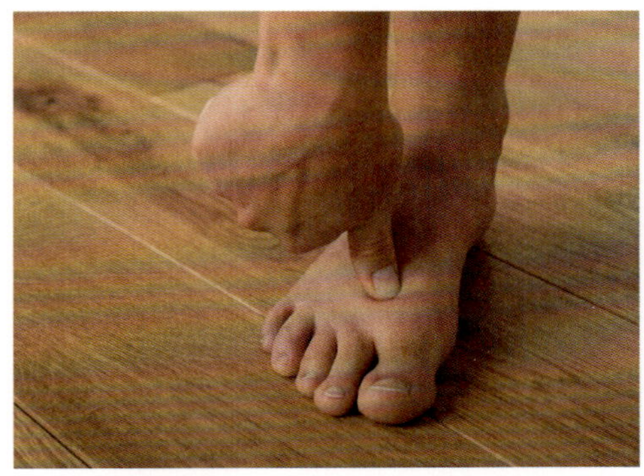

Diese Übung lässt sich gut mit allen beschriebenen Techniken am Unterschenkel kombinieren und verhilft Ihnen zu einem entspannten großen Zeh. Schließlich möchten Sie noch lange über Ihr Großzehen-Grundgelenk abrollen können. Das tun Sie nämlich ein Leben lang. Und bei jedem Schritt wird das komplette Körpergewicht hier verarbeitet. Wieder eine erstaunliche Leistung unseres gangspezialisierten Systems.

Gleichzeitig ist diese Übung die perfekte Hallux-valgus-Prophylaxe. Beim Hallux valgus wandert der große Zeh wie ein Uhrzeiger immer weiter nach außen. Manchmal ist das genetisch bedingt, manchmal auch nicht. Die tiefe Spannung zwischen den Zehen können Sie selbst verringern und sind damit weniger dem valgisierenden Prozess ausgesetzt, vorausgesetzt, Sie fangen frühzeitig damit an. Wenn der große Zeh bereits unter seine beiden Nachbarn gewandert ist, dadurch der vordere Schienbeinmuskel gestört wird und die anderen Zehen bereits zu Hammerzehen gekrümmt sind, ist diese Technik eher palliativ (erhaltend) zu betrachten und kann natürlich keine so starke Gewebs- und Knochenveränderung rückgängig machen.

5. Übung: Außen- und Innenseite des Knöchels zum Fersenbein

Eine gute Beweglichkeit der Ferse ist eine wichtige Voraussetzung für eine gute Beinachse. Die Beinachse ist eine gedachte vertikale Linie durch das Bein, die eine gute Lastverträglichkeit für die Gelenke garantiert. Stimmt diese Achse nicht, werden die Gelenke falsch belastet und es können Gelenkschäden entstehen. Die Gründe für eine Fehlstellung sind zahlreich. Mit der Selbstmassage können Sie sich eine Verbesserung der Situation verschaffen, bei einem sehr stark auftretendem Schmerz durch die Druckprovokation ist es jedoch sinnvoll, beim Therapeuten Ihrer Wahl nach Gründen suchen zu lassen.

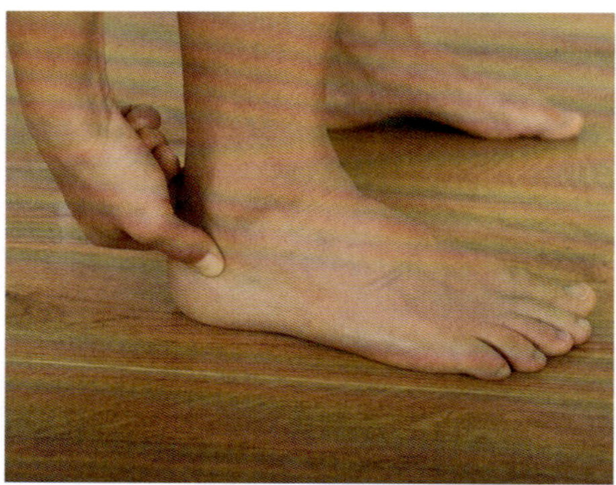

➤ Die Ausgangsposition kann variieren, sitzend auf einem Stuhl die Innenseite am besten mit übergeschlagenem, angewinkeltem Bein behandeln, die Außenseite mit beiden Beinen parallel im Seitsitz (so saßen die Frauen früher auf dem Pferd).

Wichtig ist, dass Sie die abgebildete Stelle am Knöchel berühren und nach hinten unten drücken können. Einfach vom Knöchel nach schräg abwärts an der Außenseite oder an der Innenseite der Ferse drücken und die Schmerzpunkte suchen.

Meist liegt die schmerzhaftere Stelle außen, manchmal sind beide Seiten sehr schmerzhaft. Beide Punkte verhelfen Ihnen zu einer besseren seitlichen Beweglichkeit des Fersenbeines, das quasi frei unter dem Schienbein hin- und herpendeln können muss.

6. Übung: Oberschenkelmuskel im Sitz entspannen

Diese Übung ist sehr gut geeignet für die Innenseite des Oberschenkels und am Rand des Quadrizeps (vierköpfiger Oberschenkelmuskel = Musculus quadriceps femosis) bei Knieproblemen.

➤ In Sitzposition wird die Oberseite des Oberschenkels kräftig mit den Knöcheln gedrückt. Wie immer gilt, die Bewegung langsam und mit starkem Druck auszuführen, möglichst von der Hüfte weg. Am besten ist es, gemäß dreier gedachter Linien vorzugehen: eine in der Mitte, eine etwas außen und eine etwas innen von der Mitte.

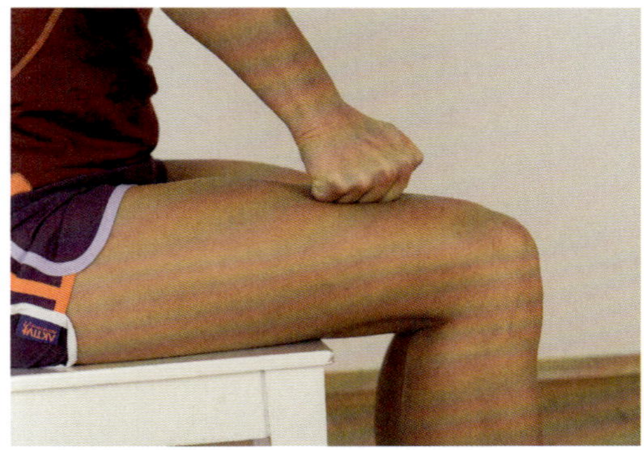

Variante 1: Alternativ kann der Ellbogen verwendet werden. Sein Einsatz bringt mehr Kraft und mehr Druck.

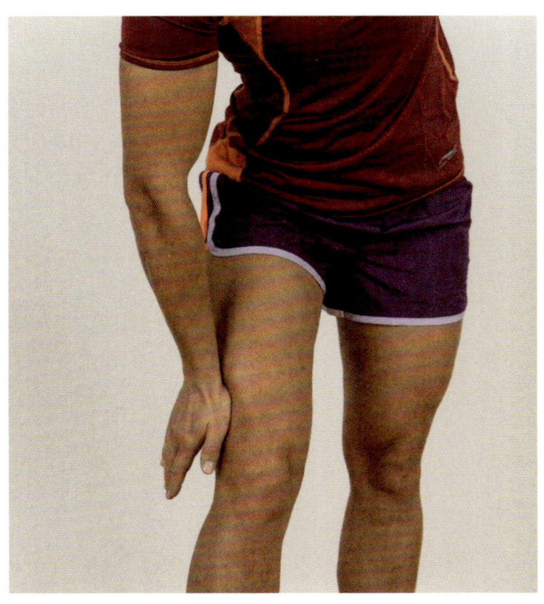

Variante 2: Zusätzlich zum Rollen mit dem großen Blackroll®-Zylinder lässt sich der Tractus iliotibialis auch gut im Stehen mit dem Handballen in Abwärtsrichtung bearbeiten, von der Hüfte bis zum Knie. Jede Stelle, die schmerzhaft in Erscheinung tritt, mit besonderer Sorgfalt und Konzentration bearbeiten.

6.3 Dehnungen

Vorab sei bemerkt: Dehnungen werden in diesem Kontext als eigene sportliche Übungen angesehen, sodass in diesem Fall kein vorheriges Aufwärmen notwendig ist.

Was Dehnungen als Reiz auf die Muskulatur bewirken, darum streiten sich seit längerer Zeit Mediziner, Sportwissenschaftler und Physiologen. Hier die wichtigsten aktuellen Punkte im Überblick:

Im sogenannten „Cochrane-Review“[8] wird in einer qualitativ akzeptablen Studie zum Thema „Dehnen“ von unabhängigen Wissenschaftlern das Ergebnis vertreten, dass das Dehnen keinen bzw. nur einen sehr geringen Effekt auf Verletzungsgefahr, Muskelkrämpfe, Kontrakturen und Lebensqualität hat.

Andererseits konnten Torres und Mitarbeiter in ihrer Studie nachweisen[9], dass bei exzentrischem Training Fasern innerhalb der Muskelspindeln verletzt werden. Das führt zu einer nach ein bis zwei Tagen einsetzenden Form von Muskelkater. Dehnen scheint die Sensibilität der Muskelspindeln (Sensoren für Muskelspannung innerhalb des Muskels) zu verringern, weshalb der Muskel insgesamt mehr Bewegung zulässt. Ein- und mehrmaliges Dehnen trug signifikant zur Erholung von Muskelsteifheit bei.

Zusammenfassend können wir festhalten:

- Dehnen ist wichtig bei beweglichkeitsfördernden Sportarten wie Tanzen, Kampfsportarten und rhythmische Sportgymnastik. Dehnen verbessert die Beweglichkeit. Bei allen dreien gilt: Der negative Effekt des Dehnens im Vorfeld wird durch die anschließende Ausübung der Bewegungsform wieder neutralisiert.
- Dehnen kann zur kurzfristigen Reduktion von Muskelspannung eingesetzt werden.
- Dehnen wirkt sich negativ bei schnellkraftspezifischen Sportarten (Ballspiele, Kraftsport- und Laufsportarten) aus, wenn es vor der Ausübung der Sportart durchgeführt wird. Bei der Regeneration ist es durchaus förderlich.

Die drei gebräuchlichsten Dehnmethoden nach Klee[10] sind:

- Dynamisches Stretching: Dehnung mit mehrfach wiederholten, langsam federnden Bewegungen
- Statisches Stretching: Dehnposition wird kontrolliert eingenommen und bestimmte Zeit gehalten
- Propriozeptive neuromuskuläre Fazilitation (PNF): eine Behandlungsmethode aus der Physiotherapie, bei der der Therapeut verschiedene Anspannungsrichtungen der Muskulatur beim Patienten stimuliert und Dehneffekte produziert.

Die im Folgenden beschriebenen Dehnübungen können als statische oder dynamische Dehnung ausgeführt werden.

Wir beschränken uns auf die wichtigsten Dehnungen, um unsere Körpermitte im Beckenbereich zu dehnen. Dehnungen sind aussagekräftige Indikatoren, sie lassen Spannungen im Seitenvergleich erkennen und dienen somit der Selbstdiagnostik. Als Hauptzweck können wir durch dynamisches oder statisches Dehnen diese Differenz verbessern und den Körper für eine Zeitspanne von ca. einem Tag eine Regenerationshilfe verschaffen.

Für den Anfänger eignet sich statisches Dehnen mit sanftem Aufbau der Dehnspannung, wobei wir uns Zeit lassen sollten. Der Fortgeschrittene kann zwischendurch dynamische Dehnimpulse setzen, das ist zeitsparend. Dabei kann ruhig auch ein kräftiger Dehnschmerz auftreten.

1. Übung: Dehnung des vorderen Oberschenkels

Die Dehnung entlastet den unteren Rücken und das Knie.

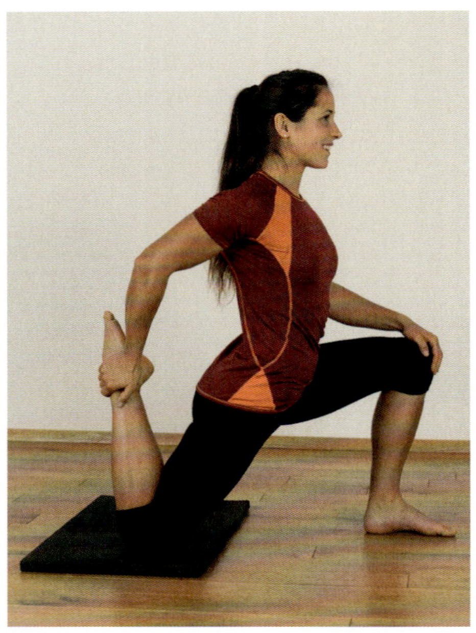

➤ Die gewählte Ausgangsposition verhindert Ausweichbewegungen der Hüfte. Wichtig ist, den Unterschenkel an der unteren Wade zu fassen, damit das Sprunggelenk geschont bleibt – also nicht an den Zehen greifen! Die Position in einer breiten Schrittposition wählen, um mehr Stabilität zu haben.

Für die Dehnung entweder mit der Hüfte in Richtung Boden absinken, dann den Unterschenkel zum Po ziehen oder umgekehrt mit dem Becken tief gehen und nur über den Unterschenkel, d. h. über das mehr oder weniger starke Anziehen der Ferse zum Po die Spannung am Oberschenkel variieren. Das Spannungsgefühl sollte intensiv vorne am Oberschenkel auftreten. Hier eignet sich statisches und dynamisches Dehnen.

Beim statischen Dehnen ist eine besonders lang gehaltene Endposition sinnvoll. Der Grund sind die vier Muskelstränge des Oberschenkelmuskels, die unterschiedliche Spannungsgrade aufweisen können. Einer nach dem anderen lässt nach; wer eine zu kurze Dauer des Dehnens wählt, erwischt nur die ersten Spannungen.

2. Übung: Hüftbeuger dehnen

Die Dehnung entlastet den unteren Rücken und das Knie.

➤ Die Ausgangsposition ist dieselbe wie bei der Dehnung des vorderen Oberschenkelmuskels. Zu beachten ist, dass beim Absenken der Hüfte der Oberkörper gestreckt ist und zwar nach oben und eher nach hinten orientiert. Es kommt viel Zug auf die Lendenwirbelsäule, wer da empfindlich ist, sollte die Dehnung nicht zu intensiv durchführen. Der Dehnschmerz entsteht an der Innenseite des Oberschenkels am hinteren Bein.

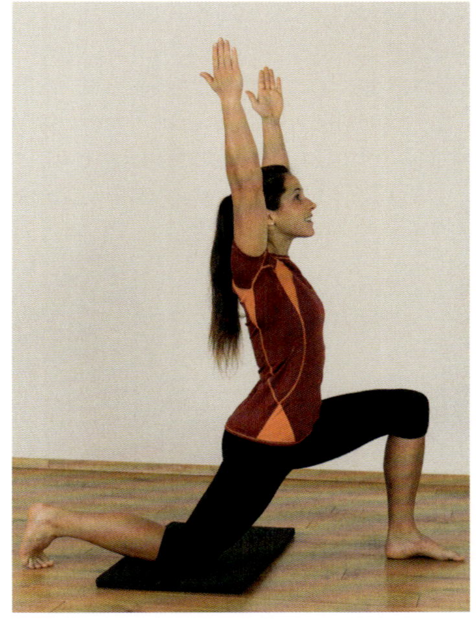

Dehnübungen für den Hüftbeuger sollten Frauen nach einer Geburt innerhalb der ersten Monate nur durchführen, wenn sie diese mit angespanntem Beckenboden ausüben können. Um diesen nicht übermäßig oder zu früh zu belasten, ist es wichtig, die Aufmerksamkeit auf einen geraden Rücken hinzulenken. Dadurch wird bei den ersten Ausführungen der Ausfallschritt kürzer sein.

3. Übung: Außenrotatoren der Hüfte dehnen

Die Dehnung erreicht vor allem den „Piriformismuskel", der großen Einfluss auf das Kreuzbein hat. Der Musculus piriformis ist ein birnenförmiger Muskel, der in der tiefen Schicht der Hüftmuskulatur liegt und an der Innenseite des Beckens zum Oberschenkelmuskel verläuft. Wer eine ISG-Problematik (Probleme mit dem Kreuzbein-Darmbein-Gelenk) hat, kann die Blockaden für kurze Zeit auf diese Weise angehen. Wichtig ist auf jeden Fall: unbedingt beidseitig dehnen. Die Dehnung nur einer Seite kann eine Blockade verstärken.

Vorsicht bei Knieproblemen! Falls Sie Knieschmerzen haben, lassen Sie die Ursache von einem Fachmann abklären.

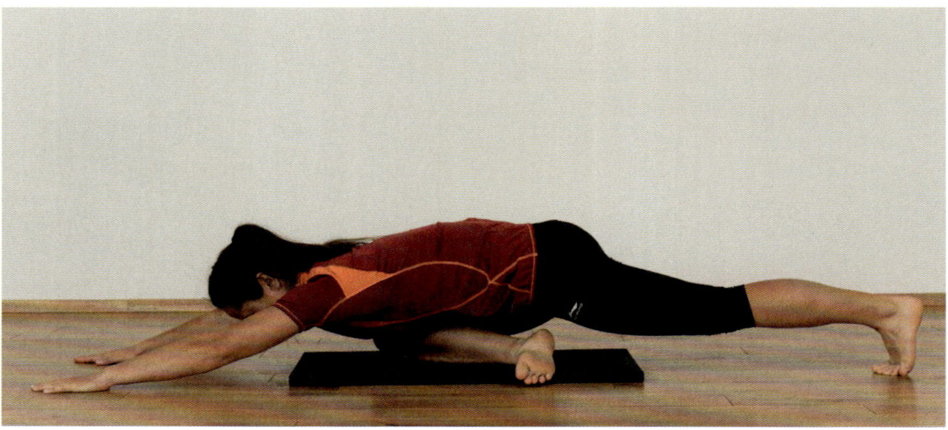

➤ Die Ausgangsposition ist der Vierfüßlerstand. Das Bein, dessen Hüfte gedehnt werden soll, einfach übersetzen, dabei im Vierfüßler bleiben. Danach legen Sie sich mit nach hinten gestrecktem Bein auf das Knie und nutzen Ihr Gewicht, um die Dehnung entsprechend zu intensivieren. Für die rechte Seite zeigt die linke Schulter zum Knie, für die linke Seite zeigt beim Hinunterbeugen des Oberkörpers die rechte Schulter zum Knie. In der Endposition liegt das Bein bis zum Knie diagonal vor der Brust. Die Dehnung wird verstärkt durch das Strecken und das Zehenaufstellen. Der Dehnschmerz tritt in der Pobacke auf.

4. Übung: Kombinationsdehnung Innenrotation der Hüfte, Tractus iliotibialis und unterer Rücken

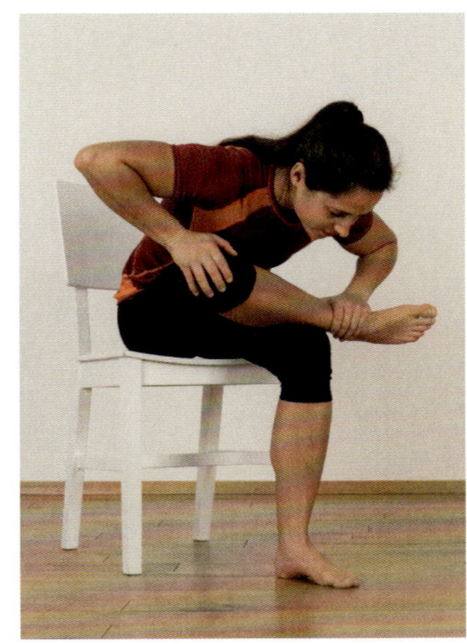

➤ Die Ausgangsposition ist auf einem Stuhl sitzend, das Bein der zu dehnenden Seite wird übergeschlagen, das Sprunggelenk liegt zur Entlastung außerhalb des Oberschenkels. Bei linksseitiger Dehnung liegt das linke Knie außen, das übergeschlagene Bein mit dem Fuß rechts außerhalb vom rechten Oberschenkel. Ein wenig Druck auf das Knie geben und gleichzeitig den Oberkörper vorbeugen, das ist die Dehnung. Der Dehnschmerz kann an unterschiedlichen Stellen auftreten, sowohl im Rückenbereich, am Oberschenkel außen oder in der Pobacke. Während der Dehnung sollte das übergeschlagene Knie langsam immer weiter in Richtung Außenrotation absinken.

Variieren Sie die Einstellung des Rückens:
Variante 1: Dehnung mit gestrecktem oder gebeugtem Rücken durchführen.
Variante 2: In der Dehnung, egal ob mit gebeugtem oder mit gestrecktem Rücken, den Oberkörper nach außen drehen:

➤ Den Oberkörper so drehen, dass Sie in die Richtung schauen, in die das übergeschlagene Knie zeigt.

Wer möchte, kann wie bei der Quadrizeps-Dehnung (Oberschenkelmuskel) lange in der Dehnung verharren. Dabei ist zu beobachten, dass nach einer gewissen Zeit das Knie nicht weiter absinkt. Da es sich um eine Kombinationsdehnung mehrerer Muskeln handelt, jetzt bitte nicht aufhören zu dehnen. Einfach ein wenig warten und nach dem Dehnen der nächsten Muskelgruppe kann das Knie in einer weiteren Dehnphase noch weiter absinken.

Variante 3 für ganz Versierte: Die Übung kann am Boden aus dem Schneidersitz ausgeführt werden:

➤ Dabei liegt das zu dehnende Bein mit dem Unterschenkel auf dem Oberschenkel des anderen, der Fuß wird wieder nach außen geschoben, um das Sprunggelenk nicht zu überlasten.

5. Übung: funktionelles Dehnen der hinteren Oberschenkelmuskulatur

Das ist eine Übung aus dem Qigong. Das Ziel ist die Förderung des Längenwachstums der ischiocruralen Muskulatur (hinterer Oberschenkel bis zur Wade).

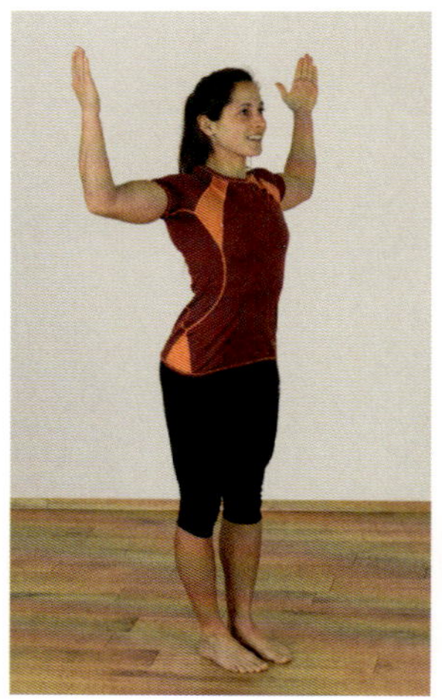

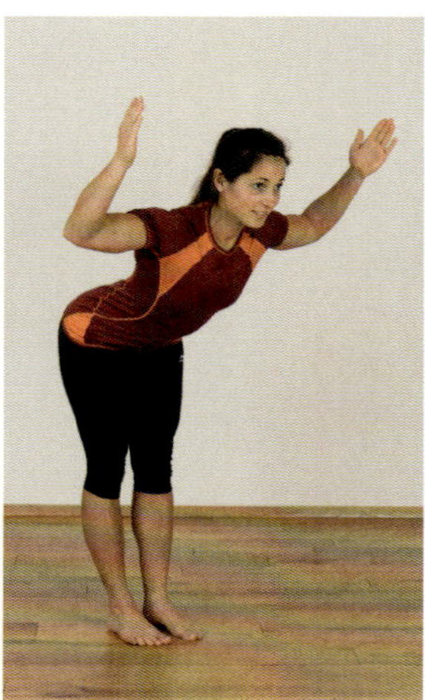

➤ Die Ausgangsposition ist im Stand, die Knie sind gestreckt und die Beine stehen schmal. Die Arme sind zu einem „U" geformt, die Daumen zeigen dabei nach hinten. Der Rücken wird ins Hohlkreuz gespannt und bleibt in diesem Zustand. Beugen Sie sich nun vornüber. Die Blickrichtung neigt sich genau wie der Oberkörper dem Boden zu, um das Gleichgewicht zu halten, schieben Sie den Po etwas nach hinten. Der Dehnschmerz sollte an den hinteren Oberschenkeln bis in die Waden spürbar sein.

Variante 1: „Exzentrisches Training" der hinteren Oberschenkelmuskulatur als Reiz zum Längenwachstum:

➤ Das Vorbeugen geschieht in Zeitlupe, mindestens 4 Sekunden lang. Je langsamer desto besser, das betont die sogenannte Exzentrik, den Bremsvorgang gegen die Schwerkraft, den die Muskulatur des hinteren Oberschenkels durchführen muss. Aufrichten geht mit normaler Geschwindigkeit.

Variante 2: Grundübung mit Hüftrotation:

➤ Dieselbe Übung kann durchgeführt werden, indem Sie die Beugung mit einem großen Kreis kombinieren, den der Rumpf beschreibt. Gebeugt wird möglichst ausschließlich in der Hüfte, die Kreisbewegung bitte in beide Richtungen ausführen. Die Armposition wird dabei verändert. Halten Sie die Hände parallel vor sich, mit ungefähr 90 Grad angewinkelten Armen, sodass Sie in die Handflächen schauen können. Bei der Kreisbewegung bleibt der Blick auf die Handflächen gerichtet.

Bei allen Varianten können Sie die Übung erleichtern, indem Sie die Arme vor der Brust verschränken, erschweren, indem Sie die Arme strecken oder ein Gewicht an die Brust nehmen.

Wer seine Rückenfaszie stimulieren möchte, kann am tiefsten Punkt der Dehnung eine kurze schnelle Nickbewegung mit dem Rumpf einbauen. Gehen Sie immer sanft und einfühlsam mit Ihrem Körper um.

Variante 3: Eine Kombination aus Faszien-Eigenbehandlung mit der Rolle oder Kugel in Kombination mit einer Dehnung ist eine weitere Möglichkeit.

➤ Beispiel 1: Eine Einheit Rückenfaszien-Mobilisation mit dem Blackroll®-Duoball in Kombination mit einer Dehnung des Rumpfes in die Rotation in beide Richtungen unter Einbeziehung der Aktivität einiger weniger Atemzüge. Diese Übung kann sehr viel Spannung aus dem Rumpf nehmen. Abends ausgeführt, wird so eine Anwendung die Regenerationsfähigkeit des Organismus verbessern, sowohl auf sensorischer als auch auf physiologischer Ebene.

Beispiel 2: Bearbeiten Sie Ihre Oberschenkel rundum mit der Blackroll®, Ihre tiefe Beckenmuskulatur mit dem kleinen oder großen Blackroll®-Ball, danach dehnen Sie Ihr Becken und Ihre Oberschenkelmuskulatur mit den Dehnungsübungen (s. S. 144).

Diese Übung sollte von Frauen nur mit gestärktem Beckenboden durchgeführt werden.

Nochmal zur Erinnerung!
Prinzipiell gilt: Zum Abschluss zwei Minuten hüpfen oder tanzen oder seilspringen, um wieder den richtigen Trimm in die Muskeln zu bekommen.

6.4 Sensomotorische Übungen auf der MFT Fun Disc

Als Therapiekreisel ist die MFT Fun Disc empfehlenswert, da sie zwei Geräte in einem vereint, den Kreisel und die Wippe.

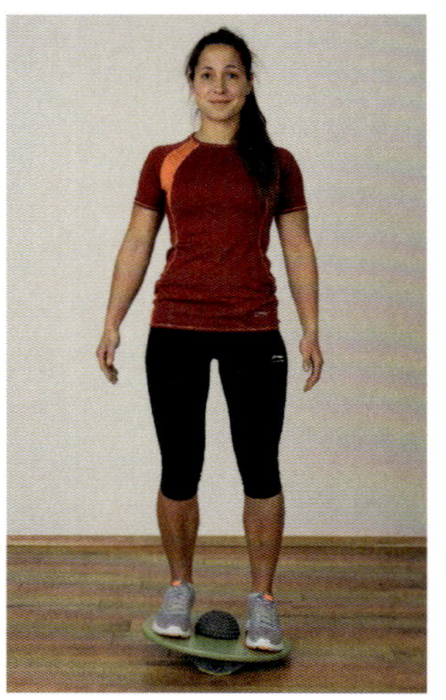

Sensomotorische Übungen verbessern mit ihrem hohen Anteil an koordinativen Anforderungen das Zusammenspiel Ihrer Gewebsarten auf allen Ebenen. Nachdem Sie mit der Blackroll®, anderen Hilfsmitteln oder manuell eine bestehende Unordnung im Fasziengewebe angegangen sind, kommt der integrative Teil, in dem Sie die erzielten Resultate der Selbstmassage und der Dehnungen durch die folgenden Übungen in die Bewegung integrieren. Wichtig ist, die Übungen zu variieren, sodass Sie mal mit der MFT Fun Disc oder dem Sling Trainer (Schlingentrainer) arbeiten. Sie können auch Übungen aus dem Bereich Sprungkraft (z. B. tanzen oder springen) einbauen oder Ihren sportlichen Aktivitäten nachgehen (z. B. laufen, Fußball spielen).

Übungszeit: Eine Übung 4-mal mit maximal einer Minute Dauer wiederholen. Pausenzeit ebenso lange. Gesamtzeit nicht länger als 10–15 Minuten, gilt auch für eine Kombination aus mehreren Übungen.

Allgemein gilt:

- vorher gut aufwärmen
- Blick geradeaus richten
- Schultergürtel locker lassen
- entspannt atmen
- Knie nicht gestreckt, sondern leicht gebeugt
- Der Boden sollte hart und glatt sein, damit die Fun Disc möglichst sensibel reagieren kann. Keine Angst, die Disc ist rutschfest!

Universelle Variante 1: Alle Übungen sind mit geschlossenen Augen deutlich schwerer.

Universelle Variante 2: Gleichzeitig einen Ball hochwerfen und fangen oder noch effektiver: sich einen Ball zuwerfen lassen.

1. Übung: seitliches Rollen zur Rumpfkontrolle und zum Aufwärmen

➤ Ausgangsposition ist entweder die Rücken- oder Bauchlage, Arme und Beine sind gestreckt und vom Boden abgehoben, der Kopf ist mit zurückgezogenem Kinn gerade. Es ist verboten, mit Kopf, Armen oder Beinen den Boden zu berühren. Diese Übung mit hohem Spaßfaktor wird von Kindern sehr gerne aufgenommen. Bitte nicht die Luft anhalten beim Rollen.

In der Ausführung wird seitlich gerollt, in beide Richtungen und mit wechselnden Geschwindigkeiten. Um die Rumpfkontrolle schwierig zu machen, können Sie langsam rollen, bei Erreichen einer seitlichen Position anhalten, dann wieder kontrolliert langsam zurückrollen.

Wer schnell müde wird, stark wackelt oder häufig den Boden berührt, sollte an seiner Rumpfkontrolle arbeiten.

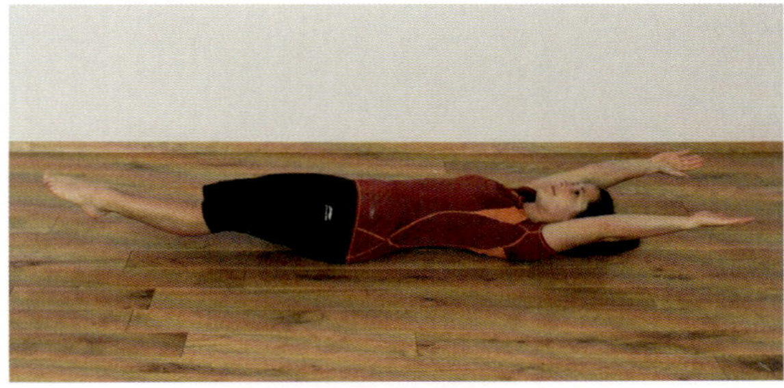

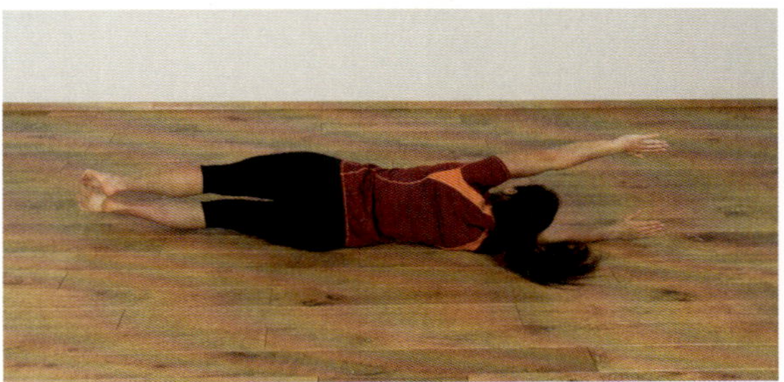

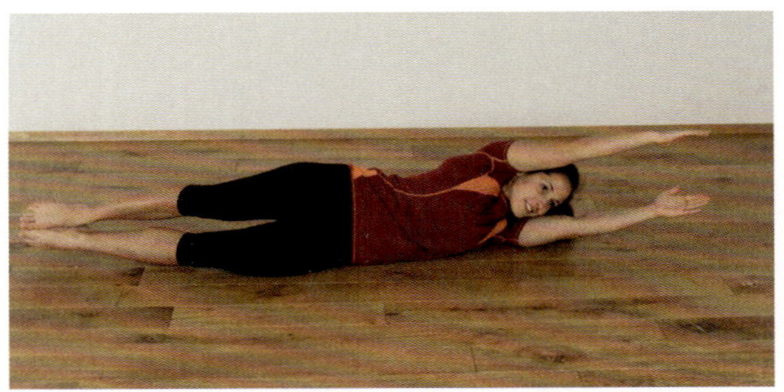

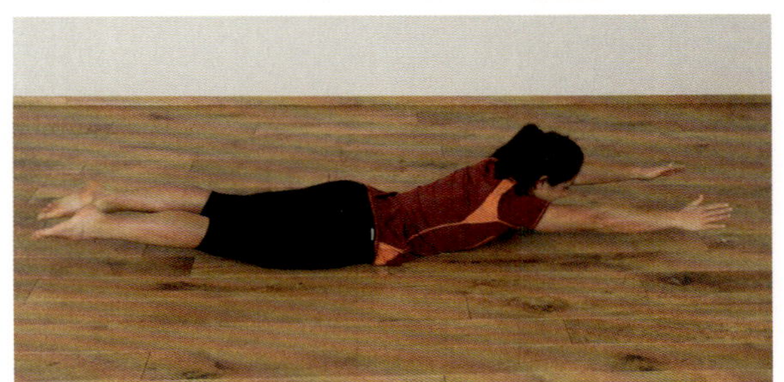

2. Übung: beidbeinige Wippe zur Verbesserung der allgemeinen Koordination

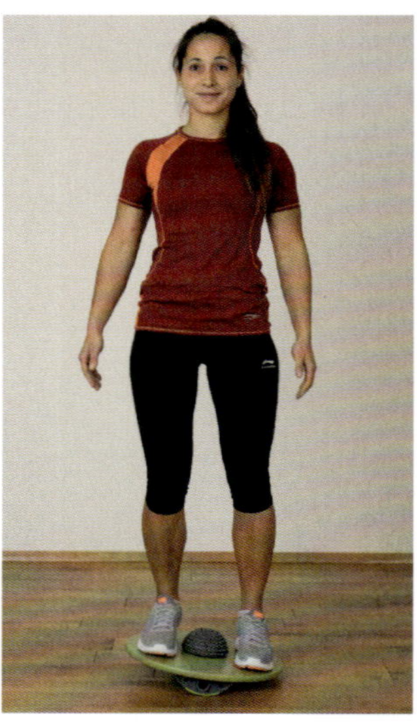

➤ Entspannt mit leicht gebeugten Knien und den Blick nach vorne im beidbeinigen Stand auf der Fun Disc hin und her wippen, dabei den Kontakt der Holzscheibe seitlich mit dem Boden vermeiden.

Variante 1: Kippen in Blickrichtung vor und zurück.

Variante 2: Kippen nach rechts und links:
➤ Die Kanten wechselweise auf beiden Seiten kontrolliert bis zum Kontakt mit dem Boden langsam absenken, dabei möglichst wenig Geräusche verursachen.

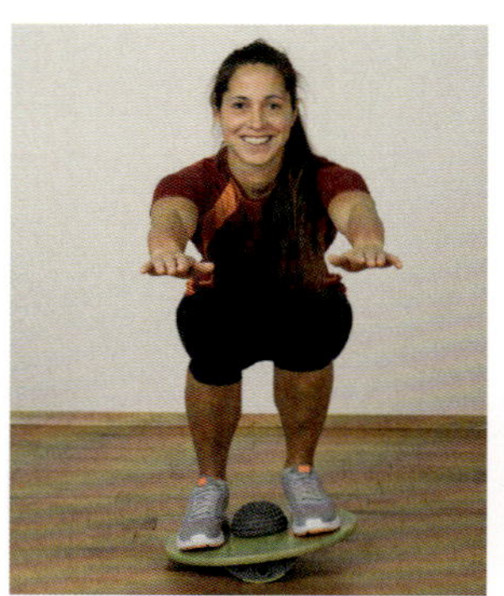

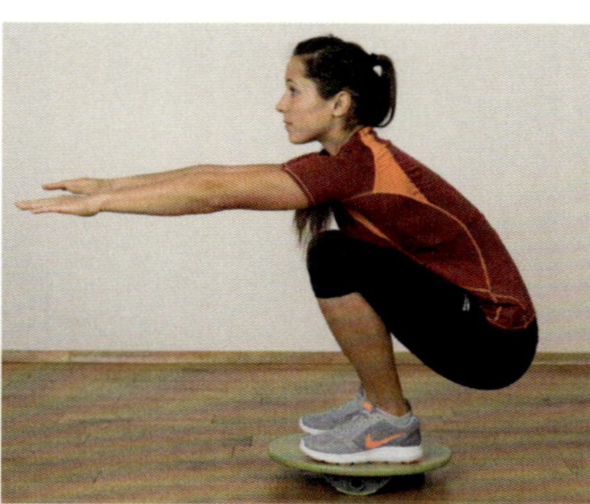

Variante 3: Kniebeuge:
➤ Langsam in die Kniebeuge gehen, Arme parallel zum Boden ausgestreckt nach vorne halten, Rücken möglichst gerade lassen, Kopf in Verlängerung zum Rücken, nicht nach oben recken.

Variante 4: Die Disc umdrehen und die Kreiselfunktion für die Übungen verwenden.

3. Übung: Einbeinstand zur Entspannung des Hüftbeugers

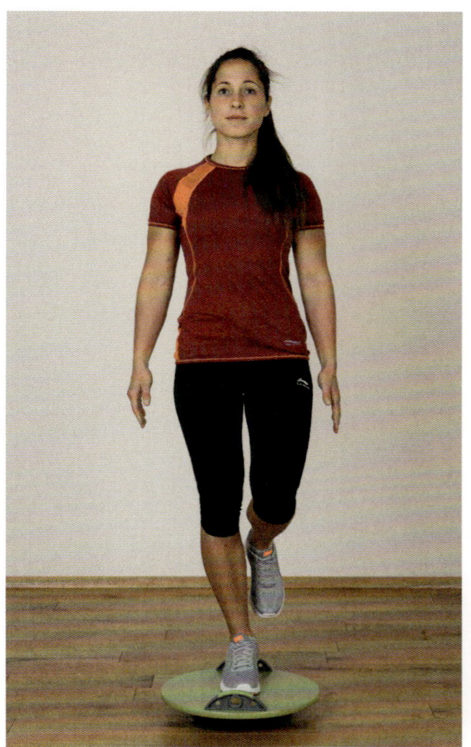
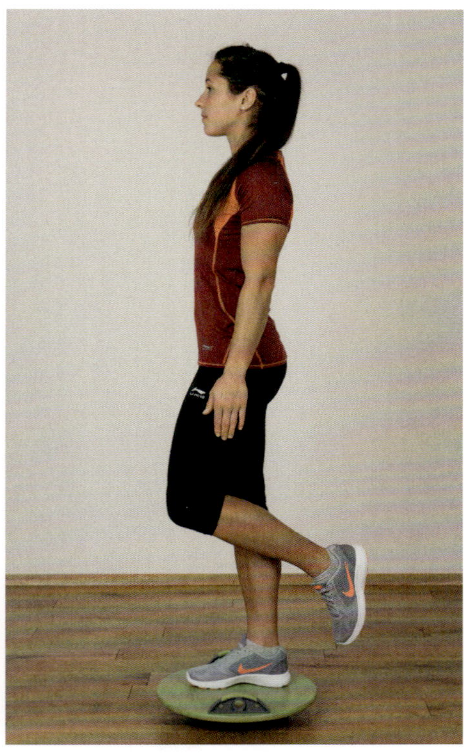

➤ Auf einem Bein stehen, den „ungenutzten" Unterschenkel nach hinten hochheben, dabei aber nicht das Knie anheben. Die Halbkugel der Fun Discs ist am Boden, den Kantenkontakt mit dem Boden vermeiden. Diese Haltung entspannt den Hüftbeuger. Dann das Bein wechseln.

4. Übung: beidbeiniger und einbeiniger Twist für Knie, Sprunggelenke und Hüften

Diese Übung trainiert besonders die Knie, die Sprunggelenke und die Hüften.

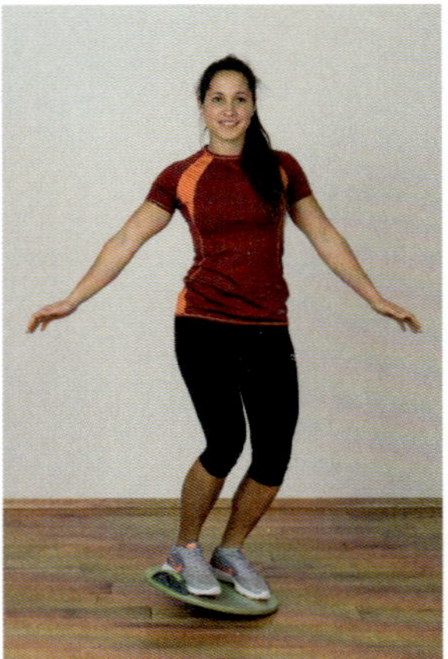

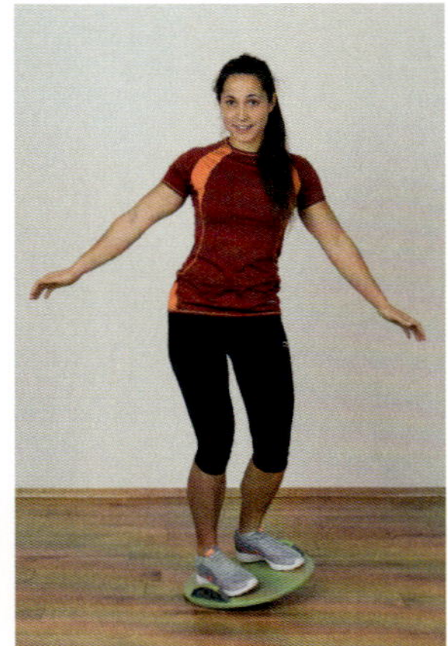

➤ Im beidbeinigen Stand über die Bewegungsmöglichkeit der Fun Disc kreiseln bzw. „twisten", indem die Kante im Kreis geführt und im Kontakt mit dem Boden gehalten wird. Den Blick nicht nach unten auf den Boden, sondern möglichst geradeaus richten. Die Richtung und das Tempo nach Belieben variieren.

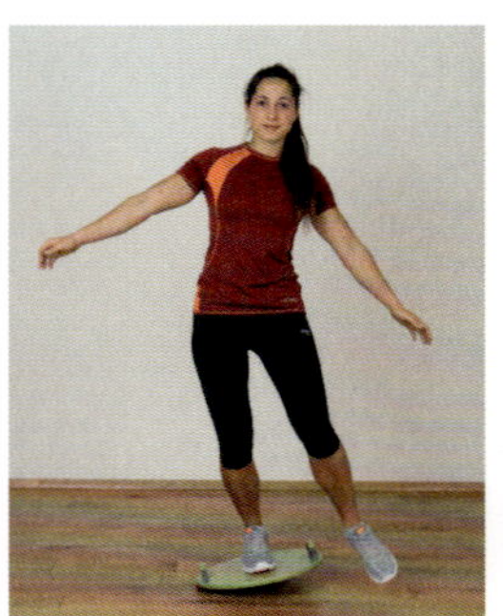

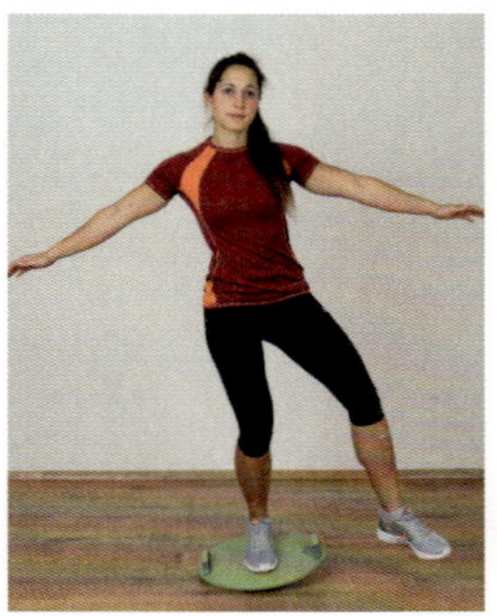

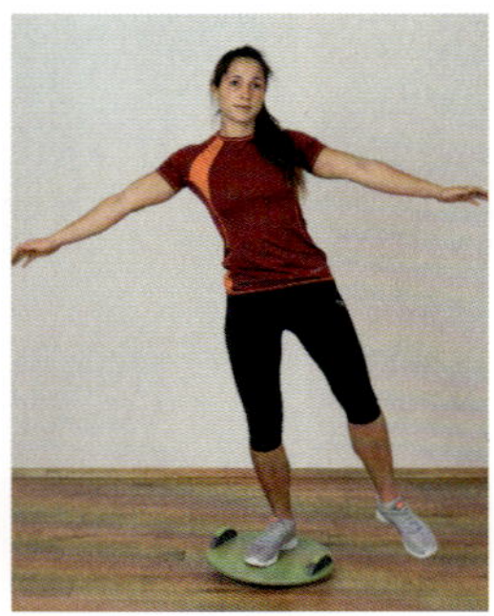

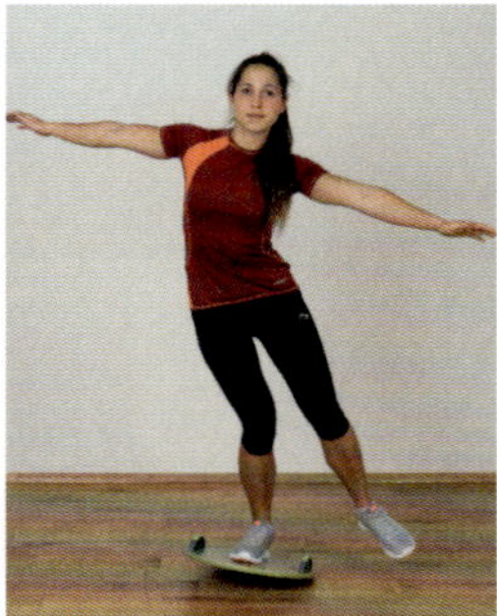

Variante: Twist im Einbeinstand, Durchführung wie bei der beidbeinig beschriebenen Übung.

6.5 Sensomotorische Übungen mit dem Sling Trainer

Ein Sling Trainer ist ein Fitnessgerät mit Seil- und Schlingensystemen, mit dem die lokalen Muskeln, also die Körperstabilität, trainiert werden. Dabei hängen Sie „in den Seilen" und setzen Ihr Körpergewicht für dieses Ganzkörpertraining ein. Der Schlingentrainer sollte aus weichem Material sein, sich rasch und gut verstellen lassen sowie so beschaffen sein, dass nicht nur die Arme, sondern auch die Beine in Bodennähe trainiert werden können.

Ein für sensomotorische Übungen ebenso wertvolles Sportgerät ist die Slackline, auf die wir in unserer Darstellung verzichten. Die Slackline ist, vereinfacht ausgedrückt, ein Balancierband. Einige nachfolgende Übungen können auch auf einer doppelten Slackline durchgeführt werden.

Für unsere Trainingszwecke und als kostengünstiges „transportables Fitness-Studio" genügt uns der Sling Trainer, der für jeden geeignet ist und durch einfaches Koordinationstraining die Beweglichkeit und das Reaktionsvermögen fördert.

Wichtig: Vorher gut aufwärmen. Eine Übung wird ca. 15–30 Sekunden gehalten, dann sollte eine Pause in gleicher Länge folgen, maximal eine Minute. Sechs Wiederholungen im Ganzen.

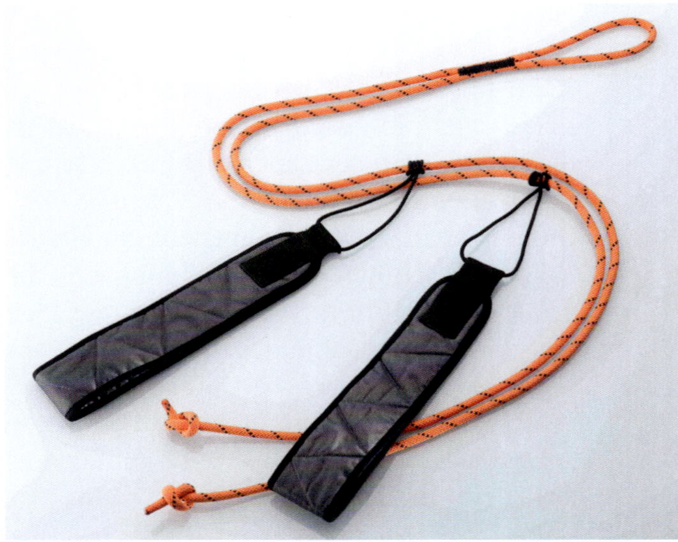

Der in den Übungen eingesetzte rehape® Sling Trainer

1. Übung: Grundübung für Schulter und Wirbelsäule

Diese Übung dient zur Stabilisierung der Wirbelsäule.

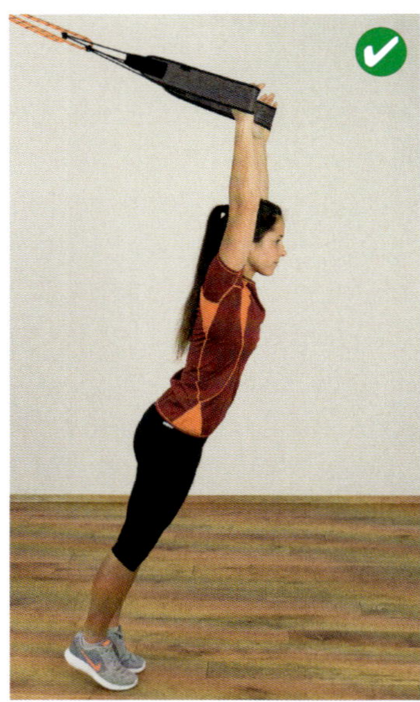

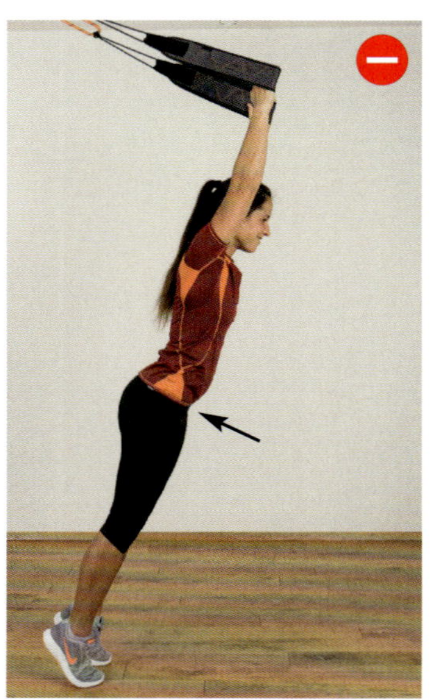

➤ Mit gestreckten Armen in die Schlingen greifen, auf die Zehenspitzen stellen, dabei eine Faustbreit Abstand zwischen den Füßen lassen und dann nach vorne neigen. Die Schräglage so wählen, dass in der Hüfte losgelassen werden kann.

Das entspannt den Hüftbeuger. Erst dann kommen die lokalen Muskeln an der Wirbelsäule und an den anderen belasteten Gelenken, wie Ellbogen und Handgelenk, zum Einsatz. Genau diese sollen gefordert und aktiviert werden. Ihre Aktivität ist am Zittern erkennbar, das beim richtigen Anstrengungsgrad entsteht. Wer sich zu viel Schräglage abverlangt, zwingt den Hüftbeuger dazu mitzuhelfen, die Lendenwirbelsäule zu sichern. Das ist aber eine seiner schlechten Angewohnheiten, die wir ihm abgewöhnen wollen.

Auch unser Modell hat den Hüftbeuger zunächst nicht loslassen wollen. Erkennbar ist dies daran, dass der Bauchnabel nach schräg vorne unten und der Po nach schräg oben hinten gehalten wird. Es entsteht ein kleiner Knick in der Hüfte. In der Abbildung wird die schlechte Ausführung demonstriert, der Pfeil weist auf den Knick in der Hüfte hin. In sehr vielen Internetvideos bei Sling- oder TRX-Übungen ist dieser Fehler erkennbar. Deswegen sollten Sie diese Übung eventuell unter Aufsicht beim Therapeuten erlernen.

Wer es schafft, so zu hängen, dass die Wirbelsäule spürbar anstrengend zu kontrollieren ist, hat gewonnen und die Übung richtig gemacht.

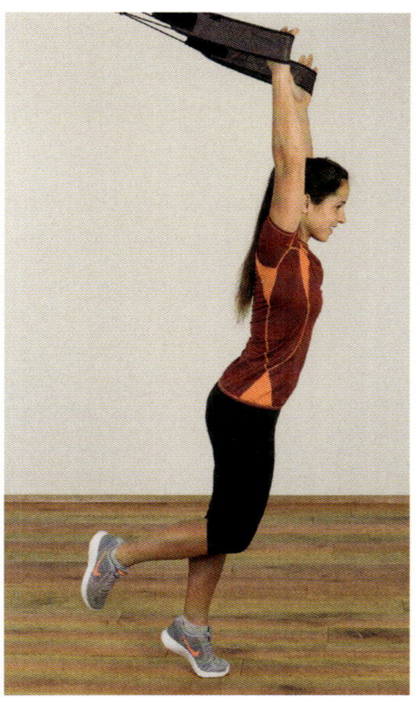

Variante: Beine abwechselnd heben:

➤ Erst das eine, dann das andere Bein abheben. Dabei sollte sich die Körperposition nirgendwo verändern, was durch eine Ausweichbewegung angezeigt werden würde. Wer weggedreht wird oder bei wem die freistehende Hüfte absinkt, kann sich noch nicht gut in der Wirbelsäule stabilisieren.

2. Übung: Stehen im Sling Trainer, Kniebeugen

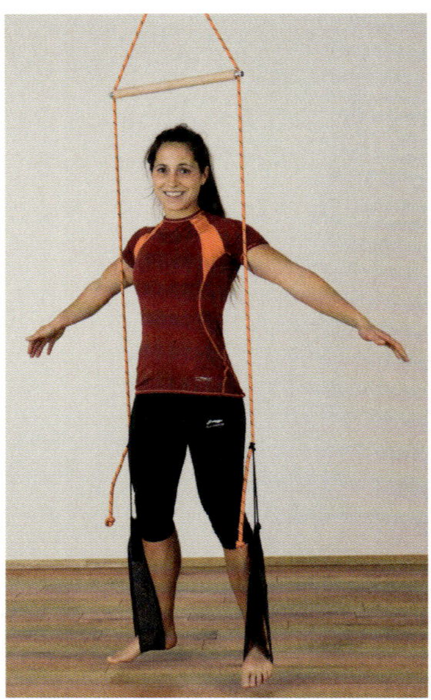

➤ Im so tief wie möglich eingestellten Sling Trainer sollte man mit den Zehenspitzen den Boden berühren können, um Schwingungen abzubremsen. Zunächst am Querholz festhalten und wenn keine Schaukelbewegung mehr stattfindet, loslasssen und versuchen, im Stand auszubalancieren. Die Übung kann auch auf einer doppelten, parallel aufgespannten Slackline ausgeführt werden.

Variante: Eine Kniebeuge (Squad) im Sling Trainer oder auf der doppelten Slackline. Wer eine solche Slackline aufgebaut hat, sollte es auch einmal mit den „Launches", den einbeinigen Kniebeugen, versuchen.

3. Übung: seitlicher Stütz am Boden mit Aufhängung der Beine im Sling Trainer

Die Übung stärkt die Muskulatur im Becken, die das Bein seitlich wegführen kann, die sogenannten Abduktoren, die meist ein Defizit aufweisen. Speziell bei einem Kraftdefizit im Beckenbereich oder einer Störung der Hüftmuskulatur sind diese Muskeln oftmals zu fest und überbelastet. Diese Übung verbessert das gestörte Gleichgewicht.

Der Schwierigkeitsgrad hängt vom Aufhängepunkt ab. Je beckenferner, desto schwerer, je näher am Becken, desto leichter ist die Ausführung.

➤ Finden Sie zunächst mit beiden Händen eine sichere Stütze am Boden und bemühen Sie sich dann, eine gerade Linie zu bilden. Je weniger C-Form, desto besser. Im Bild ist die Aufhängung unterhalb des Knies gewählt, wer ein Problem mit seinem Knie hat, kann auch direkt am Knie oder etwas oberhalb mit der Übung beginnen.

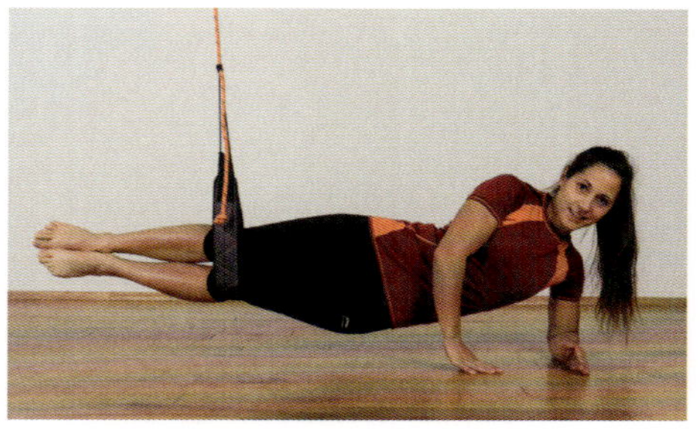

Variante 1: Das obere Bein möglichst weit anheben, ohne in der Hüfte abzusinken.

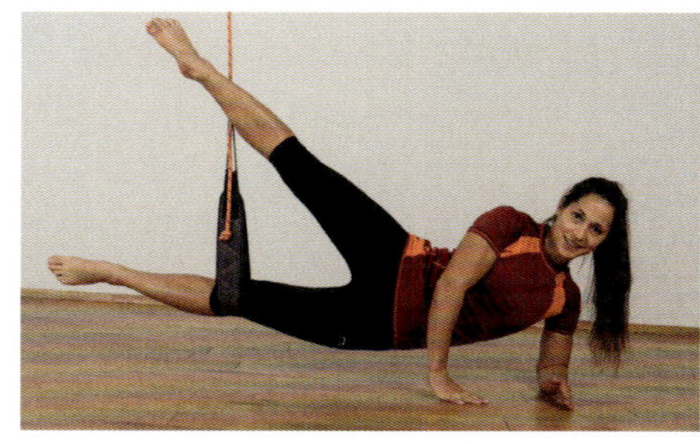

Variante 2: Verlassen Sie den beidarmigen Stütz und heben den oberen Arm genauso ab wie das obere Bein. Im Bild mit dem körperfernen Aufhängepunkt als höchstem Schwierigkeitsgrad.

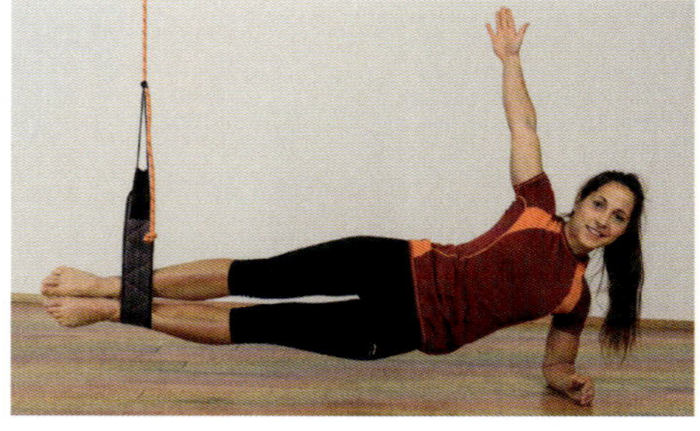

6.6 Alltägliche Sportarten zur Integration

Je nach Lust und Laune können Sie aus den folgenden alltäglichen Sportarten – die wir aus Sicht des funktionellen Trainings und im Hinblick auf die Faszien unter die Lupe nehmen – wählen und Ihr individuelles Trainingsprogramm immer wieder etwas variieren.

Tanzen

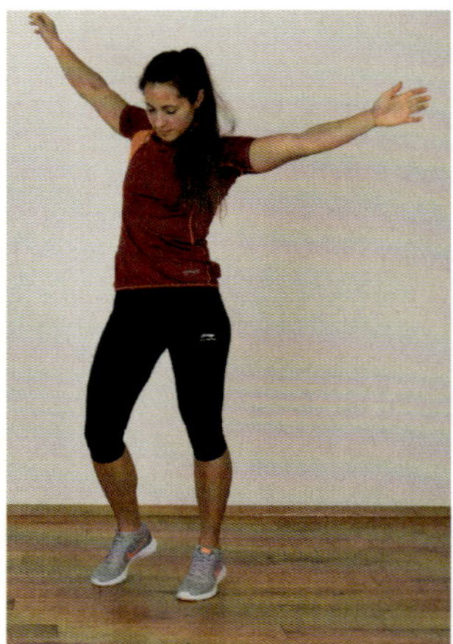
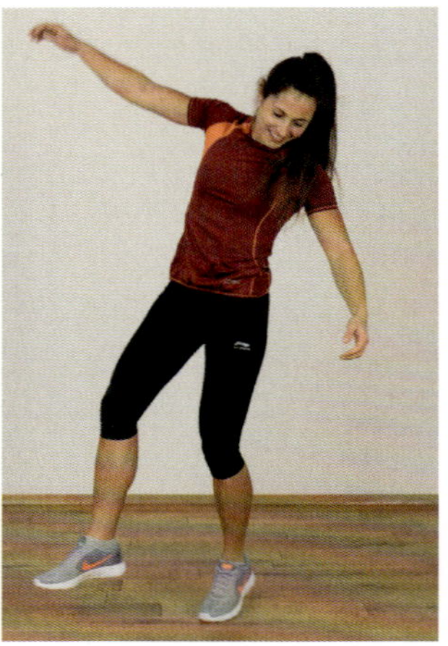
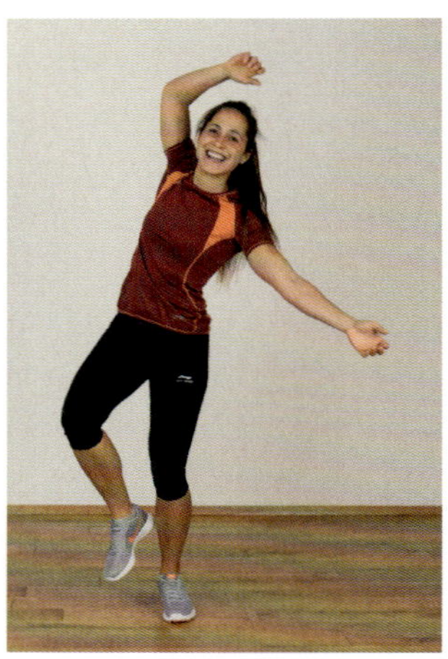

Jeder kann es machen, alles ist erlaubt. Einfach spontan und kreativ sein. Den Körper bewegen, wie es Freude macht und sich gut anfühlt. Den Atem entspannt fließen lassen, die Gelenke locker lassen. Standardtanz und Formation, Solo, in der Disco, zu Hause oder auf der Party. Jede Minute zählt als Training mit.

Seilspringen und Hüpfen

Seilspringen ist ein Toptraining, um mit wenig Aufwand viel zu erreichen. Das Seilspringen bewirkt über den vorderen Fuß eine Aufrichtung. Wenn Sie anfangen, eine Minute lang täglich Seil zu springen oder auf der Stelle zu hüpfen, werden Sie Erfolge erzielen.

Trampolinspringen

Das Trampolinspringen ist empfehlenswert. Die gesamte Muskulatur muss gut mitarbeiten und der Fluss der Lymphe wird angeregt. Das Trampolin ist außerdem ein Koordinationsgerät und fördert das Gleichgewicht. Es bewirkt allerdings keinen Knochenreiz.

... oder Tennis spielen, Ski fahren, joggen und Golf spielen.

Normales Gehen und Wandern – ohne Stöcke

Normales Gehen ist zu empfehlen. Stöcke verleiten uns dazu, aus der Aufrichtung herauszugehen, was bei sehr vielen Leuten passiert. Zudem stören sie unser hochspezialisiertes Gleichgewichtsvermögen. Gehen Sie mal wieder ohne Stöcke. Wo können Sie überall mehr Schritte gehen? In der Mittagspause einen kurzen Spaziergang einplanen? Am äußersten Ende des Parkplatzes parken und dann zum Geschäft quer über den Parkplatz gehen? Wenn Sie das nächste Mal auf einer Rolltreppe stehen, gehen Sie einfach die Rolltreppe rauf oder runter. Statt des Fahrstuhls nehmen Sie die Treppen. Oder können Sie zur Arbeit gehen?

Den Tag damit zu beginnen, dass Sie 20 Minuten lang gehen, wäre ideal: Das ist die Grundvoraussetzung dafür, dass der Knorpel vom Knie bis über die Wirbelsäule richtig durchgeschmiert ist. Ihre Gelenke werden es Ihnen danken, besonders wenn Sie dies gleich zu Tagesbeginn tun!

Oder wie wäre es mit den berühmten 10.000 Schritten am Tag? Wandern Sie mal wieder, denn das ist viel gesünder, als die meisten denken: „Jetzt ist wissenschaftlich belegt: Wandern ist gesund. Schon nach einer vergleichsweise kurzen Phase, in der Menschen sich regelmäßig bewegen, verringern sich Körpergewicht, Body-Mass-Index, Blutdruck und Körperfett signifikant. Auch die Ausdauer und Koordinationsfähigkeit werden verbessert."[11]

Fahrradfahren

Fahrradfahren ist kein Funktionelles Training. Es eignet sich weniger für Vielsitzer. Da ist Gehen wirklich besser. Gehen richtet den Körper reflektorisch auf und unterstützt daher stärker die physiologischen Körperfunktionen. Wenn Sie beruflich sowieso schon viel sitzen, bitte als sportliche Aktivität nicht nur mit dem Fahrrad fahren.

Denn wenn wir viel sitzen, schleicht sich beinahe unmerklich eine schlechte Haltung ein – sowohl am Schreibtisch, als auch vor dem Computer, am Esstisch, auf der Couch und im Auto. Beim Fahrradfahren kommt nachteilig hinzu, dass durch die Krümmung des Rückens keine physiologische

Lendenlordose vorhanden ist, außer Sie sitzen sehr schön aufrecht, z. B. auf einem klassischen Hollandrad. Die Lendenwirbelsäule macht ja natürlicherweise einen Schwung bauchwärts (physiologische Lendenlordose), der dadurch entsteht, dass die Gewebearten und Muskeln um die Hüfte herum eben ein bestimmtes Spannungsmuster haben, das die Anordnung der Knochen und alle Bewegungen stützt, die in der Hüfte beim Gehen ausgeführt werden: Sie sind auf die Struktur der Knochen abgestimmt. Beim Fahrradfahren halten wir den Rücken hingegen anders, meist machen wir einen runden Rücken, indem wir ihn im unteren Bereich herausdrücken. Die Muskeln haben andere Ansatzpunkte und sind physiologisch (und von der Evolution her) nicht auf das Fahrradfahren optimiert. Und noch ein Argument gegen das Radfahren: Wenn alle meckern, dass so wenig Zeit zum Sport bleibt, warum dann ausgerechnet Radfahren?

Um das Radfahren aber nicht ganz zu demontieren, zähle ich hier einige der Vorteile auf:

1. Radfahren bringt uns in Bewegung, auch wenn wir nicht trainiert sind. Ein perfektes Hilfsmittel hierzu ist auch ein Pedelec (ein Elektrofahrrad), als Starthilfe für Menschen, die noch nie Sport getrieben haben oder aber auch für ältere Menschen, um in Bewegung zu bleiben. Die Motivation, die man sich hierbei holen kann, ist sehr hoch zu bewerten.
2. Radfahren, auch mit dem Pedelec, ist eine echte Alternative als zeitgemäße Fortbewegung, umweltschonend und zeiteffizient. Ich kann die „Fortbewegungszeit“ als „Sportzeit“ verbuchen. Gleichzeitig ergibt sich ein Klimareiz. Deshalb: Bitte auch bei schlechtem Wetter radeln!
3. Radfahren im Gelände ist ein echter Outdoorsport, mit allen Vorteilen für Körper und Seele.
4. Radfahren ist familientauglich.
5. Wenn Sie den Weg zur Arbeit als Ausdauertraining gestalten und statt 20 Minuten mit dem Auto diese Strecke in 45 Minuten mit dem Fahrrad zurücklegen, dann ist das eine gute Leistung. Sie können das Fahrradfahren durch andere Trainingsarten ergänzen und zum Ausgleich etwas tun, um das Becken zu stärken, z. B. hüpfen, gehen, wandern oder tanzen. Wenn Sie Krafttraining machen, dann arbeiten Sie am besten an der Aufrichtung des Körpers mit Streckübungen nach hinten und Bewegungen, die Sie wieder nach vorne hin öffnen.

Klettern

Klettern steckt tief in uns Menschen drin, es ruft etwas Altes in uns wach. Haben Sie das Herumkrakseln auf Bäumen als Kind auch so gerne gemacht wie ich?

Nachteilig ist, dass, wenn wir Menschen viel klettern, wir uns meist vom Oberkörper her in die Beugung ziehen und in die schlechtere Haltung hinein. Wer ausschließlich Sportklettern betreibt, hat oft Defizite in der unteren Extremität, und unsere erwähnte Dysbalance im Becken kann zu Rücken- oder Knieproblemen führen. Ausgleichsbewegungen sind daher wichtig, beispielsweise durch Streck- und gegenteilige Kraftübungen, z. B. Training von Kniebeugen mit der Langhantelstange.

Fürs Klettern spricht die gute Ansteuerung von lokalen Muskeln, der Outdooreffekt und beim Sportklettern die Familientauglichkeit mit Jugendlichen. Oder besser, Sportler mit unterschiedlichen Leistungsniveaus können bestens zusammen klettern gehen. Klettern fördert Verantwortungsbewusstsein wie kaum eine andere Sportart und ist im Winter häufig indoor verfügbar.

Schwimmen

Schwimmen ist gut, aber als alleiniges Training ist nicht zu empfehlen, da Sie vorwiegend in der Horizontalen trainieren. Als Ausgleich ist so etwas Simples wie Kniebeugen machen ratsam.

Pilates

Pilates ist auch sehr gut, da Rumpfkontrolle und Atmung hervorragend koordiniert werden. Es ist ein systematisches Ganzkörpertraining, primär werden Beckenboden-, Bauch- und Rückenmuskulatur gestärkt, bei dem z. T. auch speziell entwickelte Geräte als Hilfsmittel eingesetzt werden. Der Erfinder, Herr Pilates, konnte sich durch sein Training bis ins hohe Alter fit halten.

Yoga, Qigong, Tai Chi und Kampfsportarten

Yoga, Qigong, Tai Chi und fast alle Kampfsportarten sind empfehlenswert. Für mich persönlich ist die Königin der körperlichen Ertüchtigung Kung-Fu.

Es gibt kleinere biomechanische Differenzen bei den Kampfsportarten: Beim Kung-Fu beispielweise wird im Gegensatz zum Karate das Gelenk nicht komplett gestreckt und verriegelt; prinzipiell werden Fußstöße beim Kung-Fu nicht über Bauchnabelhöhe nach oben ausgeführt. Kung-Fu benutzt konsequent spiralige Bewegungen, die biomechanisch optimal auf den Körper abgestimmt sind. Die Atmung ist wesentlicher Bestandteil. Im Karate ist alles ein bisschen abgewandelt. Es wurde als Wettkampfsportart entwickelt, ohne körperlichen Kontakt, um die Verletzungsgefahr gering zu halten. Eine Karategrundschule ist mit Sicherheit ein Mittel der Wahl für intensive körperliche Ertüchtigung. Bei allen Kampfsportarten lernt man Disziplin und biomechanisch wichtige Bewegungen (z. B. aus tiefen Stellungen schnell hochkommen), man lernt alle Körperteile koordinativ und schnellkräftig zu bewegen. Diese Eigenschaften brauchen wir alle, auch im Alter.

Trainieren mit elektrischen Geräten

Wenn wir mit Geräten trainieren, dann ist Elektromuskelstimulation (EMS) oder Elektrotherapie nicht besonders sinnvoll, da vor allem die Muskeln trainiert werden und sämtliche andere Systeme außer Acht gelassen werden. Unsere Bewegung ist ein komplexer Vorgang. Unser System will auf allen Ebenen ständig stimuliert werden.

Bei der EMS entsteht intensiver Druck, weil das kontraktile Organ, Muskel, sich maximal zusammengezogen hat. Der Muskel arbeitet dabei schon, er betreibt aktiven Stoffwechsel und erzeugt Myokine. Am wenigstens werden die Knochen angeregt, die Faszien werden wenig, die Sensomotorik wird gar nicht stimuliert.

Wenn Sie Lust haben, mit Geräten zu trainieren, würde ich eher eine Vibrationsplatte empfehlen, weil diese den mechanischen Reiz auch gleich auf die Knochen bringt, d. h. Knochen, Bänder, Sehnen – das ganze System arbeitet. Solche Trainingsmethoden sollten allerdings immer nur Teil eines übergeordneten Trainings sein.

Vibrationsplatte

Vibrationsplatten sind deswegen empfehlenswert, weil sie besser sind, als wenn man keinen Sport treibt. Die Muskeln und die Bänder werden kräftiger, die Knochen stärker, das ganze System wird gereizt und das mit richtiger Intensität.

Es gibt verschiedene Arten von Vibrationsplatten, z. B. solche, die vor allem in der Vertikalen oszillieren, was einen besonders guten Reiz auf die Knochen bewirkt. Unsere Knochen mögen und brauchen diesen Stoß von unten. Damit die Knochen Kalzium einbauen können, brauchen sie dazu „low und high impact" (geringe und hohe Belastung), deswegen ist Funktionelles Training so wichtig.

Osteoporose wird durch die Anwendung von Vibrationsplatten, bevorzugt mit einem vertikalen Hub, deutlich vermindert. Das hat die ELVIS-Studie aus Erlangen vor ein paar Jahren belegt. Medikamente sind dann oftmals nicht mehr nötig[12].

Fazit

Die Myofasziale Integration setzt sich aus den folgenden beiden Teilen zusammen:

1. Manuelle Bearbeitung der Faszien durch einen Therapeuten und durch Selbstbehandlung mit Faszienmassage und Dehnungen
2. Integration in die Bewegung durch sensomotorische Stimulation und Funktionelles Training

Durch die Selbstmassage haben Sie einen Vorgeschmack einer myofaszialen Behandlung erhalten. Seien Sie dabei kreativ und finden Sie heraus, was Ihrem Körper gut tut. Achten Sie auf Ihren Körper, lernen Sie ihn und seine Botschaften zu verstehen und bleiben Sie in Bewegung.

Im nachfolgenden Kapitel erklärt Ihnen Sportwissenschaftler Dr. Frank Frebel, wie Sie Bewegung durch Funktionelles Training betreiben können und gibt Ihnen Übungen an die Hand, die Sie in Ihren Alltag integrieren können.

7 Krafttraining mit Fokus auf das Funktionelle Training

Dr. Frank Frebel

7.1 Bewegung hält gesund

Ich liebe Bewegung, Sport und Training über alles. Und ich bin dankbar, dass ich mich zu den glücklichen Menschen zählen darf, die ihr Hobby zum Beruf machen konnten. Seit nun deutlich mehr als 20 Jahren bin ich stets auf der Suche nach Möglichkeiten, mehr Qualität und somit auch mehr Effektivität und Nachhaltigkeit in Trainingsprozesse zu bringen; ganz gleich, ob es sich hierbei um Ausdauer- oder Krafttraining handelt oder es um Gesundheitsförderung, Trainingstherapie oder Leistungsmaximierung im Spitzensport geht.

In den vorherigen Kapiteln ging es ja bereits um verschiedene Aspekte zur Erhaltung und Förderung unserer Gesundheit. Als gelernter Trainingswissenschaftler und Leistungsphysiologe der Deutschen Sporthochschule Köln möchte ich nun in diesem Kapitel eine Lanze für das leider immer noch zu oft zu unrecht negativ behaftete Krafttraining brechen. Der besondere Fokus liegt hierbei auf dem sogenannten „Funktionellen Training" (nachfolgend mit FT abgekürzt).

Beim FT handelt es sich um freie, koordinativ anspruchsvolle und mitunter auch komplexere Bewegungsabläufe gegen Widerstände, die statt einzelner eher ganze Muskelketten und Faszienzüge beanspruchen. Statt nur umfangreiche Übungskataloge vorzulegen, erlaube ich mir, Ihnen auf den nächsten Seiten zunächst einmal die trainings- und gesundheitswissenschaftlichen sowie biomechanischen Grundlagen zum Thema „Krafttraining" vorzustellen. Ich bin fest davon überzeugt, dass Sie mit diesem Wissen sehr viel besser verstehen werden, dass Krafttraining nicht gleich Krafttraining ist und dass Sie die feinen Unterschiede zwischen auf den ersten Blick ähnlichen Trainingsübungen erkennen und auch schätzen werden. Nach der Vorstellung des enormen Gesundheitspotenzials von Krafttraining im Allgemeinen werden die

Voraussetzungen für anhaltende Trainingserfolge beschrieben. Anschließend wird der Frage nachgegangen, was denn überhaupt funktionelle Kriterien bei der Übungsauswahl sein können und welche Charakteristika das FT ausmachen. Im Gegensatz zum sogenannten „Freeletics" – einem Training ausschließlich mit dem eigenen Körpergewicht als Widerstandsgröße – kommen beim FT durchaus auch Kleingeräte wie Fitnessbags (Sandsäcke mit verschiedenen Griffschlaufen), Kettlebells (Eisenkugeln mit Griff), Schlingentrainer, Seilzüge und/oder Therabänder, große Gymnastikbälle, Langhantelstangen u. a. m. zum Einsatz. Der Vollständigkeit halber wird auch konstruktiv-kritisch auf mögliche Nachteile des Funktionellen Trainings hingewiesen. Selbstverständlich gibt es am Ende einen Übungsteil mit ausgewählten Beispielen aus dem FT, in dem sich interessierte trainingswillige Leser neue Anregungen für ihr persönliches Training zu Hause, draußen oder auch im Fitness-Studio holen können.

7.2 Gesundheitliche Bedeutung des Krafttrainings

Einer meiner damaligen Hochschullehrer an der Deutschen Sporthochschule in Köln und bis heute einer der renommiertesten Sportmediziner unserer Tage – Prof. Dr. Dr. hc. Wildor Hollmann – hat die gesundheitliche Bedeutung von Bewegung treffenderweise wie folgt beschrieben:

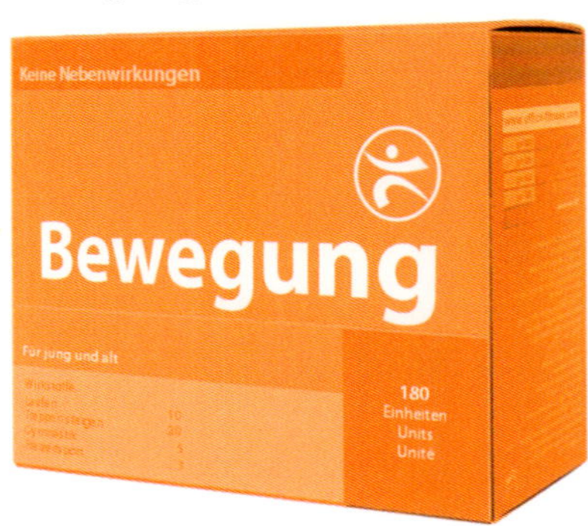

„Gäbe es ein Medikament, das unser Herz stärkt, den Blutdruck senkt, den Blutfettspiegel günstig beeinflusst, die geistige Wachheit fördert, peripher entspannend wirkt, die Belastbarkeit der Knochen und Sehnen verbessert, unsere Muskeln wachsen lässt und die Durchblutung fördert und, nicht zu vergessen, unser Leben verlängert, dabei ohne Nebenwirkungen ist – was würden wir dafür bezahlen? Es gibt dieses Medikament: Bewegung!"

Haben die meisten Ärzte noch vor 20 Jahren fast immer auf die Frage ihrer Patienten, welchen Sport sie denn zur Prävention oder Gesundheitsförderung betreiben sollen, das Herzkreislauftraining empfohlen, rückt aktuell das Krafttraining mehr und mehr in den Vordergrund des Interesses. Diese Empfehlung wird genährt durch eine Vielzahl jüngerer wissenschaftlicher Studien, aber auch durch Erfahrungen aus der Praxis, die beide eindrucksvoll zeigen, dass vor allem für die 35-plus-Generation die Effekte eines Muskelkrafttrainings in ihrer Summe und Vielfältigkeit eine höhere gesundheitsschützende Potenz aufweisen als ein ausschließlich ausdauerorientiertes Herzkreislauftraining (siehe Abb.). Bitte nicht missverstehen! Es geht hierbei nicht um die Frage des Entweder-oders, sondern um die optimale Kombination bzw. Gewichtung zwischen diesen beiden Trainingsarten, um größtmögliche Effekte für die eigene Gesundheit zu erreichen.

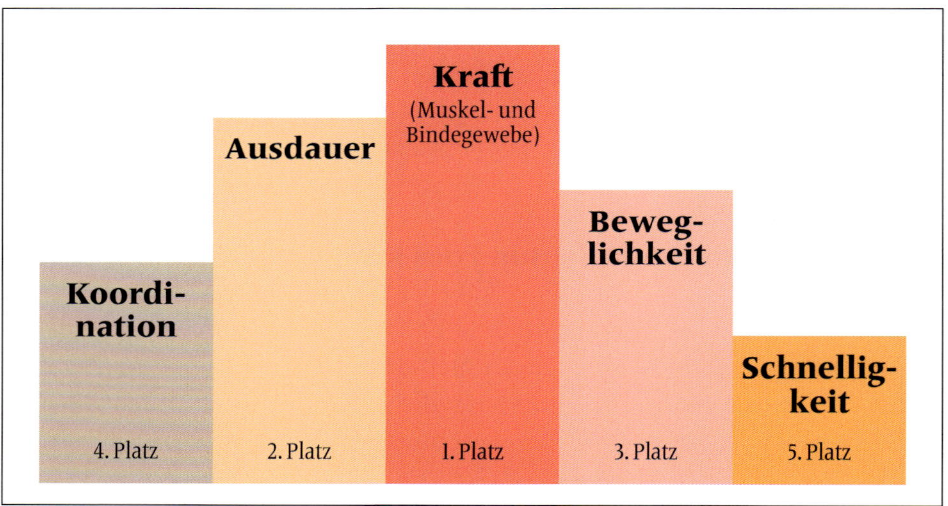

In der folgenden Abbildung sind die Aufgaben und Funktionen unserer Skelettmuskulatur dargestellt. Sind die orange unterlegten Aufgaben und Funktionen wie Krafterzeugung und Bewegung, Haltung, Gelenkstabilität sowie Temperaturregulation durch Muskelzittern noch weithin bekannt, so dürften die beige unterlegten Stoffwechselaufgaben unseres Muskelgewebes doch für die meisten Leser neu sein.

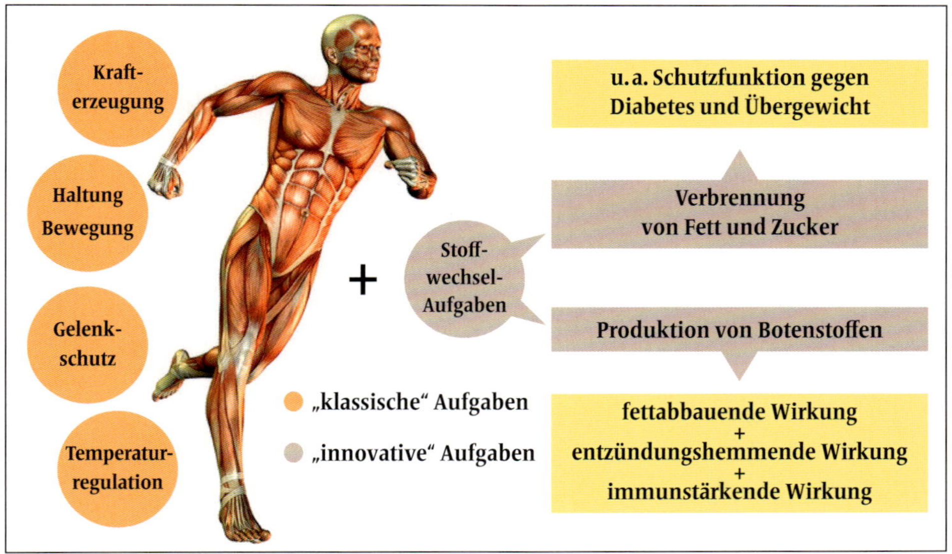

Nach der Leber stellt unser Muskelsystem das größte Stoffwechselorgan im Körper dar! In keinem anderen Organ wird so viel Zucker und Fett verbrannt wie in der Muskulatur. Hieraus resultiert eine ganz entscheidende Schutzfunktion gegen Diabetes und Übergewicht. In der Muskulatur werden eine Reihe von hormonähnlichen Botenstoffen gebildet, die u. a. eine fettabbauende, entzündungshemmende und immunstärkende Wirkung haben. Diese Botenstoffe werden lokal in Muskeln gebildet und lösen diese Wirkungen im ganzen Körper aus. Ein Grund mehr, dieses wertvolle Gewebe durch entsprechende wirksame Krafttrainingsreize zu hegen und zu pflegen wie seinen Augapfel – zudem wir ab ca. Mitte 30 bei ungenügender Beanspruchung nicht nur Knochen-, sondern auch Muskelmasse verlieren, ganz grob ca. 1 % pro Jahr. Kennen die meisten noch das Fachwort „Osteoporose“ für Knochenschwund, so werden sehr viele den altersbedingten Muskelschwund – die „Sarkopenie“ – noch nie gehört haben. Muskel- und fasziales Bindegewebe sowie Muskelkraft werden ganz entscheidend dazu beitragen, ob wir auch im Alter noch aktiv und selbstständig sein und eine hohe Lebensqualität aufrechterhalten können.

7.3 Voraussetzungen für langfristige Trainingserfolge

Was nutzt mir das qualitativ hochwertigste Training, wenn ich regelmäßig nur unregelmäßig trainiere? Andersherum genauso. Was nutzt mir regelmäßiges Training, wenn ich unfunktionell, zu intensiv oder auch dauerhaft zu gering intensiv trainiere?

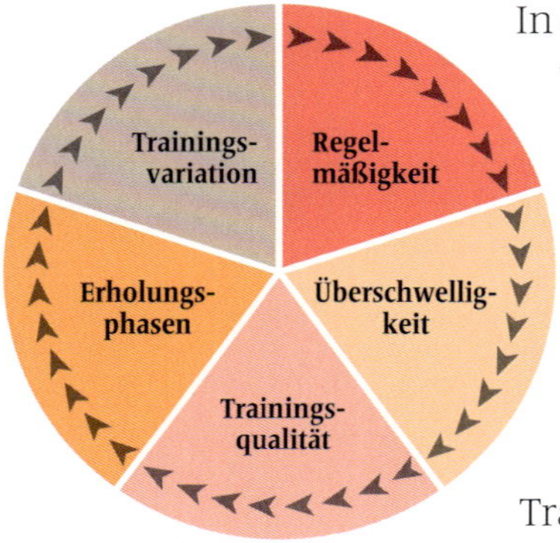

In der Abbildung können Sie erkennen, dass neben einer wünschenswerten hohen Trainingsqualität die Trainingsreize v. a. regelmäßig und insbesondere im Krafttraining auch von einer genügend hohen Intensität sein müssen („überschwellig"), um möglichst viele positive gesundheitsfördernde Anpassungserscheinungen auszulösen (siehe auch folgende Abb.). Leider sehe ich in Fitness-Studios aber auch in privaten Haushalten immer wieder, dass viele Trainierende gerade beim Krafttraining übervorsichtig sind, was im ersten Moment durchaus verständlich ist, da Überlastungen sehr schnell zu Problemen am Bewegungsapparat führen können. Viele Menschen trainieren allerdings immer gleich, jahrelang, ohne etwas im Training zu verändern. Gleiche Übungen, gleiche Gewichte, gleiche Pausen, gleiche Wiederholungszahlen … Hier fehlt eine weitere wichtige Voraussetzung für längerfristige Trainingserfolge: die Variation von Übungen, Widerständen und Trainingsformen. Das Training sollte idealerweise im Sinne einer Progression angelegt sein; d. h. nach den ersten Anpassungen des Körpers an vorausgegangene Trainingsreize werden auf Dauer diese gleichen unveränderten Trainingsreize nicht mehr ausreichend sein, um weitere Verbesserungen z. B. hinsichtlich Kraft, Beweglichkeit, Ausdauer, Stoffwechsel u. a. m. auszulösen. Die Trainingsbelastung muss variiert und bestenfalls gesteigert werden, bis ein zufriedenstellendes Niveau für jeden Einzelnen erreicht ist! Dies gilt natürlich nur unter der Voraussetzung, dass die Trainingsübungen methodisch aufgebaut und zumindest in ihrer Grundstruktur korrekt ausgeführt werden. Die vielfältigen Variationsmöglichkeiten beim FT sind gigantisch! Je nach Organisation und Wahl der zu überwindenden Widerstände kann ich sogar selbst entscheiden, ob mein Schwerpunkt eher auf Verbesserung der Kraft- oder spezieller Ausdauerfähigkeiten liegen soll. Das Übungsrepertoire ist schier unerschöpflich, auch wenn in diesem Kapitel nur ein Bruchteil der möglichen Übungen vorgestellt wird.

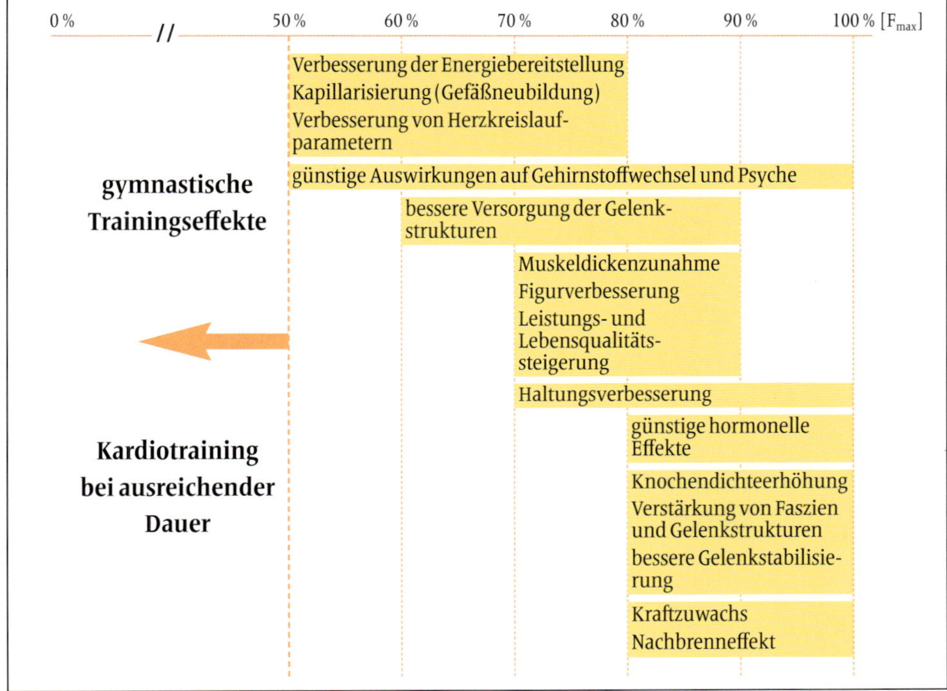

Auswirkungen eines differenzierten Krafttrainings in Abhängigkeit der Widerstandshöhe F_{max} (modifiziert nach Gottlob[13])

Viele Personen stellen mir immer die Frage, nach welcher Zeitdauer sich Erfolge einstellen. Die Antwort ist nicht wirklich einfach und kann nie präzise ausfallen. Da gleiche Belastungen nicht immer bei allen Menschen gleiche Beanspruchungen in den Geweben wie Muskeln, Faszien und Knochen auslösen, kann ich hier nur grobe Orientierungswerte anführen. Immer unter der Voraussetzung eines regelmäßigen Trainings können erste Trainingsanpassungen schon bereits nach wenigen Wochen festgestellt werden.

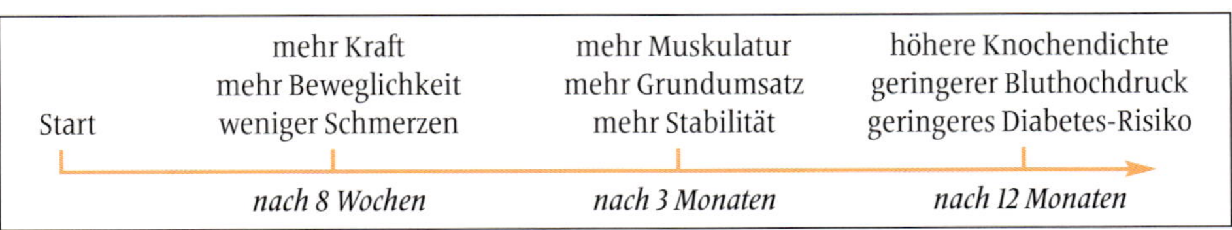

Dass die Muskelkraft bereits nach relativ kurzer Trainingsdauer ansteigt, ohne dass es zu einer Zunahme der Muskeldicke gekommen ist, lässt sich durch eine verbesserte Muskel-Koordination erklären, d. h. es gibt in den ersten Wochen v. a. eine bessere Abstimmung und Ansteuerung innerhalb der Muskelketten und Faszienzüge. Dass sich durch ein funktionelles Krafttraining auch die Beweglichkeit erhöht, ist schon lange kein Geheimnis mehr, ebenso die positive Einflussnahme auf (chronische) Schmerzen. Gewebe mit relativ trägen Anpassungsmechanismen, wie z. B. die Knochen, werden erst nach gut einem Jahr „messbar" dichter und von ihrer Mikroarchitektur her deutlich belastungsresistenter. Beide Faktoren reduzieren die Sturzhäufigkeit und das damit einhergehende Knochenbruchrisiko.

Bereits mit 2–3 kg mehr Muskelmasse erhöht sich die sogenannte „Leerlauf-Energie" (Grundumsatz) in unserem Körper um ca. 80–120 kcal pro Tag. Das macht im Jahr ca. 40.000 kcal aus, die nicht als 5-Kilo-Speckgürtel auf unseren Hüften landen, sondern automatisch „verbrannt" werden.

7.4 Wann ist eine Übung „funktionell" oder „unfunktionell"?

Nach welchen Kriterien wird entschieden, ob eine Übung besser oder schlechter ist als eine andere Übung? Sind alle Übungen, die wir vor dem Auftreten der FT-Welle absolviert haben, automatisch unfunktionell gewesen? Sicher nicht!

Da es keine international allgemeingültige Definition von FT gibt, wird im Folgenden der Versuch unternommen, Kriterien aufzuführen, die als Gradmesser einer funktionellen Krafttrainingsübung dienen können. All diese Kriterien sind objektiver Natur, müssen sich aber im Einzelfall den jeweils vorliegenden subjektiven Voraussetzungen wie aktuelle Belastbarkeit, Sportartspezifität und medizinische Kontraindikationen (Zustände, die eine Durchführung der Übung nicht zulassen) unterordnen. Zuerst werden jedoch Möglichkeiten angeführt, wie man typische Kraft-Trainingsübungen generell kategorisieren kann.

Anzahl beteiligter Gelenke:
Die klassischen Armbeugen mit Kurzhanteln (Bizepscurls) oder die sitzend durchgeführten Beinstreckungen auf einem Beinstrecker-Gerät (Leg-Extensor-Maschine) stellen eingelenkige Kräftigungsübungen dar. Im Gegensatz dazu sind z. B. die gewichtheberähnlichen Übungen wie Umsetzen, Reißen oder Stoßen sowie auch alle Kniebeugevarianten stets mehrgelenkige Bewegungsabläufe.

Art der Stabilisation:
Wird eine Übungsposition eingenommen, in der man sich an keine Polster lehnen oder in Geräte „reinsetzen" kann, ist die muskuläre Eigenstabilisation zur Aufrechterhaltung einer korrekten Körperposition sehr stark gefordert. Die klassische Beinpresse zeichnet sich z. B. durch eine geräte- bzw. positionsbedingte „Fremd-Stabilisation" aus. Die freie stehende Kniebeuge ist dagegen durch eine große muskuläre „Eigen-Stabilisation" gekennzeichnet.

Art des Widerstandes:
Der Widerstand bei einer Trainingsübung kann entweder durch Zusatzgewichte oder durch das eigene Körpergewicht erzeugt werden. So stellt der klassische Liegestütz z. B. eine „Körpergewichtsübung" und das klassische Flachbankdrücken nach oben mit einer Hantelstange eine „Zusatzlastübung" dar.

Art der Bewegungsbahn:
Viele gerätegestützte Fitness-Maschinen, wie z. B. das sitzende horizontale Rudern, geben bei der Übung eine Bewegungsbahn vor. Übungen an Seilzügen oder auch mit Therabändern erlauben dagegen eine mehrdimensionale Bewegungsbahn mit veränderlichen Bewegungsebenen.

Hieraus ergeben sich indirekt die Anforderungen an funktionelle Kräftigungsübungen, die wie folgt zusammengefasst werden können, ohne einen Anspruch auf Vollständigkeit oder Allgemeingültigkeit zu erheben:

1. Die Kräftigungsübung sollte eine möglichst mehrdimensionale Bewegungsform darstellen. Das bedeutet, dass es sich vorzugsweise um freie Bewegungen im Raum und nicht um durch Maschinen vorgegebene Bahnen handelt sollte. So geben die meisten der klassischen Großgeräte in Fitness-Studios den Trainierenden eine nicht veränderliche Bewegungsbahn vor, wie z. B.

die Multipresse, Beinstreck- und Beinbeugerapparate, Beinpressen und Bankdrück- sowie Hüft- und Rudermaschinen.

2. Die Kräftigungsübung sollte durch ein möglichst hohes Maß an Eigenstabilisation gekennzeichnet sein. Das bedeutet, dass statt der Fremdstabilisation durch Anlehnen an Polster oder dem Fixieren von Extremitäten durch Klemmmechanismen und auch dem Sitzen in Fitness-Maschinen der Bewegungsapparat selbst durch aktiven Muskeleinsatz die Stabilisation durchführen soll. So sind vertikale oder horizontale Drückübungen im Stehen (z. B. mit Fitnessbags, Kettlebells, Hantelstangen, Seilzügen, Therabändern) sehr viel funktioneller als solche Übungen im Sitzen mit eingesetzter Rückenlehne.
3. Die Kräftigungsübung sollte möglichst über den gesamt möglichen Gelenkausschlag vollzogen werden (auf Ausnahmen wird explizit hingewiesen). Das bedeutet z. B., dass tiefe freie Kniebeugen orthopädisch sehr viel weniger belastend sind als die oftmals immer wieder propagierten halben Kniebeugen. In der Hoffnung auf eine dadurch bedingt nur halb so große Kniebelastung trifft aber genau das Gegenteil zu, da aufgrund physikalischer Gesetzmäßigkeiten (Hebelgesetze) und der besonderen Struktur des Kniegelenks der Anpressdruck im Knie gerade bei der halben Kniebeuge am größten ist.
4. Die Kräftigungsübung sollte eine möglichst große Nähe zu alltagsmotorischen Anforderungen oder sportartspezifischen Bewegungsabläufen haben, die beide in der Regel fast ausnahmslos nur mehrgelenkige Bewegungen darstellen. Eine der klassischen Beinstreckübungen im Sitzen – der „Leg-Extensor" – erlaubt z. B. nur eine eingelenkige Bewegung im Kniegelenk mit hohen Belastungsspitzen gerade bei Bewegungen mit Schwung und hohen Widerständen. Zudem kann aufgrund der Geräteanordnung nur die Oberschenkelvorderseite muskulär bearbeitet werden; die Rückseite ist nicht aktiv, sodass das Kniegelenk während der Bewegungsausführung muskulär nicht von beiden Seiten abgesichert werden kann („muskuläre Ko-Aktivierung"). Weder im Sport noch im Alltag finden wir übrigens solch eine ähnliche Bein- oder Kniebelastung. Für Fußballer könnte diese Beinstreckübung im Gerät im Grunde nur dann funktionell werden, wenn zukünftig mit schweren Eisenkugeln gespielt werden würde.

7.5 Vergleich zwischen Funktionellem Training und klassischen Trainingsübungen

In der Abbildung können Sie die Besonderheiten der FT-Übungen auf einen Blick erkennen. Überzeugend ist v. a. die Vielzahl der positiven Effekte, die sich bei korrekter Durchführung der FT-Übungen einstellen.

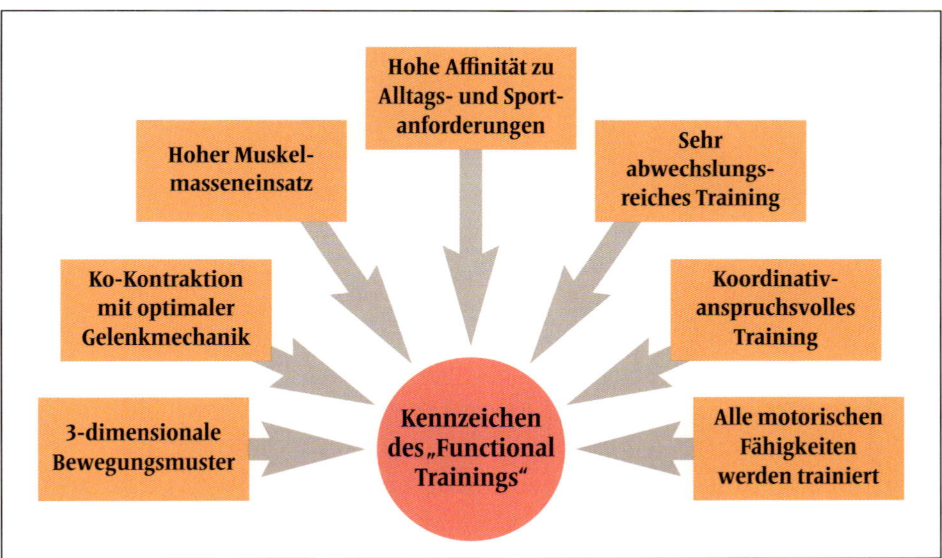

Den Hauptunterschied zu den klassischen maschinengeführten Übungen können wir v. a. darin sehen, dass es sich beim FT nicht um ein isoliertes, auf rohe Muskelkraft ausgerichtetes Krafttraining handelt, sondern um ein funktionelles Training mit mehrgelenkigen Bewegungsabläufen, die in ihrer Summe deutlich mehr vom Körper fordern, diesem aber auch deutlich mehr an positiven Effekten zurückgeben. Je nach Organisation können sogar die anderen motorischen Fähigkeiten wie Ausdauer, Beweglichkeit, Koordination aber auch Schnelligkeit beansprucht werden.

Auch wenn es sich im ersten Moment so anhören mag, dass ich von maschinengestütztem Krafttraining rein gar nichts halte: Das stimmt so nicht! Insbesondere für absolute Neueinsteiger ins Krafttraining ist der erste Schritt zumeist der an die Maschine. Folgende Gründe bzw. Vorteile sprechen für die Benutzung von Maschinen:

- Aufgrund der geführten Bewegungsbahn ist die Verletzungsgefahr gegen null gehend.
- Es handelt sich um relativ leicht zu erlernende Übungen.
- Anfänger können relativ gefahrlos sehr zeitig den Widerstand erhöhen.
- Verletzte Körperteile können ausgeklammert und geschont werden (sitzende Rudermaschine mit Brustbeinfixierung zur Kräftigung der Brustwirbelsäule-aufrichtenden Rückenmuskulatur mit gleichzeitiger Schonung des unteren Rückens aufgrund z. B. eines Bandscheibenvorfalls).
- Bei einigen Maschinen sind die Widerstandsverläufe durch sogenannte „Exzenter" optimal an die Muskelmechanik und Kraftkurven angepasst (d. h. in maximaler Gelenkbeugung erfolgt mechanisch automatisch ein geringerer Widerstand und bei rechtwinkliger Gelenkwinkelstellung erfolgt mechanisch automatisch ein größerer Widerstand).

Dennoch lautet meine Empfehlung: Nach einem anfänglichen Maschinentraining möglichst schnell auf die qualitativ hochwertigeren Übungen des FT überzugehen. Unter dem Aspekt der unendlichen Variationen mag es leichter sein, dem inneren Schweinhund sehr viel länger zu widerstehen – Motivationslöcher treten eher seltener auf als beim „Maschinen-Einheitsbrei".

7.6 Mögliche Nachteile des Funktionellen Trainings

Neben den vielfältigen Vorteilen gibt es auch beim FT einige Nachteile, die hier der Vollständigkeit halber stichpunktartig aufgelistet werden:

- Einige FT-Übungen sind aufgrund ihrer Komplexität für Anfänger nicht geeignet und sollten zunächst durch professionelle Betreuung und methodisch aufgebaute Übungsreihen sicher erlernt werden, bevor höhere Widerstände eingesetzt werden (z. B. dynamische Langhantel- oder Kettlebell-Übungen wie das Reißen in allen Varianten).
- Einige FT-Übungen sind sehr lernintensiv und verbessern nicht nur die koordinativen Fähigkeiten, sondern erfordern diese schon gleich zu Beginn (s. o.).
- Einige FT-Übungen haben keine Bewegungsbegrenzungen, wie dies bei Maschinen oftmals vorliegt, um Gewichte bei einsetzender Muskelermüdung sicher abzulegen, ohne dass sogenannte stark belastende Zwangslagen eingenommen werden müssen.
- Mit Ausnahme der Langhantel-Übungen ist kein explizites Maximalkrafttraining möglich, was aber auch zumindest zeitweise im langfristigen Trainingsprozess durchgeführt werden sollte.
- Insbesondere beim sogenannten „Cross-Fit-Training" (das ist Zirkeltraining mit FT-Übungen ohne Pausen zwischen den Übungen) kann sich die fortschreitende muskuläre Ermüdung negativ auf die Ausführungsqualität niederschlagen und zu Fehl- bzw. Überlastungserscheinungen führen.
- Für das FT-Training brauchen wir in der Regel Kleingeräte wie Kettlebells, Fitnessbags, Schlingentrainer, Hantelstangen, Gymnastikbälle u. a. m., wobei wir allerdings auch zu Hause mit ein wenig Geschick einige dieser Gerätschaften improvisieren können.

7.7 Funktionelles Training: Übungen

Im Folgenden werden eine Auswahl an hocheffektiven Mobilisations- und Kräftigungsübungen aus dem FT-Bereich vorgestellt. Nach einer Gruppe von Mobilisationsübungen werden insgesamt sechs Übungsgruppen zum Krafttraining unterschieden, von denen in der Regel immer jeweils eine Grundübung existiert, die mit ausführlichen Hinweisen bzgl. Technikmerkmalen und möglichen Fehlern beschrieben wird. Auf Basis dieser Grundübung werden noch eine oder mehrere anspruchsvollere Varianten angeführt, die u. U. auch einen gruppenübergreifenden bzw. ganzkörperkräftigenden Charakter besitzen können.

Es gibt folgende Übungsgruppen:

1. **Mobilisationsübungen, abgekürzt durch M**
2. **Kniebeugen, abgekürzt durch KB**
3. **Kreuzheben, abgekürzt durch KH**
4. **Ruderzugbewegungen, abgekürzt durch RU**
5. **Planking/Crunching, abgekürzt durch PC**
6. **Rumpfdrehungen, abgekürzt durch RD**
7. **Ganzkörperübungen, abgekürzt durch GK**

Wie gut Sie diese Übungen erlernen und einsetzen können, hängt u. a. sehr stark von Ihrem Körpergefühl, Ihren koordinativen Fähigkeiten aber auch von individuellen Beweglichkeitskapazitäten ab. Sollten Sie sich unsicher sein und/oder sogar Schmerzen beim Üben haben, brechen Sie das Training sofort ab und suchen sich Hilfe bei gut ausgebildeten Coaches, die Sie entsprechend korrigieren können. Da die Qualität der meisten Internetvideos zu etwaigen Übungen doch stark zu wünschen übrig lässt, kann an dieser Stelle das Erlernen von Übungen über diesen Weg nicht empfohlen werden, zudem Sie hier keinerlei Korrekturen-Feedback erhalten!

1. Mobilisationsübungen M

Mobilisationsübungen sind wichtig, um v. a. unsere Gelenke auf die nachfolgende Trainingsarbeit optimal vorzubereiten. Zwischen den beiden Gelenkpartnern, wie z. B. zwischen Oberschenkelhalsknochen und Hüftknochen, existieren schmale Gelenkspalte, in die durch leichte Gelenkarbeit (Mobilisierung) eine Art „Motoröl" (Gelenkschmiere = Synovia) abgesondert wird; dadurch wird die Gleitfähigkeit der Gelenke erhöht. Der Knorpel wird dabei feuchter und kann dadurch auf die nachfolgende Druckbeanspruchung als Folge der trainingsbedingten Kraftbelastungen besser reagieren. Kein Motoröl bedeutet über kurz oder lang: Motorschaden! Keine Gelenkschmiere und kein intakter Knorpel bedeutet über kurz oder lang: Gelenkschaden! Deshalb ist das Mobilisieren von Gelenken vor einem Krafttraining so wichtig. Eine mehr als 10-minütige Kreislaufarbeit wie Warmlaufen, Einfahren auf dem Radergometer oder sonstige ähnliche Ausdauerbetätigungen sind vor Beginn eines Krafttrainings nicht zwingend notwendig. Gleiches gilt auch für das sogenannte „exzessive" Dehnen. Ein kurzes Seilspringen, kleine, harmlose Spiele mit (Soft-)Bällen jeglicher Art sowie ein paar Minuten des Mobilisierens reichen in der Regel aus, um gut vorbereitet ins Krafttraining gehen zu können. Zudem wird der erste und manchmal auch noch der zweite Satz (einer Reihe von Wiederholungen) einer Trainingsübung immer mit zunächst geringerem Widerstand als im eigentlichen Training ausgeführt. Personen, die mit dem obligatorischen „Warmlaufen" und „Stretching" ein besseres und sicheres Gefühl haben, sollen dies gerne beibehalten. Hier folgen nun ein paar Vorschläge für Mobilisierungsübungen, mit denen ich persönlich sehr gute Erfahrungen gemacht habe.

Generell gilt: Sorgen Sie für einen sicheren Stand, je nach Übung meist hüftbreit. „Schrauben" Sie die Füße in den Boden, d. h. mit dem rechten Fuß Druck nach unten zur rechten Seite und mit dem linken Fuß zur linken Seite hin; so, als ob sie den Boden zwischen den Füßen auseinanderreißen wollten. Aktivieren Sie die Gesäß- und Bauchmuskulatur. Den unteren Rücken gerade halten, die Brust aufrecht und Schulter leicht nach hinten ziehen.
Führen Sie Übungen mit Zusatzgewichten zunächst ohne Gewicht aus, um den Bewegungsablauf zu verinnerlichen und korrekt auszuführen.

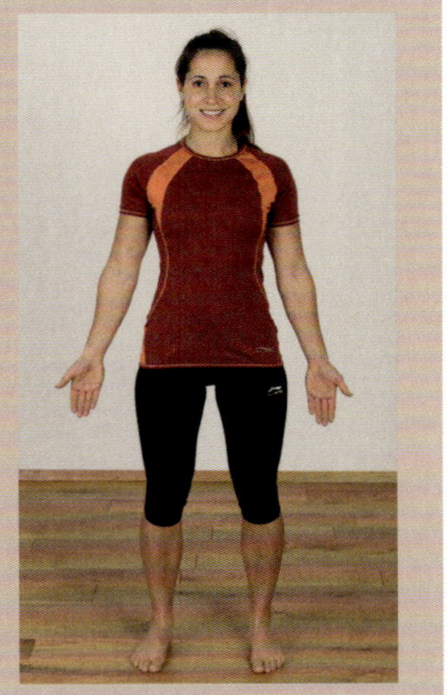

Katzenbuckel und Pferderücken in Bankstellung am Boden 

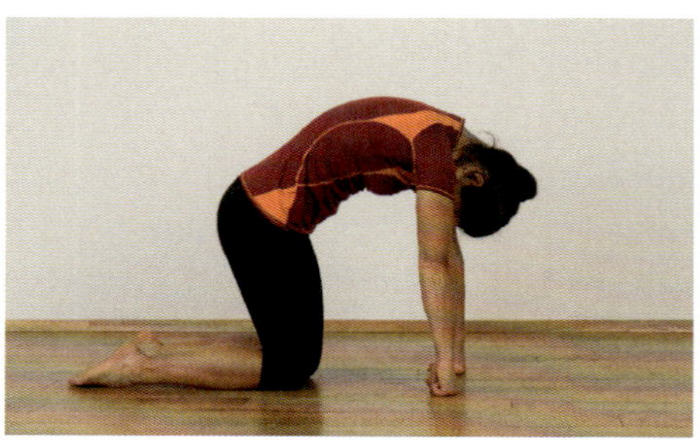

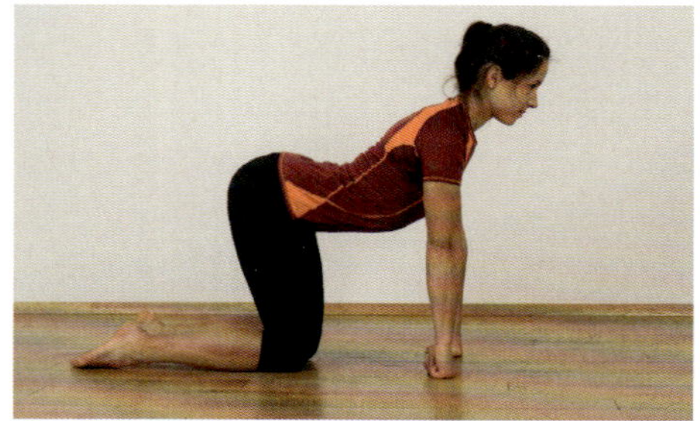

Koordinativer Anspruch: mittel

Wirkung:

- Primär: Mobilisierung der kleinen Wirbelsäulengelenke v. a. im Lendenwirbel(LWS-) und Brustwirbel(BWS-)Bereich
- Sekundär: moderater Dehnungsreiz im Rücken und moderater Spannungsaufbau der tiefen Rückenstreckermuskeln

Ausführungshinweise:

- ➤ Bankstellung einnehmen und alle 4 Extremitäten gleichmäßig belasten
- ➤ Hände werden direkt unter den Schultergelenken aufgestellt
- ➤ Arme bleiben während der kompletten Bewegung stets gestreckt
- ➤ nacheinander Wirbel für Wirbel langsam nach oben (Katzenbuckel) bzw. unten drücken (Pferderücken)
- ➤ beginnen mit dem Katzenbuckel durch aktives Bauchnabeleinziehen; Kinn Richtung Brust bringen
- ➤ Katzenbuckel ca. 5 Sekunden halten
- ➤ dann langsamer Wechsel in die Gegenposition „Pferderücken" oder auch „Silberrücken" genannt
- ➤ Kopf dabei nicht in den Nacken nehmen
- ➤ Pferderücken ca. 5 Sekunden halten
- ➤ wieder lösen und erneut in den Katzenbuckel gehen
- ➤ Wechsel ca. 5–8-mal vornehmen
- ➤ Übung im Katzenbuckel beenden

Variante 1: Katzenbuckel und Pferderücken in Bankstellung mit diagonalem Extremitäten-Einsatz

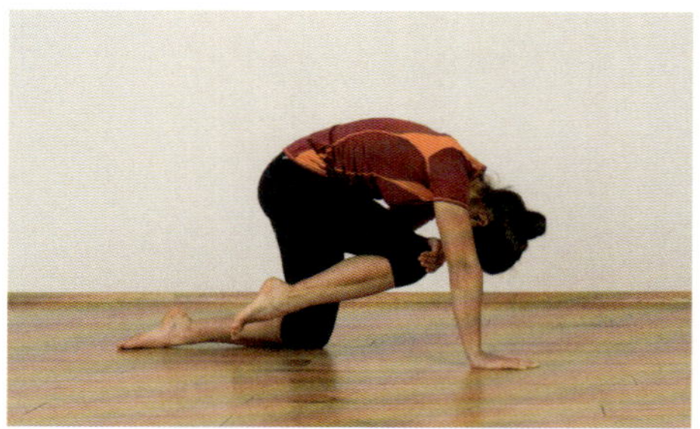

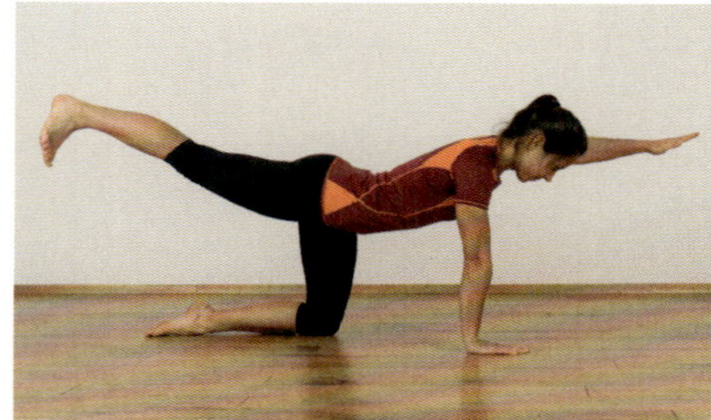

Koordinativer Anspruch: mittel bis hoch (je nach Breite des Knie- und Handaufsatzes)

Wirkung:
- Primär: wie bei der Ausgangsübung
- Sekundär: wie bei der Ausgangsübung; zusätzlich Spannungsaufbau im Gesäß- und Beinbeugermuskel sowie Aktivierung der rückseitigen Faszienzüge
- Für sehr untrainierte Personen hat diese Übung schon einen Kräftigungseffekt für die LWS-Muskulatur.

Ausführungshinweise:
- ➤ langsam beginnen und Tempo dann erhöhen und beibehalten (Positionswechsel im Sekundentakt)
- ➤ Die Halswirbelsäule (HWS) macht die Bewegungen mit, ohne jedoch diese beim „Pferderücken" zu überstrecken.
- ➤ Menschen mit Beckenbodenschwäche sollten auf einen geraden Rücken achten.

Variante 2: Katzenbuckel und Pferderücken im Einbeinstand

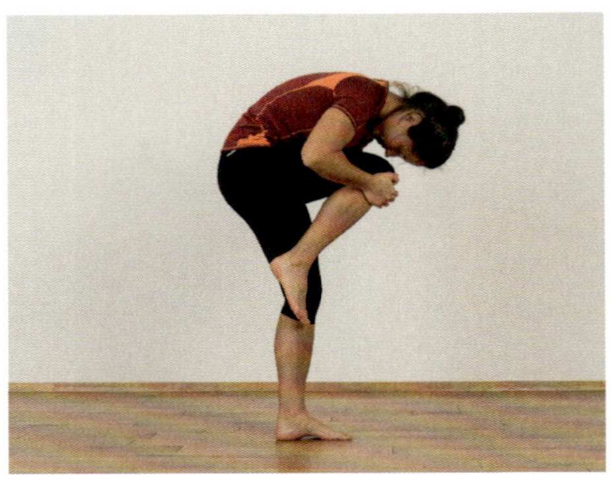

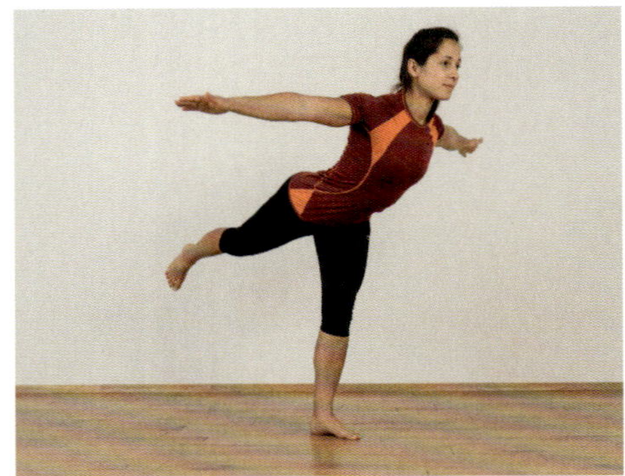

Koordinativer Anspruch: mittel (groß bei instabiler Unterstützungsfläche)

Wirkung:

- Primär: wie bei der Ausgangsübung
- Sekundär: wie bei der Ausgangsübung; zusätzlich moderate Aktivierung der knie- und hüftummantelnden Muskulatur

Ausführungshinweise:

➤ langsam beginnen; Tempo dann erhöhen und beibehalten (Positionswechsel im Sekundentakt)
➤ Wirbelsäulenstreckung und -beugung durch die Arme unterstützen
➤ beim Katzenbuckel mit den Armen das angezogene Bein umfassen
➤ standwaageähnliche Position beim Pferderücken
➤ weitere Erhöhung des Schwierigkeitsgrades durch Benutzung einer instabilen Unterstützungsfläche (Wackelkissen, mehrfach gefaltete Gymnastikmatte, ...)
➤ auf eine waagerechte Beckenhaltung achten

Heiligenschein mit Fitnessbag, Kettlebell oder Hantelscheibe 

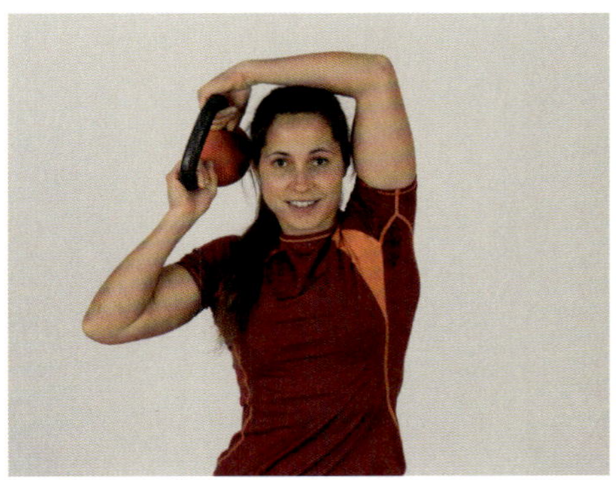

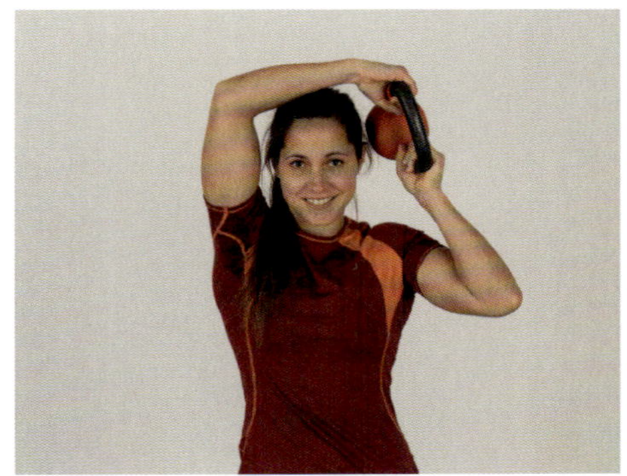

Koordinativer Anspruch: gering

Wirkung:

- Primär: Mobilisierung des gesamten Schultergürtels, Beweglichkeitsverbesserung
- Sekundär: bearbeiten verspannter Schultergürtelmuskulatur und Aktivierung faszialer Anteile

Ausführungshinweise:

- ➤ hüftbreiter Stand
- ➤ Brillenträger(-innen): Brille vor Übung ablegen
- ➤ Kettlebell von unten an den Hörnern packen
- ➤ Pobacken zur LWS-Stabilisierung fest zusammenkneifen
- ➤ langsam beginnend die Kettlebell körpernah um den Kopf bewegen
- ➤ Kopf beim Heiligenschein nicht mitbewegen
- ➤ jeweils ca. 10-mal nach links und rechts bewegen
- ➤ Gewicht bei Frauen ca. 2–5 kg, bei Männern ca. 5–8 kg
- ➤ durchführbar auch mit einer Hantelscheibe, einem Fitnessbag oder präparierten Rucksack
- ➤ auch mit größeren Kreisradien (schwungbetontere Ausführung) machbar

Variante 1: Heiligenschein mit Kniebeuge und Kreuzheben im Stehen mit Fitnessbag

1
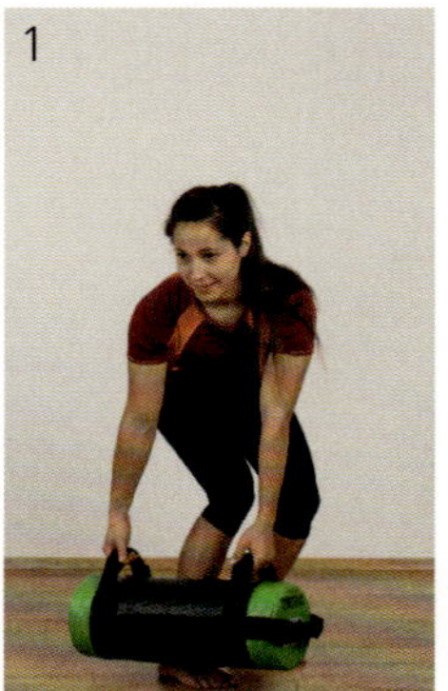

2
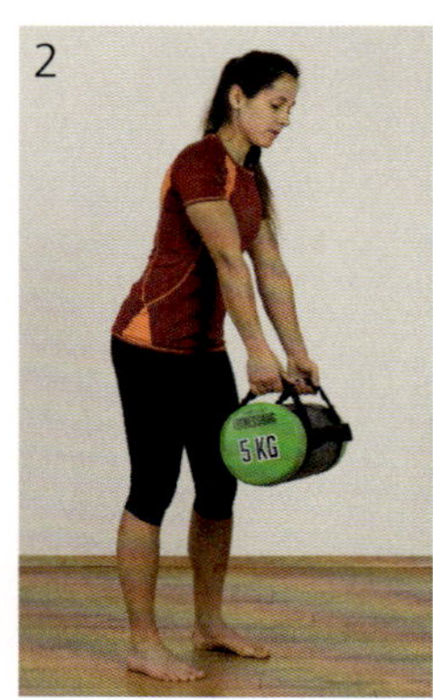

3
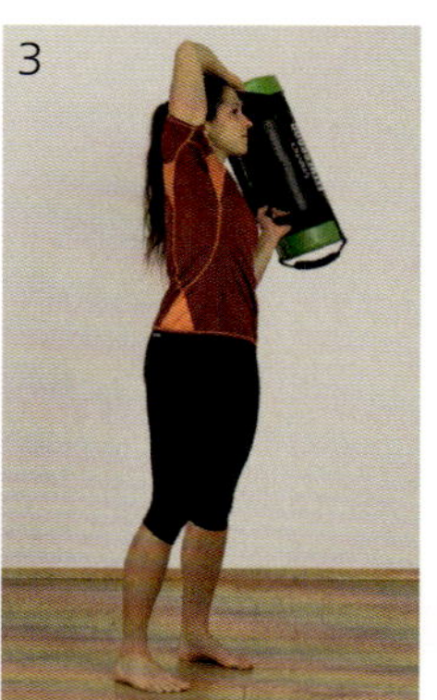

4
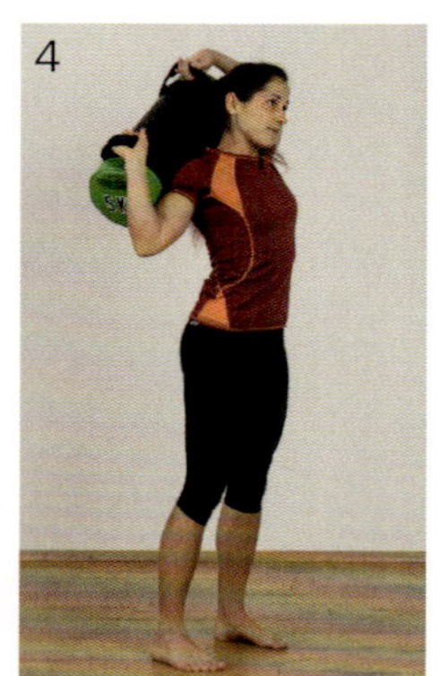

5
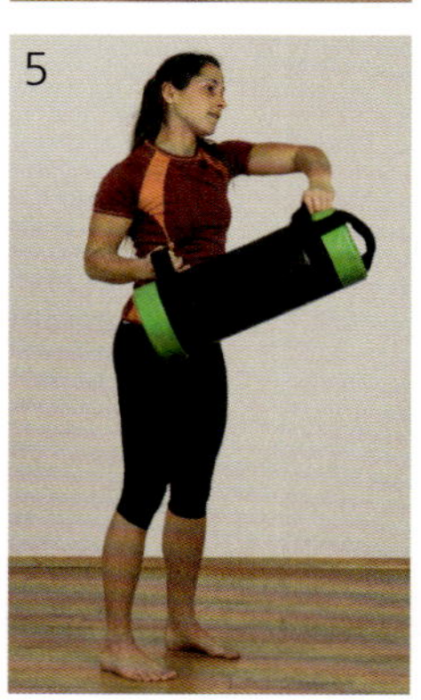

6
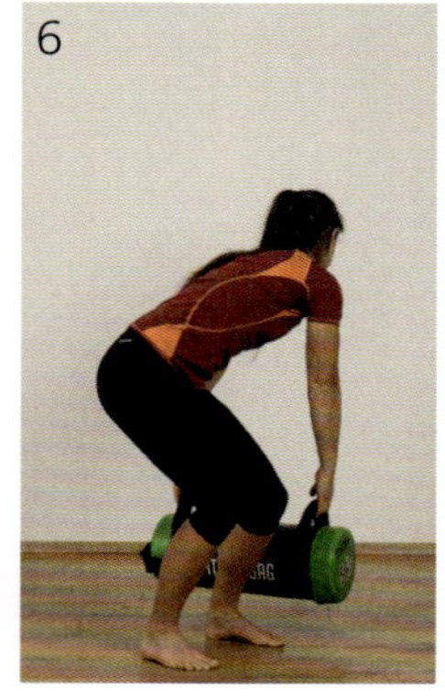

Koordinativer Anspruch: mittel bis hoch

Wirkung:

- Primär: wie bei der Ausgangsübung, zusätzlich Hüft- und Kniemobilisation
- Sekundär: wie bei der Ausgangsübung, zusätzlich moderate Rumpf- und Gesäßmuskel- sowie rückseitige Faszienaktivierung

Ausführungshinweise:

➤ hüft- bis schulterbreiter aufrechter Stand
➤ absetzen des Fitnessbags zur linken Seite durch Knie- und Hüftbeugung sowie Schulterdrehung
➤ diagonales Anheben des Fitnessbags von links unten nach rechts oben Richtung Kopf
➤ Heiligenschein durchführen und Fitnessbag zur rechten Seite neben dem Fuß absetzen
➤ Zyklus ca. 10-mal pro Seite wiederholen
➤ keine Rundrückenbildung beim Absetzen und Anheben
➤ Fitnessbag-Gewicht für Frauen ca. 5 kg und für Männer ca. 10 kg
➤ auch mit Kettlebells oder einfachen Hantelscheiben durchführbar
➤ statt als Mobilisations- auch als Kräftigungsübung durchführbar (Frauen ca. 7,5–10 kg, Männer ca. 15–20 kg)

Aufrollen und Strecken mit dem Gymnastikball M

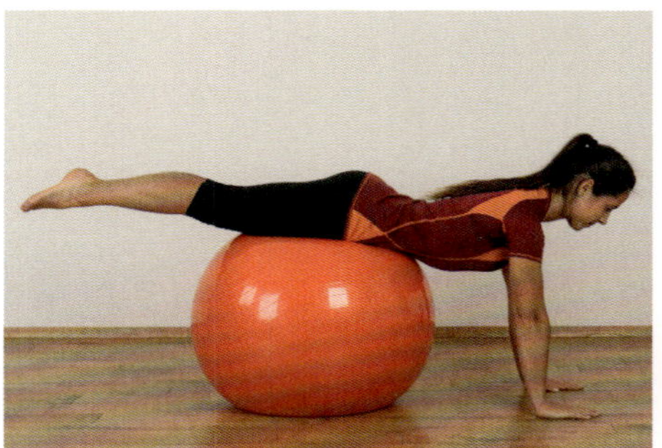

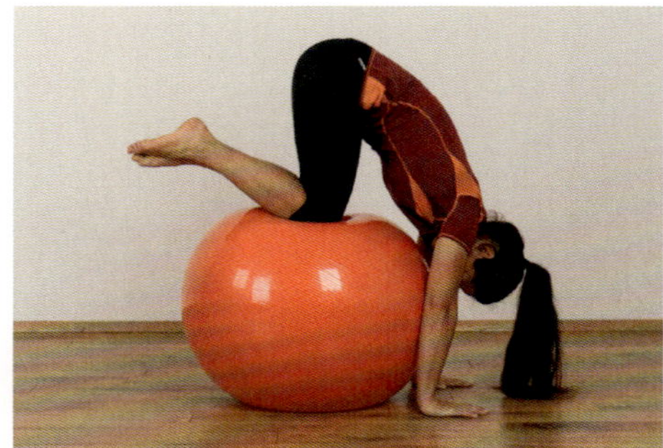

Koordinativer Anspruch: gering bis mittel

Wirkung:

- Primär: Mobilisierung der Wirbelsäule im LWS- und BWS-Bereich
- Sekundär: Voraktivierung der Schulter- und Armmuskulatur

Ausführungshinweise:

- ➤ stabile Stützposition auf dem Gymnastikball einnehmen
- ➤ Kopf in Verlängerung zur Wirbelsäule halten
- ➤ Beine zur Brust anziehen
- ➤ Beine wieder strecken und das Körpergewicht so weit wie möglich nach hinten verlagern
- ➤ Steigerung des Schwierigkeitsgrades durch schräges Anziehen der Beine
- ➤ im Schultergürtel gut stabilisieren, um nicht nach vorne überzukippen
- ➤ ca. 10-mal wiederholen

Variante 1: Drehen um die gestreckte Körperlängsachse auf dem Gymnastikball

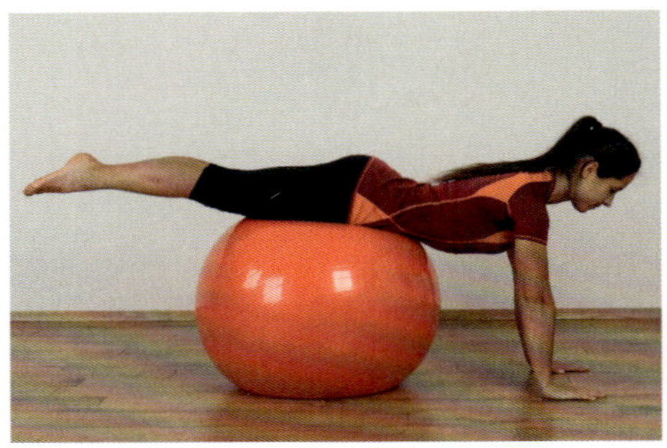

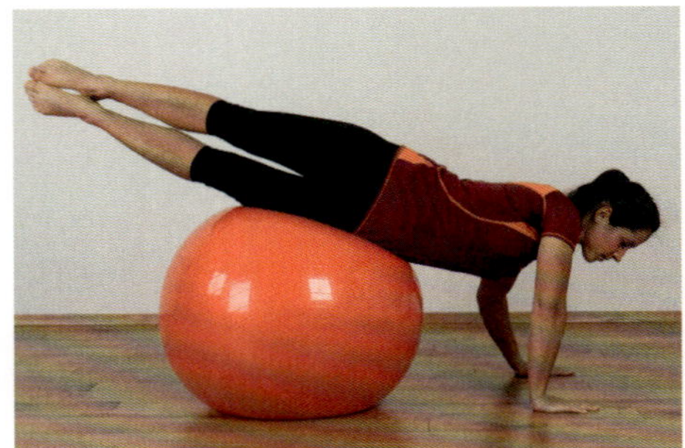

Koordinativer Anspruch: mittel

Wirkung:

- Primär: Mobilisierung v. a. der rotatorischen Wirbelsäulenanteile
- Sekundär: wie bei der Ausgangsübung; zusätzlich moderate Rumpfmuskelaktivierung

Ausführungshinweise:

➤ auf dem Gymnastikball eine Ganzkörperspannung aufbauen (Pobacken zusammenkneifen, Füße und Knie zusammendrücken)

➤ Bei stabilem Schultergürtel wird die Hüftdrehung durch die schrägen Rumpfmuskeln eingeleitet.

➤ Bei voller Drehung liegt nur die Hüftaußenseite auf dem Gymnastikball.

➤ keine Gewichtsverlagerung zur Seite zulassen

➤ ca. 10-mal pro Seite

2. Kniebeugen KB
(Kräftigung der Gesäß-, Bein- und tiefen Rückenstreckermuskulatur)

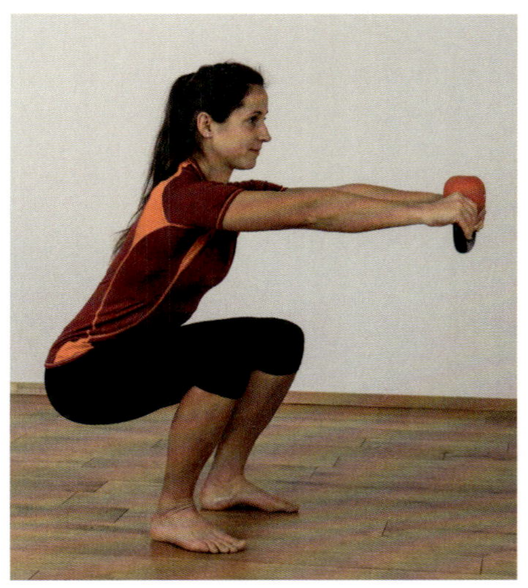

Die Kniebeuge wird oft als die Mutter aller Kraftübungen beschrieben. Trotzdem hat sie gerade im Freizeit- und Gesundheitssport immer noch einen schweren Stand. Das Kniebeugetraining ist, je nach Ausführungsvariante, technisch anspruchsvoll und zählt aufgrund der hohen muskulären Beanspruchung mehrerer großer Muskelgruppen zu den eher anstrengenderen Kräftigungsübungen, aber auch zu den effektivsten.

„Freie" Kniebeugen sind bzgl. Muskelketten- und Faszienaktivierung sehr viel funktioneller als ihre geführten Maschinen-Varianten wie Beinpresse, Beinstrecker- und Beinbeugerapparat.

Die unten angeführten Wirkungen stellen sich übrigens nur ein, wenn „überschwellige" Reize gesetzt werden durch die Verwendung von dem Trainingszustand angepassten Zusatzlasten. Für die meisten gesunden Menschen stellt eine Kniebeuge ohne Zusatzgewicht keinen ausreichenden Kräftigungsreiz dar. Entsprechende Empfehlungen für Zusatzlasten vorzugeben, ist sehr schwierig, da hier eine Vielzahl von Faktoren eine Rolle spielt. Wählen Sie das Gewicht so, dass Sie nach ca. 10–15 technisch sauberen Wiederholungen ein deutliches Müdigkeitsgefühl in der beanspruchten Muskulatur fühlen.

Wichtig: Möchten Sie das Kniebeugetraining in der **Schwangerschaft, nach der Geburt oder während der Stillzeit** durchführen, so fragen Sie bitte vorher Ihre Hebamme oder Ihren Physiotherapeuten!

Grundsätzlich gilt: Nach einer Schwangerschaft ist die Rückenmuskulatur stark und der Beckenboden schwach. Übungen zur Stärkung der Rückenmuskulatur sind daher oft wenig förderlich.

Beidbeinige Tief-Kniebeuge KB

Über die Tief-Kniebeuge wird einiges gesagt wie z. B.:

- „Kniebeugen sind schädlich für das Knie!"
- „Je tiefer man sich beugt, umso schädlicher sind Kniebeugen!"
- „Mit Kniebeugen macht man sich den Rücken kaputt und die sind eh nur etwas für Profis!"
- „Kniebeugen kann ich doch auch in der Beinpresse machen!"
- „Um meine Knie nicht zu schädigen, mache ich nur halbe Kniebeugen!"

Unter trainingswissenschaftlichen und orthopädischen Aspekten gilt für die Tief-Kniebeuge jedoch:

- Korrekt ausgeführt, ist die Kniebeuge die sicherste und effektivste Übung für die Knie, die es gibt!
- Die höchsten Druck- und Zugbelastungen für Knorpel und Bänder entstehen beim Abbremsen in der rechtwinkligen halben Kniebeuge-Position und nicht in der tiefen Position!
- Die Größe der Kontaktflächen zwischen Kniescheibe und Schienbein (Tibia) nimmt bei weiterer Beugung wieder zu und verringert die Gesamtbelastung für den Knorpel im Kniegelenk.
- Nur bei deutlich nach vorne geschobenen Knien über die Fußspitzen hinaus können unphysiologische (unfunktionelle) Scherkräfte im Kniegelenk entstehen!
- Die hinteren Oberschenkelmuskeln (Beinbeuger) und die Gesäßmuskeln (stärkste Hüftstreckmuskeln) werden erst bei tiefer Kniebeuge stark aktiviert!
- Den Oberkörper aufgrund von Beweglichkeitsdefiziten v. a. in der Hüfte sehr weit nach vorne zu beugen, ist bei gestreckter Lendenwirbel- und Brustwirbelsäule (LWS und BWS) für die Wirbelsäulenstrukturen kein orthopädisches Problem!

Personen mit starken Beweglichkeitsdefiziten v. a. im Sprung- und Hüftgelenk sowie im hinteren Beinbeugerbereich werden Probleme bekommen, eine wünschenswerte große Kniebeugetiefe realisieren zu können. Hier sollten zunächst entsprechende beweglichkeitsfördernde Übungen absolviert werden, wie z. B. eine freie Kniebeuge mit der Möglichkeit, sich mit den Händen irgendwo festzuhalten, oder eine kleine ca. 1–2 cm große Fersenerhöhung eingesetzt werden.

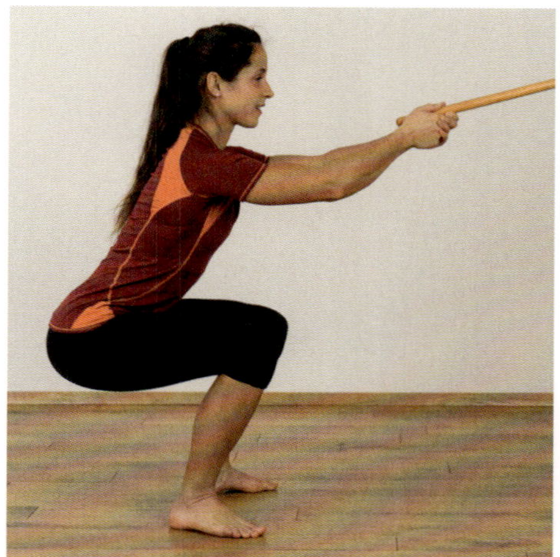

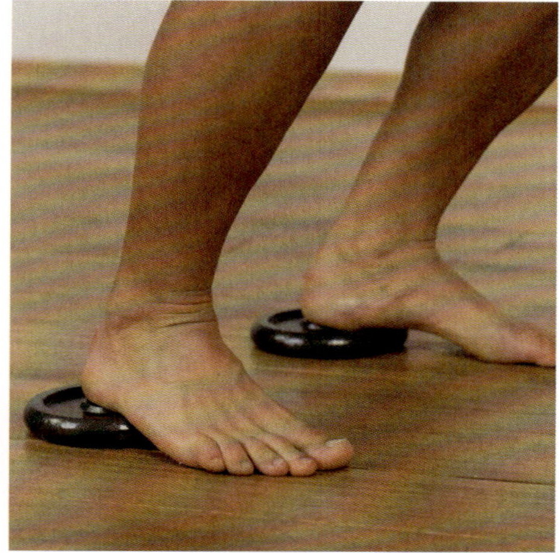

Mit diesen kleinen Hilfen „kippen" Sie beim Kniebeugen nicht um und können Schwächen v. a. im Hüftbereich (Muskeln an der Innenseite der Oberschenkel, Adduktoren genannt, und die Hüftbeuger) und im Sprunggelenk mittelfristig gut in den Griff kriegen. Erst wenn diese deutlichen Beweglichkeitseinschränkungen beseitigt sind, sollte man sich an die tiefen Kniebeugen mit Zusatzlast heranwagen und wenn möglich auf die Fersenerhöhung verzichten.

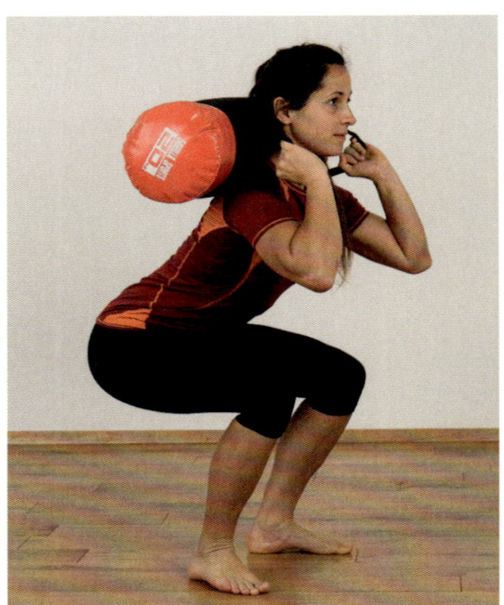

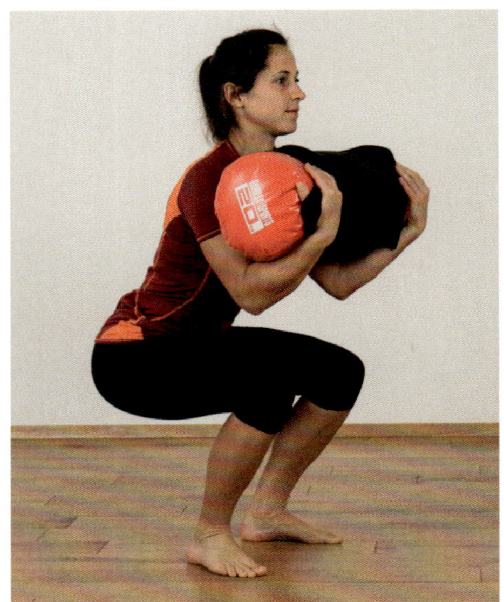

Die Tief-Kniebeuge mit einer Zusatzlast wie Hantelstange oder Fitnessbag kann man entweder als „Back"- (hinten) oder als „Front"-Variante (vorne) durchführen. Beide Varianten haben ihre Vor- und Nachteile. Für welche Sie sich entscheiden, ist Ihnen überlassen. Nur ein kurzer Tipp hierzu: Personen mit Tendenzen zu Hüftproblematiken sollten eher zur Front- und Personen mit Tendenzen zu Knieproblematiken sollten eher zur Back-Variante greifen. Personen mit Tendenzen zu Bandscheiben-Problematiken sollte eher die Front-Variante wählen.

Koordinativer Anspruch: gering bis mittel

Wirkung:

- Primär: Kräftigung von Oberschenkelvorder- und -rückseite und Gesäßmuskulatur inkl. Gelenkstabilisierung
- Sekundär: Kräftigung der tiefen Rückenstreckermuskeln und Aktivierung der gesamten rückseitigen Faszienzüge; Verbesserung der Hüftbeweglichkeit und Haltungsschulung

Ausführungshinweise „beidbeinige tiefe Kniebeuge":

	So geht's richtig! ✅	**So ist es falsch!** ⛔
Vorbereitung	hüft- bis schulterbreiter Stand	zu enge Fußstellung; v. a. bei Frauen
	Blick nach vorne mit Punktfixierung 2–3 m auf Boden	Blick nach oben mit überstreckter HWS
	Schulterblätter nach hinten ziehen	schlaffer Schultergürtel mit runder BWS
Kniebeugung	Oberkörper leicht in der Hüfte nach vorne beugen	runder Rücken
	Gesäß nach hinten führen	Knie zu stark nach vorne geschoben
	leichten Entenpo einnehmen	Rundrücken im LWS-Bereich
	Knie nicht deutlich über Zehenspitzen schieben	Knie deutlich über die Zehenspitzen geschoben
	Gewicht v. a. auf den Fersen halten	Fersen werden angehoben
	Knie bleiben über den Füßen	Knie knicken nach innen oder außen
Kniestreckung	Bauchmuskel aktivieren; Nabel einziehen	beim Strecken kurzzeitig kein Entenpo
	zügiger strecken als beugen; beim Strecken kräftig ausatmen	beim Strecken einatmen
	Knie nicht vollständig strecken	Knie werden durchgedrückt

Variante 1: beidbeinige tiefe Konter-Kniebeuge

Die beidbeinige tiefe Konter-Kniebeuge ist ebenfalls v. a. für Personen mit starken Beweglichkeitseinschränkungen im Hüft- und Fußbereich geeignet. Durch das Nach-vorne-Wegdrücken eines Gewichts (z. B. Kettlebell oder Hantelscheibe) während der Beugephase verlagert sich der Schwerpunkt des Trainierenden nach vorne. Das führt zu einer „Konter"-(Gegen-)Bewegung beim Trainierenden, der den Oberkörper nun weiter nach hinten lehnen und somit eine aufrechtere und auch tiefere Kniebeugeposition einnehmen kann.

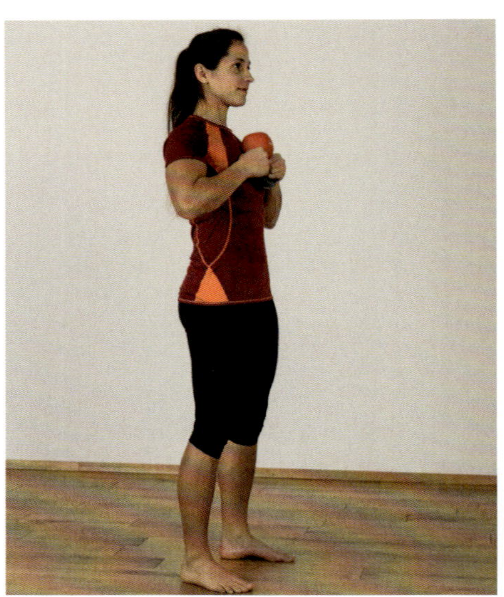

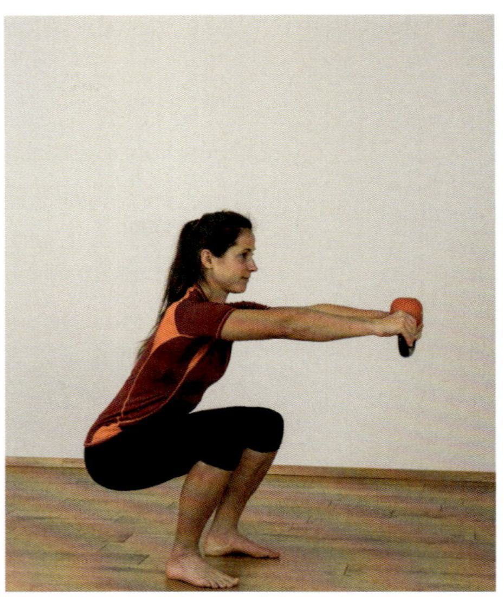

Koordinativer Anspruch: gering bis mittel

Wirkung:

- Primär: wie bei der Ausgangsübung; stärkere Kräftigung der LWS- und BWS-aufrichtenden Rückenmuskulatur
- Sekundär: wie bei der Ausgangsübung; zusätzlich moderate Kräftigung der vorderen Schultermuskulatur

Ausführungshinweise:

➤ in der aufrechten Startstellung Zusatzgewicht eng vor der Brust halten
➤ mit zunehmender Knie- und Hüftbeugung Zusatzgewicht immer weiter weg nach vorne strecken
➤ in der tiefsten Hockposition Zusatzgewicht mit gestreckten Armen waagerecht vor dem Rumpf halten
➤ bei der anschließenden Streckung Zusatzgewicht wieder zur Brust heranziehen
➤ bei der Benutzung einer Kettlebell diese von unten an ihren Hörnern packen
➤ Zusatzgewicht nicht zu hoch wählen (Frauen ca. 3–5 kg, Männer ca. 8–12 kg)

Einbeinige Kniebeugen bzw. Ausfallschritte 

Im Gegensatz zu Beinpressen und eingelenkigen Beinstreck- und Beinbeugemaschinen ist die zuvor beschriebene beidbeinige Tief-Kniebeuge schon sehr „funktionell". Darüber hinaus gibt es eine Variante, die noch funktioneller ist: die einbeinige Kniebeuge. Nur diese Variante kommt dem Anforderungsprofil unserer natürlichen Fortbewegungsform des Gehens und Laufens noch näher und beansprucht neben den bereits bei der Tief-Kniebeuge genannten Muskeln zusätzlich noch die inneren und äußeren Hüftmuskeln sowie die knieummantelnde Muskulatur. Ein weiterer Vorteil ist die Tatsache, dass Sie schon mit dem eigenen Körpergewicht bei einbeinigen Kniebeugevarianten durchaus hohe Widerstandswerte für die untere Extremität erreichen können und zusätzlich eine hohe koordinative Herausforderung bewältigen müssen. Um die volle Wirkung auch auf die zumeist „festen" Hüftbeugemuskeln und -faszien erzielen zu können, sollten Sie raumgreifende und möglichst tiefe und somit weite Ausfallschritte absolvieren.

Um die Voraussetzungen für ein effektives Training zu erfüllen, können Sie im längerfristigen Trainingsprozess die folgenden einbeinigen Kniebeuge- bzw. Ausfallschritt-Varianten im Sinne einer Anforderungssteigerung wie folgt nacheinander einsetzen.

Variante 1: als normale einfache Kniebeuge mit fixiertem Schwungbein auf einem Stuhl o. ä.

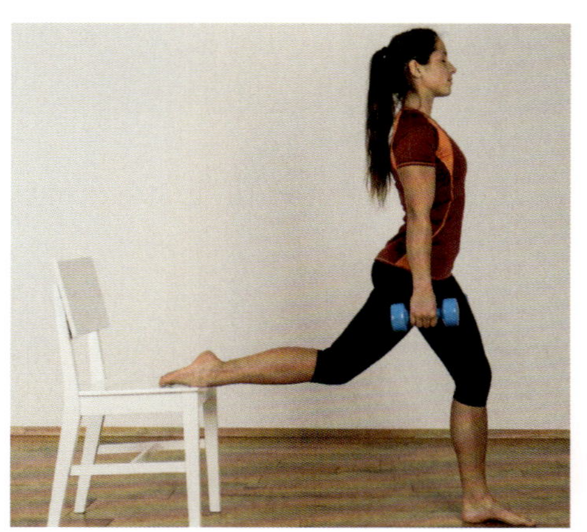

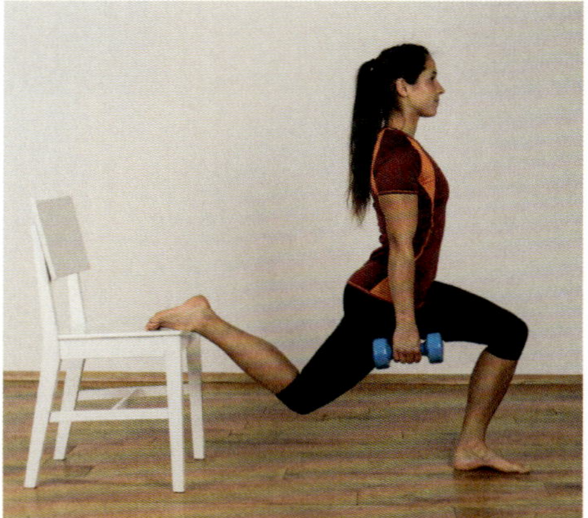

Variante 2: klassischer Ausfallschritt nach vorne mit oder ohne Zusatzlast

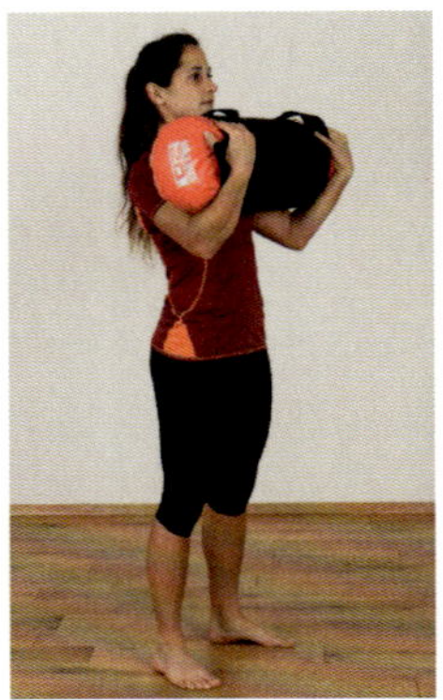

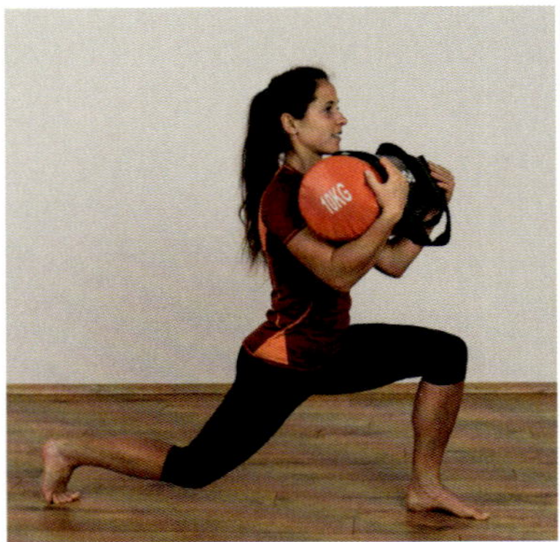

Variante 3: Ausfallschritt nach hinten mit instabiler Schwungbeinfixierung im Schlingentrainer

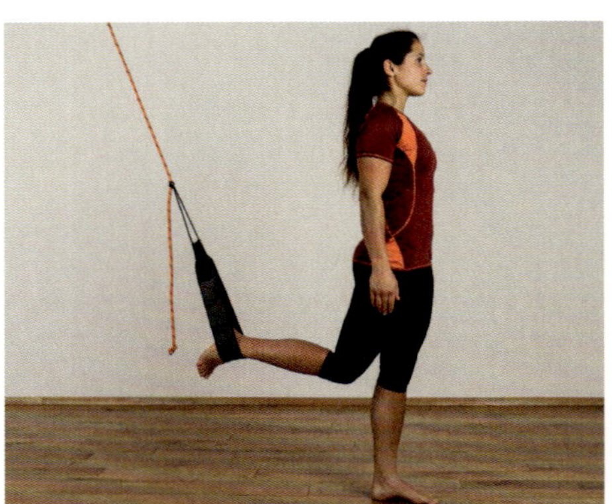

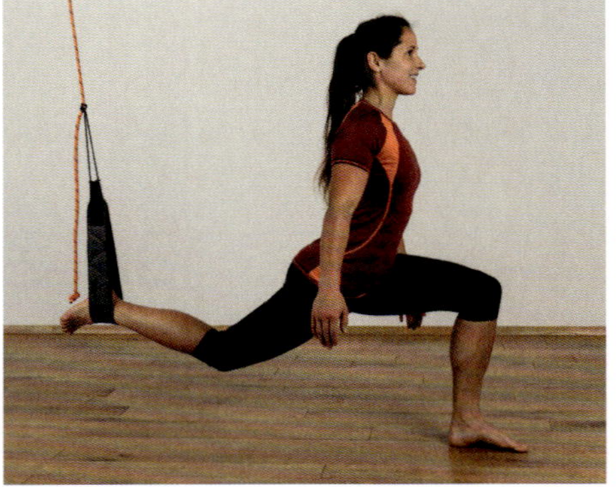

Koordinativer Anspruch: mittel bis hoch, v. a. bei instabiler Unterstützungsfläche wie Weichbodenmatten, Schlingentrainer

Wirkung:

- Primär: Kräftigung der Oberschenkelvorder- und -rückseite sowie bei tiefer Kniebeugung auch der Gesäßmuskulatur
- Sekundär: Kräftigung der hüft- und knieummantelnden Muskulatur, Verbesserung der Hüftbeweglichkeit

Ausführungshinweise:

- ➤ Achten Sie darauf, dass das Standbein nicht zu sehr nach vorne über die Zehen geschoben wird!
- ➤ wenn möglich, auf eine große Ausfallschrittweite achten, um Dehnungseffekte für die Hüftbeuger des hinteren Beines zu erreichen
- ➤ wenn es zu wackelig sein sollte, einfach die „Spurbreite“ beim Ausfallschritt erhöhen, d. h. die Füße etwas weiter nach außen aufsetzen
- ➤ Beim Ausfallschritt ist es zunächst einfacher, die Ausfallschritte nach hinten durchzuführen.
- ➤ Schwierigkeitsgrad im Laufe der Zeit sukzessiv erhöhen (Zusatzaufgaben, Schlingentrainer, ...)
- ➤ Achten Sie auch hier immer auf einen geraden Rücken!

Variante 4: Ausfallschritt nach hinten mit Rumpfrotation und bei Bedarf auch Ganzkörperstreckung

Die letzte Variante ist eine den ganzen Körper fordernde Ausfallschrittvariante, die zunächst nur den Fortgeschrittenen vorbehalten bleiben sollte. Es handelt sich hierbei um eine Kombination aus einem Ausfallschritt nach hinten mit einer zusätzlichen Rumpfrotation und bei Bedarf auch Hochführen eines Zusatzgewichts in die Ganzkörperstreckung. Diese Übung kann man auch gruppenübergreifend zu den sehr anspruchsvollen Ganzkörper-Übungen (GK) zählen.

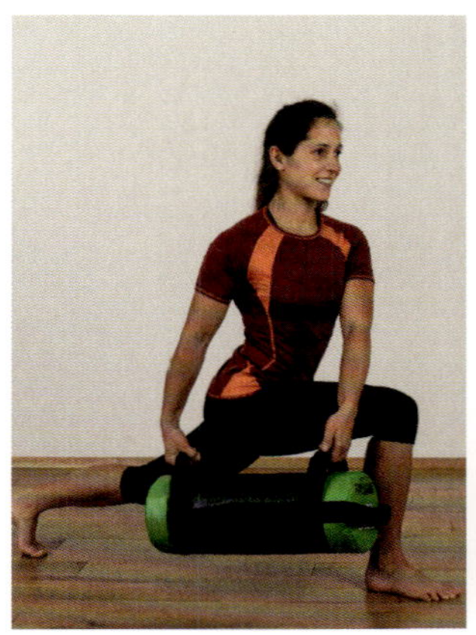

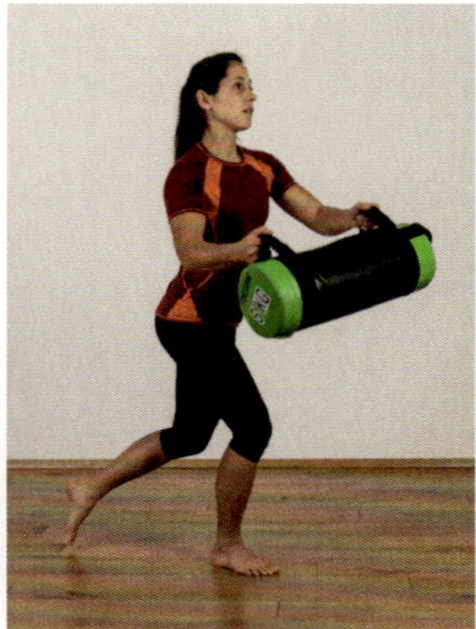

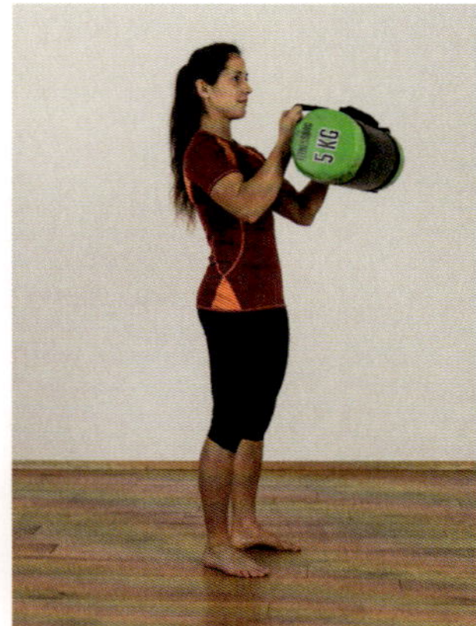

Koordinativer Anspruch: hoch

Wirkung:
- Primär: nahezu ganzkörperkräftigende Wirkung (Beine, Rumpf, Schulter, Arme)
- Sekundär: Verbesserung der Rotationsstabilität und Beweglichkeit in Hüfte und BWS sowie Verbesserung der Ganzkörperstabilität

Ausführungshinweise „Ausfallschritt mit Rumpfrotation“:

	So geht's richtig!	**So ist es falsch!**
Vorbereitung	paralleler Stand	Schrittstellung
	Blick nach vorne mit Punktfixierung 4–5 m auf Boden	Blick nach hinten
	Zusatzgewicht an herunterhängenden gestreckten Armen	
	entscheiden, ob Ausführung abwechselnd rechts/links oder 10-mal rechts/10-mal links	
Rückschwung	nach einem leichten Impuls nach vorne das Gewicht um 90 Grad drehen und nach hinten schwingen	Zusatzgewicht nicht eingedreht
	gleichzeitig das gewichtsnahe Standbein tief beugen	Standbein nur moderat gebeugt
	das Schwungbein weit nach hinten ausstellen	Ausfallschritt zu klein
	den Blick nach vorne gerichtet lassen	Blick nach hinten gerichtet, wackeliger Stand
	den Oberkörper trotz Rumpfdrehung aufgerichtet lassen	Oberkörper nach vorne unten gebeugt
	am Schwungende die Arme leicht anwinkeln	
	Becken aufrichten	Becken gekippt, Hohlkreuz
Vorschwung	das Zusatzgewicht wieder nach vorne schwingen	abgehackte Bewegung, nur mit Kraft möglich
	gleichzeitig zügig das Standbein strecken	
	Schwungbein neben das Standbein aufsetzen	
	komplette Aufrichtung des Körpers	

Beginnen Sie mit einfachen Ausfallschritten aus dem Stand ohne Zusatzgewicht und nach hinten und vorne, bevor Sie die Varianten ausprobieren.

Ein Fitnessbag oder Rucksack mit mehreren Griffmöglichkeiten ist das Mittel der Wahl beim Zusatzgewicht. Das Zusatzgewicht für Frauen sollte bei ca. 5 kg und das für Männer bei ca. 10 kg liegen. Führen Sie die Übung zunächst ohne Zusatzgewicht aus, um den Bewegungsablauf zu verinnerlichen und korrekt auszuführen.

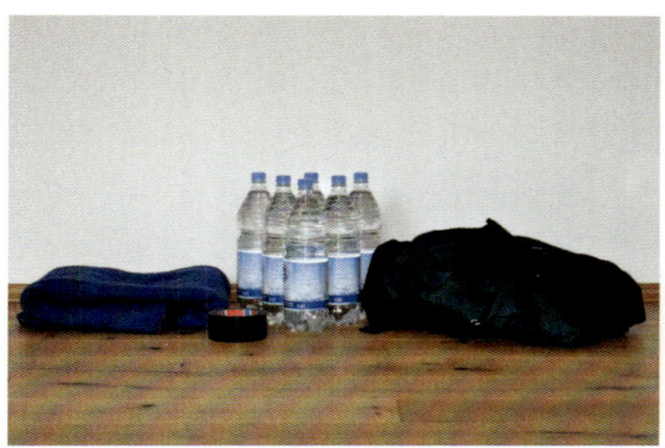

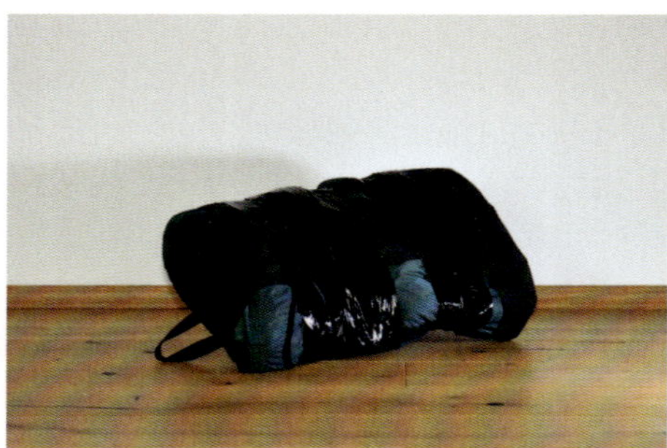

Tipps:

- Statt eines kommerziellen Fitnessbags können Sie sich auch aus einem Trekkingrucksack mit jeweils zwei seitlichen Kompressionsriemen ein funktionierendes Fitnessbag herstellen.
- Als Gewichtsbeladung können Sie große 1,5-Liter-Plastikflaschen in den Rucksack packen.
- Riemen und Schnallen können mit Tape abgeklebt werden, sodass diese den Bewegungsablauf nicht stören.

3. „Rumänisches" Kreuzheben KH (Kräftigung der tiefen Rückenstreckermuskeln)

Das „rumänische" Kreuzheben ist die Übung schlechthin zur Kräftigung der Lendenwirbelsäule-aufrichtenden und -stabilisierenden Muskulatur sowie zur Aktivierung der hinteren Faszienzüge von Rücken, Gesäß und den Beinen, vorausgesetzt, die Übung wird korrekt durchgeführt. In seiner klassischen Variante wird das Kreuzheben mit einer Langhantelstange und einem gekreuzten Handgriff durchgeführt, d.h. eine Hand greift normal und die andere Hand greift „verkehrt herum". Da dieser Kreuzgriff jedoch zu einer ungleichmäßigen Belastung im LWS-Bereich führen kann, empfehle ich Ihnen den normalen Griff mit dem Handrücken vor der Stange. In der „normalen" Kreuzhebe-Übung erfolgt im Gegensatz zur „rumänischen" eine deutliche Kniebeugebewegung.

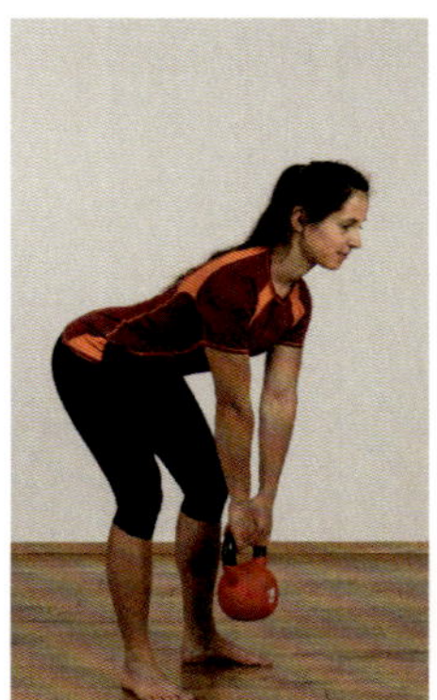
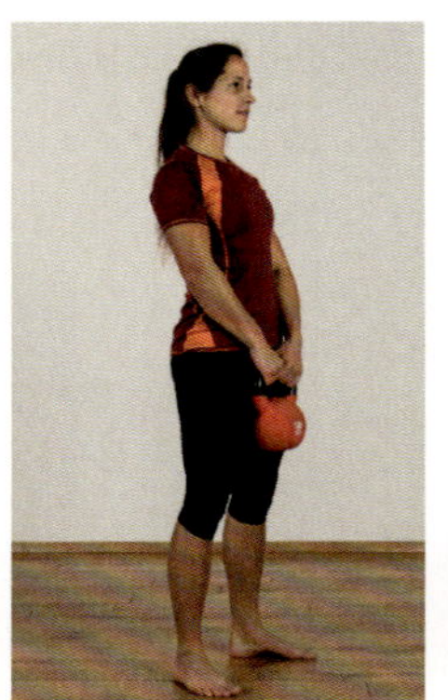
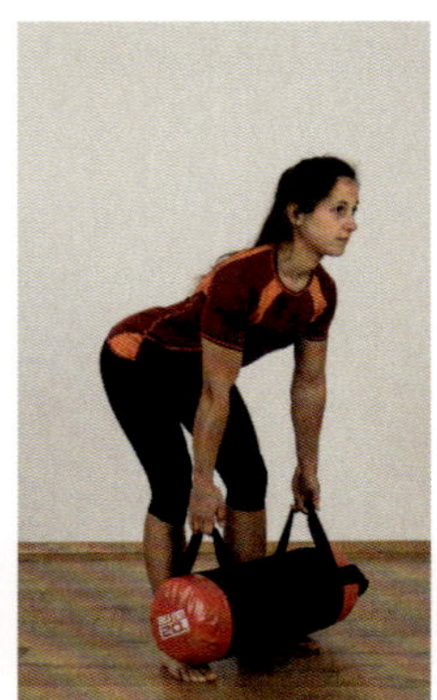
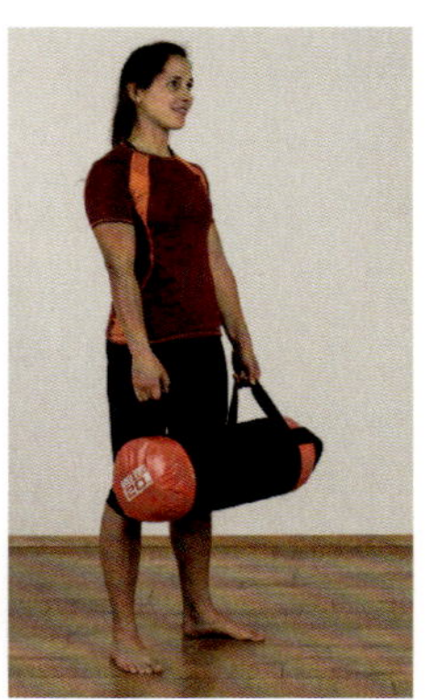

Kreuzheben (englisch auch „dead lift" genannt) ist nicht nur unheimlich effektiv für die Stabilisierung und Kräftigung der tiefen Rückenabschnitte, es ist sogar vergleichsweise leicht zu lernen. Seien Sie sich dabei im Klaren, dass das „rumänische" Kreuzheben keine dominante Knie-, sondern viel eher eine Hüftbeugeübung darstellt, die in einem ganz beträchtlichem Maße die Beweglichkeit im hinteren Gesäß- und Oberschenkelbereich verbessern kann. Wenn die Technik stimmig ist, werden Sie erstaunt sein, wie stark doch mitunter die tiefen Rückenstreckermuskeln wirklich sind und dass diese schon recht schwere Gewichte „hochbringen" können, ohne einen „Gruß" von den Bandscheiben zu bekommen. Ob man Kettlebells, Fitnessbags oder Langhanteln benutzt, bleibt jedem selbst überlassen. Der vergleichsweise enge Griff bei Benutzung der Kettlebells erlaubt eine sehr nahe Körperführung zwischen den

Beinen und sollte gerade bei Anfängern möglichst bevorzugt werden. Ab Widerständen oberhalb von 20 kg werden Sie wohl oder übel an den Langhantelstangen oder schwereren Fitnessbags nicht vorbeikommen.

Beim erstmaligen Anheben der Kettlebell (alternativ Rucksack, Fitnessbag, Langhantelstange) vom Boden ist zunächst wie bei einer tiefen Kniebeuge vorzugehen. Treten Sie so nah wie möglich an den Gegenstand heran, gehen Sie tief in die Knie und heben Sie das Gewicht dann nicht ruckartig, sondern mit einem langsamen Spannungsaufbau und geradem Rücken an, bis die gestreckte Ausgangsposition für das Kreuzheben erreicht wird. Das nun anschließende Kreuzheben unterscheidet sich gravierend in der technischen Ausführung, da es sich nicht um eine Kniebeuge-, sondern um eine Hüftbeugeübung handelt.

Koordinativer Anspruch: gering bis mittel

Wirkung:

- Primär: gezielte Kräftigung der tiefen Rückenstreckermuskulatur
- Sekundär: Kräftigung der Oberschenkel- und Gesäß- sowie oberen großen Rückenmuskulatur inkl. starkem Dehnungsreiz für die Beinrückseite

Ausführungshinweise „beidbeiniges Kreuzheben":

	So geht's richtig! ✔	**So ist es falsch!** ⛔
Ausgangs-stellung	hüft- bis schulterbreiter aufrechter Stand	zu breiter oder zu enger Stand
	Punkt 2–3 m vorne am Boden fixieren	Blick nach unten
	Gewicht hängt an gestreckten Armen so nah wie möglich am Körper	angewinkelte Arme
	Schulterblätter nach hinten ziehen	keine Schulterspannung vorhanden
Beugephase	Hüfte und Knie nahezu gleichzeitig beugen	
	Hüftbeugung sehr viel größer als die Kniebeugung	Kniebeugung größer als Hüftbeugung
	Gewicht langsam absenken, dabei einatmen	Gewicht wird zu schnell abgesenkt; ausatmen in der Beugephase
	Gewicht auch hier so nah wie möglich am Körper führen	Gewicht zu weit weg vom Körper
	Hüftbeugung so weit vollziehen, wie ein leichter „Entenpo" im LWS-Bereich beibehalten werden kann	Rücken im LWS- und BWS-Bereich gerundet
Streckphase	Knie und Hüfte strecken	Hüfte nicht komplett gestreckt
	Brust rausdrücken	Schultern nicht nach hinten gezogen
	Körper komplett aufrichten	Körper im LWS-Bereich zu sehr nach hinten überstreckt

Variante 1: einbeiniges und einarmiges Kreuzheben

Diese koordinativ anspruchsvollere Kreuzhebevariante sollte in einer Überkreuzanordnung durchgeführt werden, d. h. bei linkem Standbein wird das Zusatzgewicht mit der rechten Hand gehalten und umgekehrt. In dieser Variante addieren sich die Vorteile einer einbeinigen Kniebeugevariante mit der Kräftigung der tiefen Rückenmuskeln.

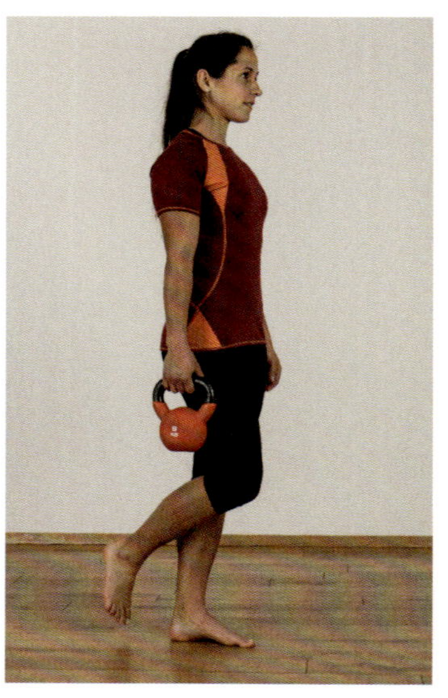

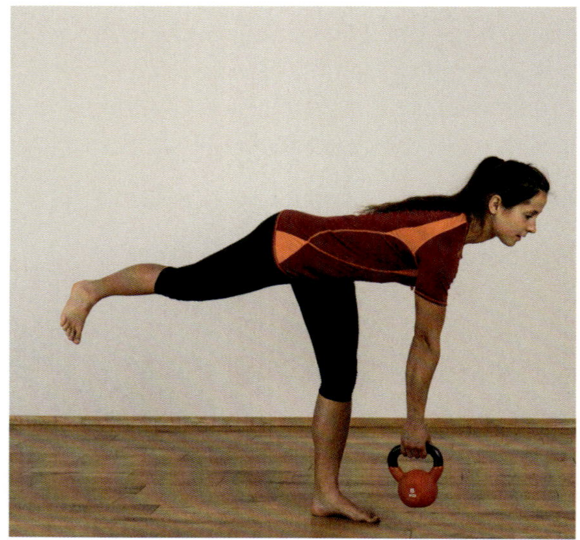

Ausführungshinweise:

- paralleler aufgerichteter Stand
- Schwungbein vom Boden lösen und diesen fortan nicht mehr berühren
- Oberkörper gestreckt nach vorne beugen
- Zusatzgewicht am gestreckten Arm locker nach unten hängen lassen
- Schwungbein in die Waagerechte führen
- Augen in der Standwaageposition nach unten
- Standbein leicht beugen
- anschließend wieder zügiger aufrichten, bis das Zusatzgewicht neben der Hüfte angekommen ist

4. Ruderzugbewegungen RU (Kräftigung v. a. der großen Rückenmuskeln)

Ruderzugbewegungen kommen oftmals zu kurz im klassischen Krafttraining. Dabei leisten die hierdurch beanspruchten Muskeln einen überaus wichtigen Beitrag zur wünschenswerten Aufrichtung der Brustwirbelsäule und zur Schulterblattstabilisation. Gut ausgeprägte große Rückenmuskeln wie der Trapezmuskel und der Latissimus sowie die zwischen den Schulterblättern liegenden Rautenmuskeln sorgen für eine optimale aufrechte Haltung in der Brustwirbelsäule. Eine schwache Ausprägung dieser Muskeln fördert eine Rundrückenhaltung mit einer dauerhaft nicht vorteilhaften Belastung für die Wirbelsäule, was durch vermehrtes ausschließliches Brustmuskeltraining und stundenlanges Sitzen noch verschlimmert wird.

Da die genannten Muskeln aus mehreren Faserzügen mit unterschiedlichen Verlaufsrichtungen bestehen, reicht in der Regel das Durchführen nur einer immer gleichen Ruderübung für optimale Effekte nicht aus. Auch hier gilt das Zauberwort „Variation"! Gemeint sind hierbei mögliche Variationen, wie z. B.:

- horizontale Zugbewegungen
- von unten nach oben durchgeführte Zugbewegungen
- von oben nach unten durchgeführte Zugbewegungen (wie das klassische Herunterziehen einer Stange hinter den Kopf = Latziehen)
- Wechsel zwischen beid- und einarmigen Zugbewegungen

Vorgeneigtes Rudern im Stehen RU

Bei dieser Basisübung können sowohl einzelne Kurzhantelgewichte oder Fitnessbags und Langhantelstangen zum Einsatz kommen. In dieser stehenden Ausführung liegt eine gleichzeitige Beanspruchung von tiefer und oberflächlicher Rückenmuskulatur vor, wobei nur die letztgenannte eine dynamische Arbeit vollzieht. Der untere Rücken hält „nur" dagegen und führt keinerlei Bewegung im LWS-Bereich durch.

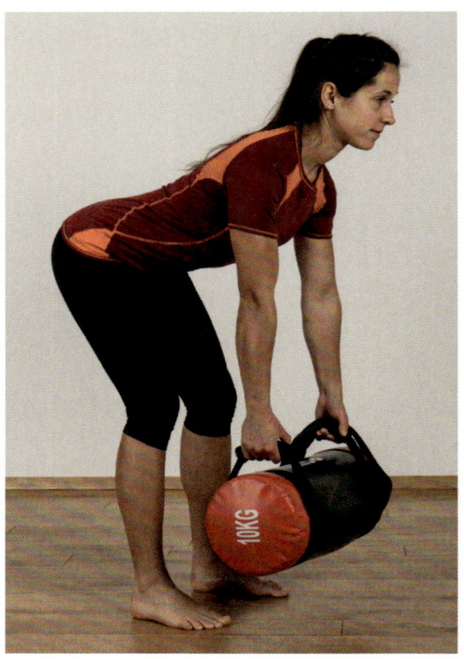

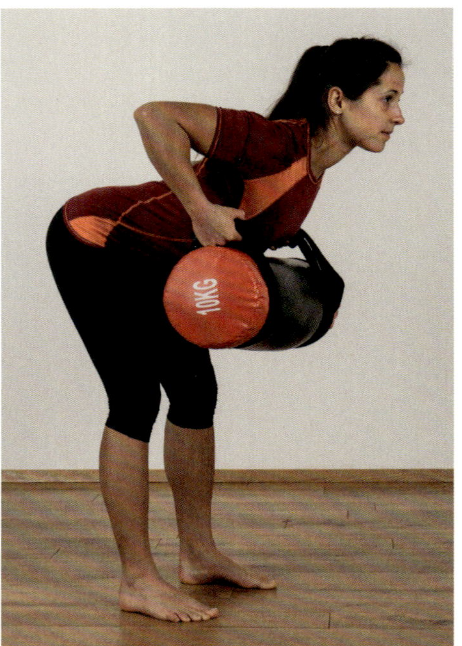

Koordinativer Anspruch: mittel

Wirkung:

- Primär: Kräftigung v. a. der großen querverlaufenden Rückenmuskulatur
- Sekundär: Kräftigung der tiefen Rückenstreckermuskeln sowie der Armbeugemuskulatur

Ausführungshinweise „vorgeneigtes Rudern im Stehen“:

	So geht's richtig!	**So ist es falsch!**
Ausgangs-stellung	hüft- bis schulterbreiter Stand mit leicht gebeugten Knien	zu enger Stand, gestreckte Knie
	Oberkörper möglichst weit nach vorne beugen	Oberkörper kaum nach vorne gebeugt
	Gewicht an gestreckten Armen senkrecht zum Boden hängen lassen	
	gestreckter und gerader Rücken	Rücken in der LWS und BWS rund
	Griffweite schulterbreit	Griffweite zu eng
Zugphase	Gewicht zügig senkrecht nach oben ziehen	
	keine Bewegung im unteren Rücken	aufrichten des Oberkörpers
	kräftig ausatmen	einatmen
	gestreckte Handgelenke auch bei größter Armbeugung	Handgelenke knicken stark ab
	Knie leicht gebeugt	Knie gestreckt
Streckphase	Gewicht deutlich langsamer absenken	Gewicht ruckartig nach unten führen
	Mit Ausnahme der Ellbogenwinkel verändern sich alle anderen Körperwinkel nicht!	Bewegung des ganzen Körpers
	Spannung aufrechterhalten im gesamten Rückenbereich	auflösen der Rückenspannung

Variante 1: Ruderzug im Stehen mit Seilzug oder Theraband

Diese Übungsanordnung erlaubt einen Wechsel der Zugrichtungen. Ähnlich wie bei der Basisübung kommt es auch hier sowohl zu einer Kräftigung der großen als auch tiefen Rückenmuskeln. Wird von oben nach unten gezogen, erfolgt jedoch eine dominante Kräftigung der oberen abwärts verlaufenden Muskelanteile. Wird von unten nach oben gezogen, erfolgt eine dominante Kräftigung der unteren aufwärts verlaufenden Muskelanteile. Diese Ruderzugübungen können sowohl mit beiden Armen als auch mit jedem Arm einzeln durchgeführt werden.

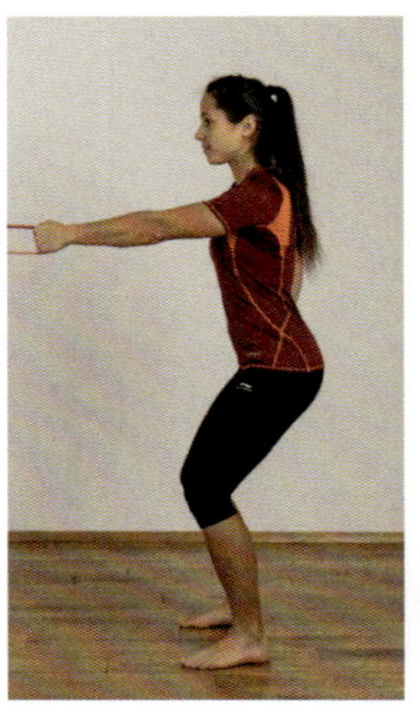
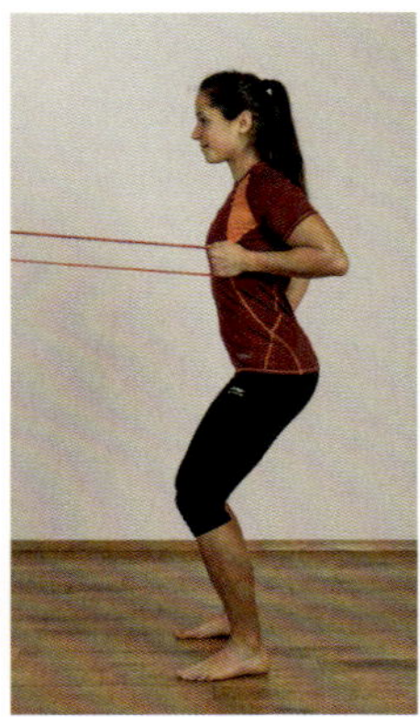
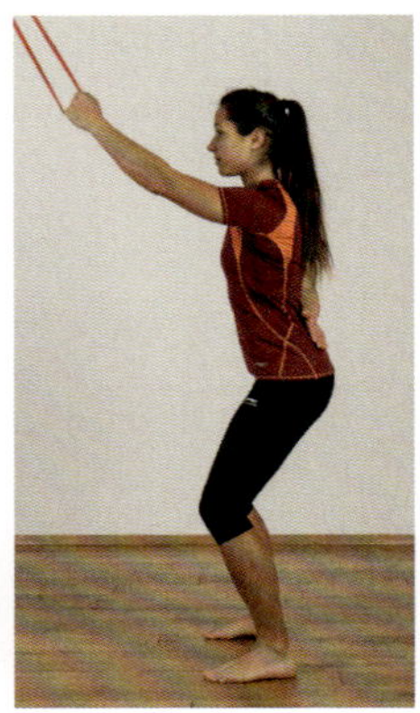
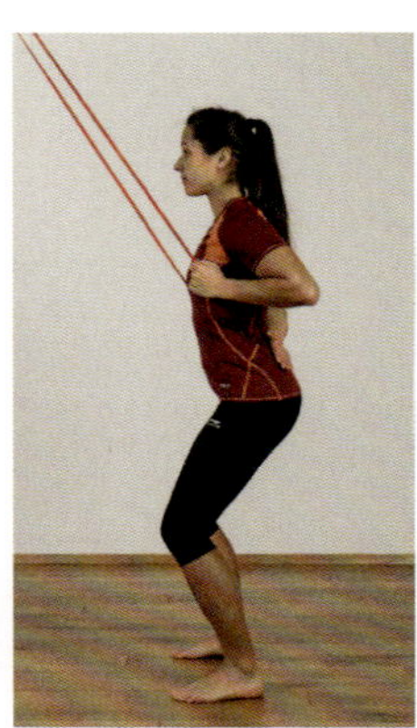

Ausführungshinweise:

- parallele schulterbreite Beinstellung
- leichte Kniebeuge einnehmen und während der Übung beibehalten
- Oberkörper leicht nach vorne neigen und während der Übung beibehalten
- Ruderzug zügig Richtung Brust durchführen und neben der Brust enden lassen
- Schulterblätter dabei zusammenziehen
- Armstreckung deutlich langsamer durchführen
- beim Ruderzug zur Brust ausatmen

Variante 2: einarmiger Ruderzug im Stehen mit Hantel oder Kettlebell
Diese Übungsanordnung erlaubt ein Training der großen Rückenmuskeln ohne Beteiligung der tiefen Rückenmuskulatur, da der vorgeneigte Oberkörper mit einer Hand an einer Fensterbank oder einem Stuhl abgestützt wird. So kann man auch bei Vorhandensein von LWS-Beschwerden den Lendenwirbelbereich entlasten und die Brustwirbelsäule-aufrichtenden großen Rückenmuskeln trotzdem überschwellig trainieren.

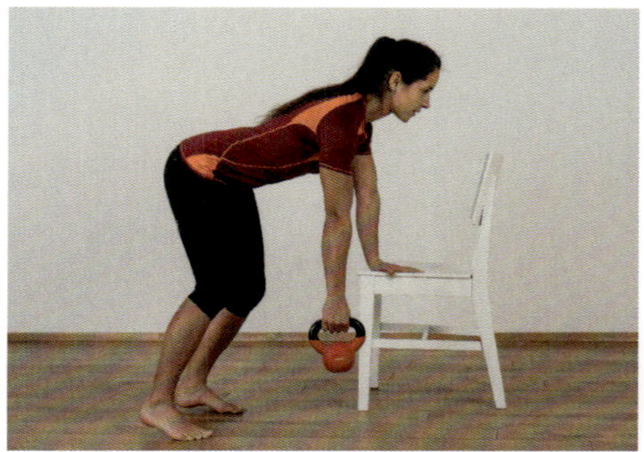

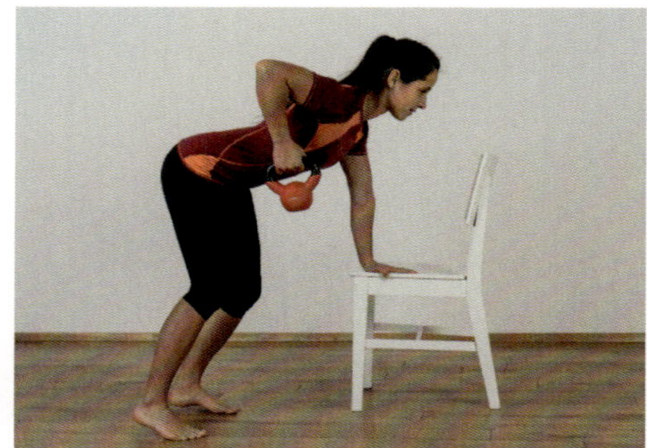

Ausführungshinweise:

- parallele schulterbreite Beinstellung
- leichte Kniebeuge einnehmen und während der Übung beibehalten
- Oberkörper deutlich nach vorne neigen und die gewichtsfreie Hand auf einer Fensterbank o. Ä. abstützen
- Ruderzug zügig Richtung Brust durchführen und neben der Brust enden lassen
- Ein leichtes Aufwärtsdrehen im Schulterbereich ist erlaubt.
- Gewicht deutlich langsamer wieder herunterlassen
- beim Ruderzug zur Brust ausatmen

5. Planking/Crunching PC (Kräftigung der geraden und seitlichen Rumpfmuskulatur)

Zur Kräftigung der vorderen Rumpfmuskulatur gibt es im Wesentlichen zwei Möglichkeiten:

1. dynamisch (bewegend) mit der typischen Einrollbewegung („Crunching“)
2. statisch (haltend) mit fixierter Wirbelsäule („Planking“)

Personen mit Rückenbeschwerden sollten sich eher an die Planking-Varianten halten, da die Einrollbewegungen beim Crunchen – zumindest in Rückenlage auf dem Boden liegend durchgeführt – eine deutlich größere Belastung für die passiven Strukturen der Wirbelsäule darstellen. Personen mit Schulterproblematiken sollten sich dagegen eher an die Crunch-Übungen halten, da die Unterarmstütz-Positionen bei diversen Planking-Übungen zu einer möglichen Überlastung bereits vorgeschädigter Schultergelenke führen können.

Frontales Planking im Unterarmstütz PC

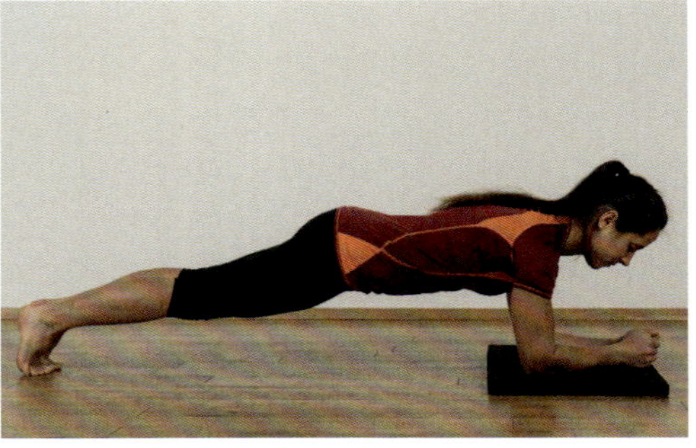

Koordinativer Anspruch: gering

Wirkung:

- Primär: Kräftigung der vorderen Rumpfmuskulatur
- Sekundär: Verbesserung der Ganzkörperstabilität

Ausführungshinweise:

➤ Unterarmstütz einnehmen
➤ Körperlängsachse gestreckt
➤ Bauchnabel einziehen und Pobacken zusammenkneifen
➤ Spannung aufrechterhalten, Kopf steht in Verlängerung der Wirbelsäule
➤ Etwas leichter wird es, wenn das Gesäß angehoben und die Körperlängsachse nicht gestreckt wird.

Je instabiler die Unterstützungsfläche für die Unterarme ist und je weiter die Unterarme vom Körper weg nach vorne gestreckt werden, umso größer wird die resultierende Beanspruchung in der vorderen Bauchwand. Ein Beispiel dafür ist die nachfolgende Variante.

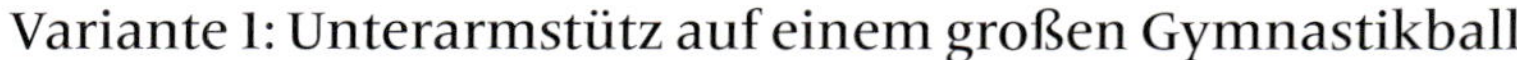

Variante 1: Unterarmstütz auf einem großen Gymnastikball

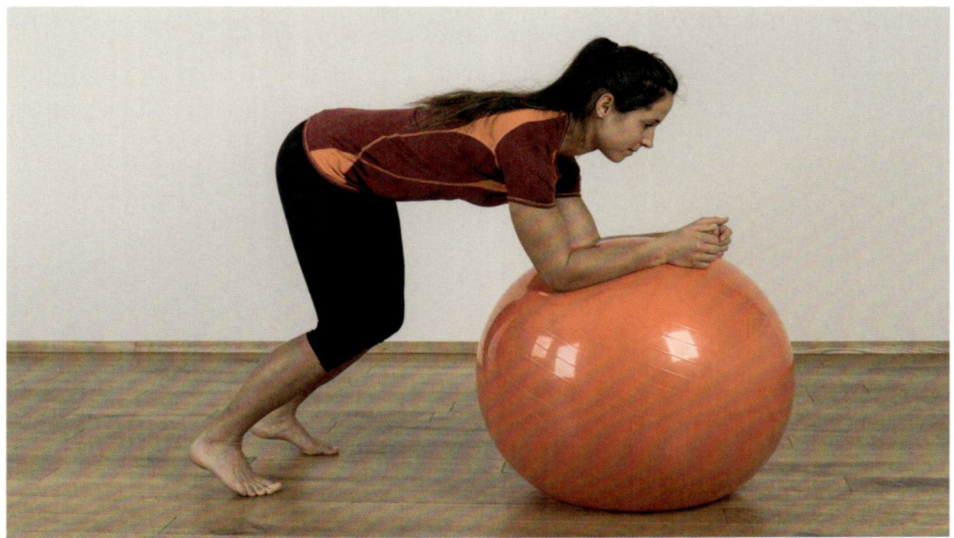

Koordinativer Anspruch: mittel

Wirkung:

- Primär: Kräftigung der vorderen Rumpfmuskulatur
- Sekundär: Verbesserung der Ganzkörperstabilität

Ausführungshinweise:

- ➤ Unterarmstütz auf Gymnastikball einnehmen
- ➤ Knie beugen und Fersen anheben
- ➤ Bauchnabel einziehen, Becken in Anspannung bringen, Schambein zur Nase ziehen
- ➤ Spannung aufrechterhalten
- ➤ Der Schwierigkeitsgrad kann erhöht werden durch ausschließliches Nach-vorne-Schieben der Unterarme.
- ➤ Körper unverändert in seiner Position belassen

Wie lange sollte eine statische Übung durchgeführt werden?

- **ca. 15–45 Sekunden, je nach Trainingsniveau**
- **bis zur deutlichen muskulären Ermüdung**
- **bis zum Auftreten eines unangenehmen Ziehens im unteren Rücken**

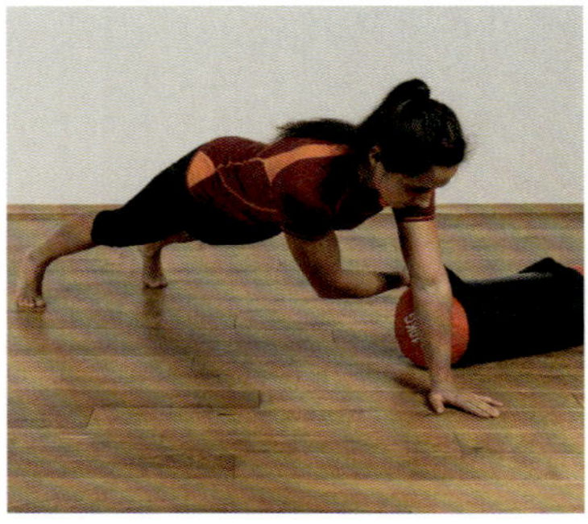

Variante 2:
Armstütz mit seitlichem Zug eines Fitnessbags unter den Körper

Die folgende Übung stellt eine Kombination aus Planking und Training der Rückenmuskulatur dar.

Koordinativer Anspruch: hoch

Wirkung:

- Primär: Kräftigung der vorderen Rumpf- und querverlaufenden Rückenmuskulatur
- Sekundär: Verbesserung der Schulterstabilität

Ausführungshinweise:

➤ Armstütz einnehmen
➤ mit rechter Hand das Fitnessbag unter dem Körper von links nach rechts ziehen
➤ Armwechsel
➤ mit linker Hand das Fitness unter dem Körper von rechts nach links ziehen
➤ Spannung aufrechterhalten

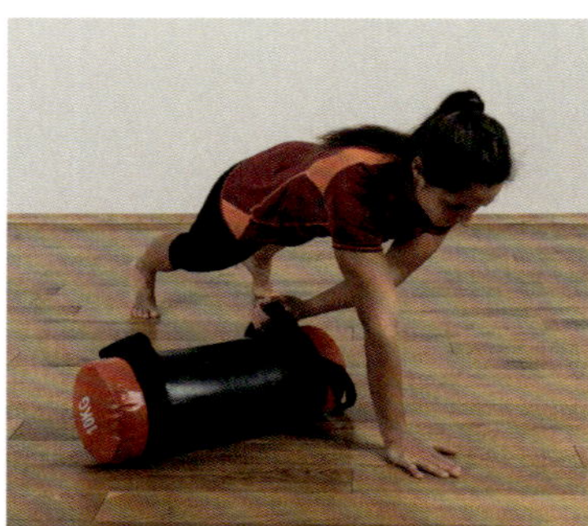

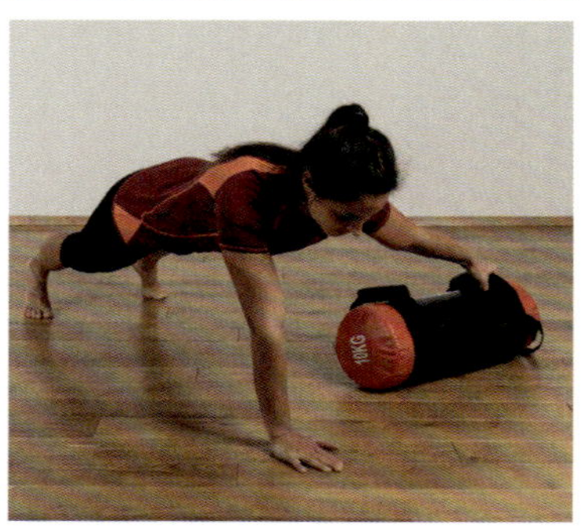

Crunching am Boden („Käferübung") 

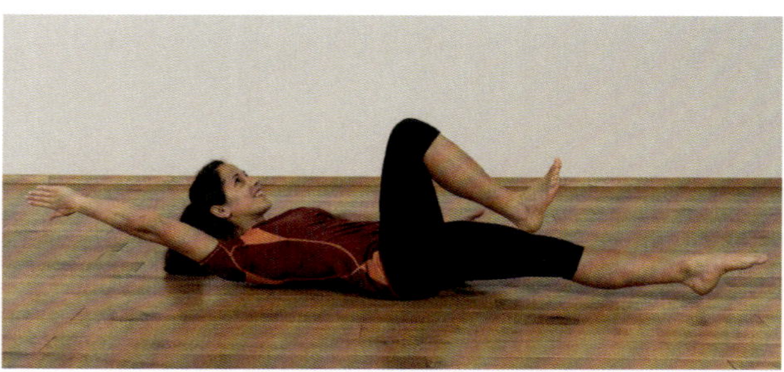

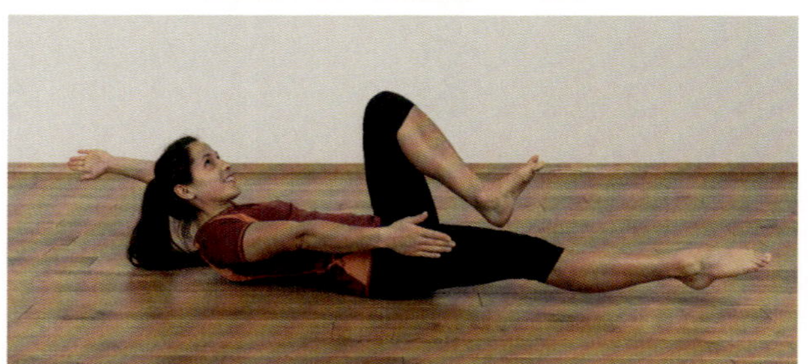

Koordinativer Anspruch: mittel

Wirkung:

- Primär: Kräftigung nahezu der gesamten vorderen Rumpfmuskulatur
- Sekundär: Verbesserung von Hüft- und Schulterbeweglichkeit

Ausführungshinweise:

➤ linkes Bein und rechten Arm nach vorne bzw. nach hinten strecken

➤ rechtes Bein und linken Arm in Richtung Körpermitte bewegen

➤ Bauchnabel einziehen und Beckenboden anspannen

➤ die Schultern leicht anheben

➤ Kinn zur Brust bringen

➤ zügiger alternierender Wechsel

Die folgende Übung ist eine orthopädisch sanftere, aber muskulär trotzdem herausfordernde Einrollbewegung im Schlingentrainer. Die Belastung für den Rücken ist im Vergleich zu den liegenden Übungen am Boden oder sitzenden Übungen an Bauchmaschinen vergleichsweise sehr gering.

Variante: Crunchen im Schlingentrainer hängend

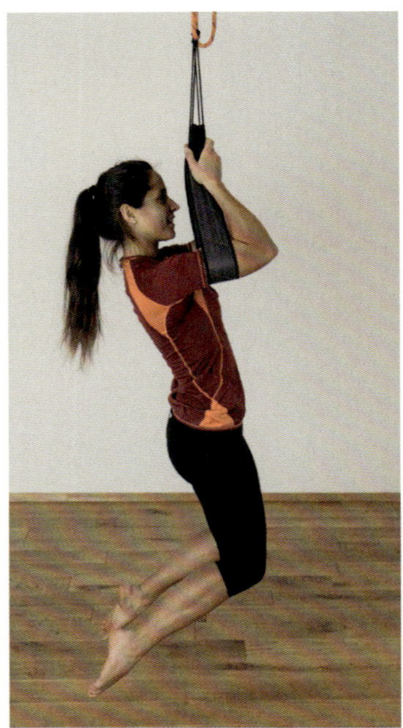
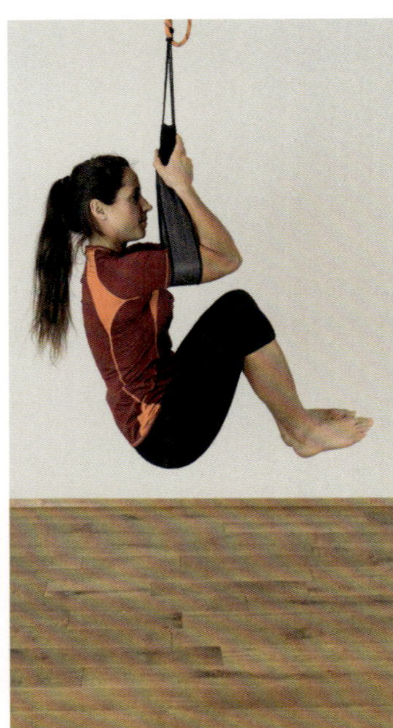

Koordinativer Anspruch: gering

Wirkung:

- Primär: Kräftigung der vorderen Rumpfmuskulatur
- Sekundär: Kräftigung von Teilen der großen Rückenmuskulatur

Ausführungshinweise:

➤ mit den Oberarmen in die Schlingen hängen
➤ Beine anwinkeln
➤ Beine angewinkelt Richtung Ellbogen ziehen
➤ dabei ausatmen

6. Rumpfdrehungen RD
(Kräftigung der gesamten v. a. schrägen Rumpfmuskulatur)

Mit Drehbewegungen gegen einen Widerstand können nahezu alle rumpfstabilisierenden Muskeln beansprucht werden. Auch wenn hauptsächlich die schrägen Rumpfmuskeln die Rotationen übernehmen, so müssen doch für eine optimale Rumpfstabilität alle anderen Muskeln wie die geraden und seitlichen Bauch- sowie die tiefen Rückenstrecker- und Beckenbodenmuskeln und die alles verbindenden Faszienzüge ihren Anteil liefern.

Horizontales Rumpfdrehen im Stehen mit Gummiband oder Seilzug 

Diese Rotationsgrundübung kann sowohl mit einem elastischen Gummiband oder – wenn vorhanden – an einem höhenverstellbaren und abstufbaren Seilzugapparat durchgeführt werden. Diese Rotationsübungen stehen und fallen in ihrer Wirkung mit der Fähigkeit des Trainierenden, die Hüfte bei der Drehbewegung zu blockieren und den Rumpf in eine Art „Verwringung" zu bringen. Der gesamte Oberkörper (Schultergürtel) sollte sich dabei gegen den feststehenden Unterkörper (Hüfte) drehen und so eine deutliche spürbare Spannung im Taillenbereich aufkommen lassen.

Koordinativer Anspruch:
mittel

Wirkung:
- Primär: Kräftigung nahezu der gesamten Rumpfmuskulatur
- Sekundär: Verbesserung von Schulter- und Beckenstabilität

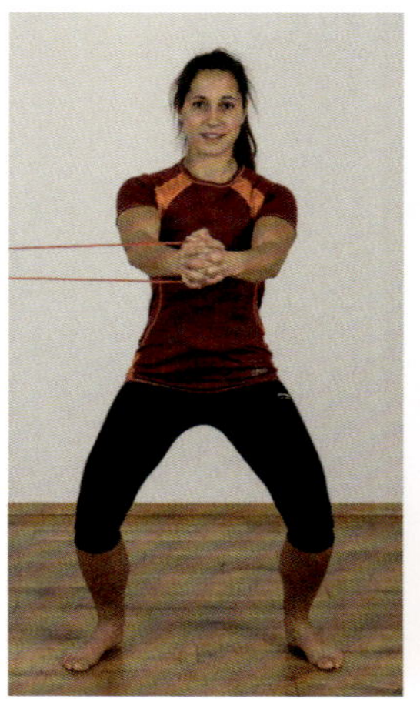

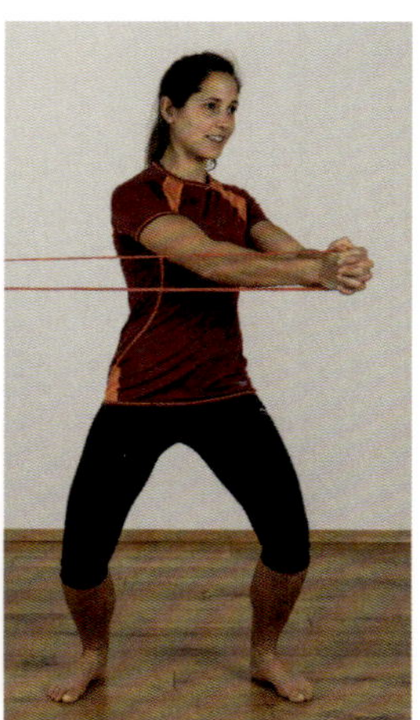

Ausführungshinweise „horizontales Rumpfdrehen im Stehen“:

	So geht's richtig!	**So ist es falsch!**
Ausgangs-stellung	sehr breiter Stand mit leicht gebeugten Knien	zu enger Stand, gibt keine Stabilität
	Oberkörper leicht nach vorne beugen	Oberkörper leicht nach hinten gelehnt
	Rücken strecken und gerade lassen	runder Rücken
	Die fast gestreckten Arme bilden mit der Schulterachse ein gleichschenkliges Dreieck, die Hände sind mittig.	Die Arme sind zu sehr gebeugt, sodass die Hebelwirkung und der Spannungsaufbau zu gering sind.
	gestreckte und feste Handgelenke	Hände knicken ab
Außenphase	zügige Drehbewegung im Oberkörper nach außen	zu langsame Drehbewegung nach außen
	Hüfte nicht mitbewegen	Hüfte dreht sich mit und löst die Spannung auf
	Gewicht gleichmäßig auf beiden Beinen verteilt lassen	Körpergewicht auf das äußere Bein verlagert
	Drehbewegung mit einem Winkel von ca. 45 Grad durchführen	Drehbewegung zu weit nach außen
	Ausatmen in der Außenphase	
Innenphase	langsamere Rückkehr in die Startposition	ruckartige Rückkehr in die Startposition
	leichtes Nachgeben über die mittlere Startposition ist erlaubt	komplettes Auflösen des Widerstandes am Ende der nachgebenden Phase
	Spannung aufrechterhalten im gesamten Rückenbereich	auflösen der Rückenspannung

Führen Sie alle Übungen, wenn nicht anders angegeben, immer mit gleichmäßigen Atemzügen aus. Optimal ist die Ausatmung in der Anspannungsphase.

Variante: Scheibenwischer in Rücklage auf dem Gymnastikball

Diese Übung klammert die untere Extremität durch die Rückenlage auf dem Gymnastikball zwar aus, zeichnet sich dafür aber durch eine erhöhte koordinative Anforderung aus.

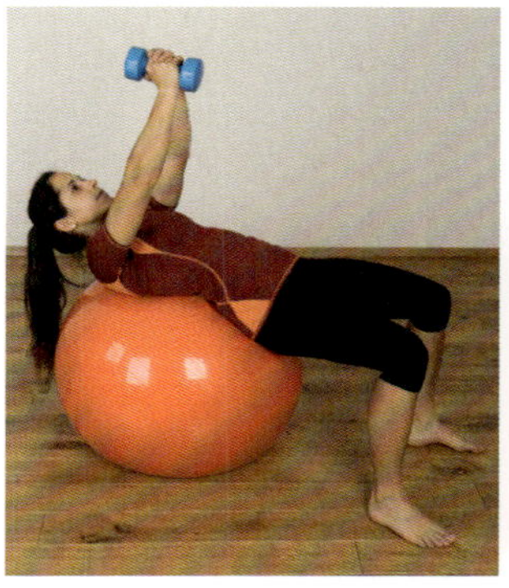 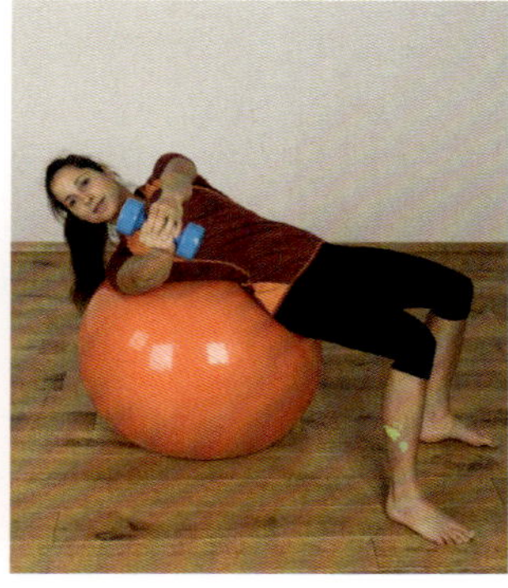 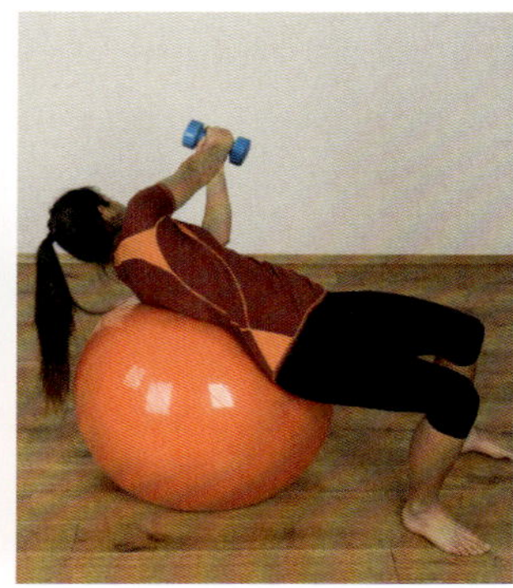

Ausführungshinweise:

- Rückenlage auf dem Gymnastikball mit Kinn zur Brust haltend
- Beine als Fundament sehr weit auseinander aufstellen
- beide Arme fast durchstrecken, eine Hantelscheibe oder eine leichte Kettlebell nach oben halten (ca. 2–4 kg für Frauen, ca. 8 kg für Männer)
- mit gestreckten Armen den gesamte Oberkörper auf dem Gymnastikball auf die Seite drehen
- leicht gebeugter Rumpf, Hüfte nicht mitdrehen
- am Ende der Bewegung stoßweise ausatmen
- ohne Pause auf die andere Seite drehen
- diese Übung nach der Geburt erst durchführen, wenn der Beckenboden wieder ausreichend gestärkt ist

7. Ganzkörperübungen GK

Trainingsübungen, bei denen viele Muskeln, Faszien und Gelenke gleichzeitig in einem Bewegungsablauf beansprucht werden, sind aus vielerlei Gründen sehr funktionell und hochwirksam. Es sind in der Regel mehrgelenkige Übungen, die einen hohen Übertragungseffekt auf alltägliche körperliche Anforderungen haben. Sie sparen enorm viel Zeit, da Sie mit wenigen Übungen nahezu den ganzen Körper trainieren können. Insbesondere einige Grundübungen aus dem Gewichtheben, zu denen auch die vorab beschriebene tiefe Kniebeuge gehört, stellen wirkungsvolle funktionelle Breitbandreize dar.

Umsetzen und Stoßen bzw. Drücken GK

Das Umsetzen aus dem Gewichthebersport wird in der Regel mit Langhantelstangen durchgeführt, die jedoch gerade bei vielen Gesundheitssportlern oftmals auf Ablehnung stoßen. Als Alternative dazu gibt es seit einiger Zeit die sogenannten „weicheren" Fitnessbags, die aufgrund verschiedener Griffmöglichkeiten vielfältige Übungen erlauben u. a. auch das Umsetzen mit anschließendem Stoßen oder Drücken nach oben. Wie an anderer Stelle schon beschrieben, können Sie alternativ auch einen Rucksack mit jeweils zwei seitlichen Kompressionsriemen zum Einsatz bringen, der mit mehreren 1,5-Liter-Flaschen befüllt wird. Störende Schnallen und Riemen können leicht mit Tape abgeklebt werden. Ich hab es ausprobiert: Es klappt wirklich.

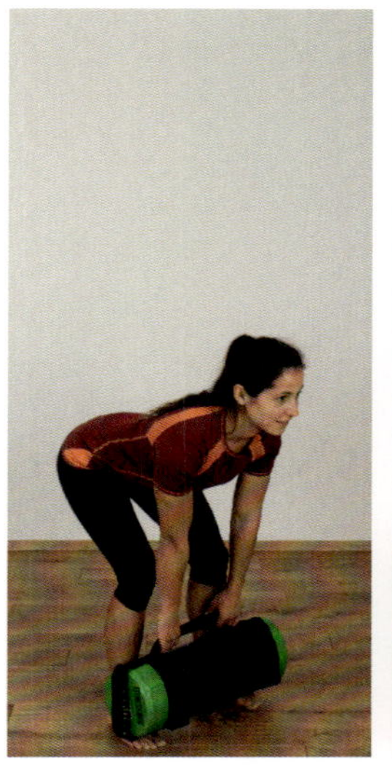
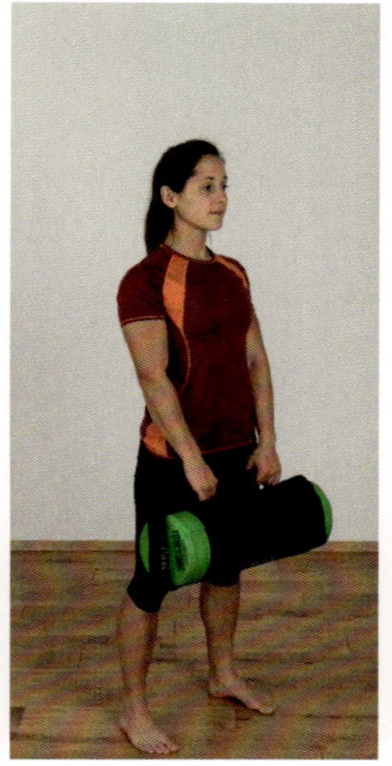
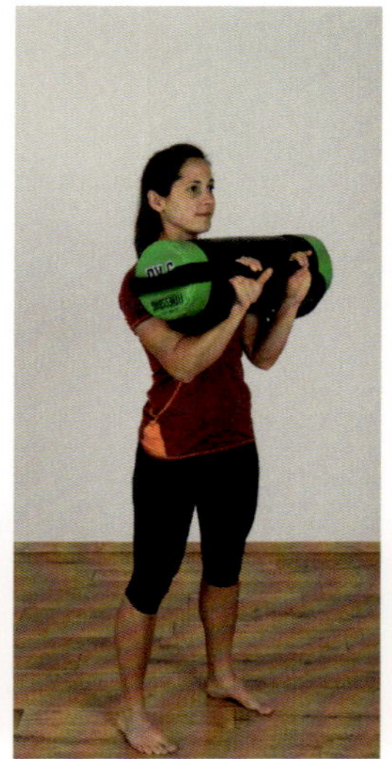
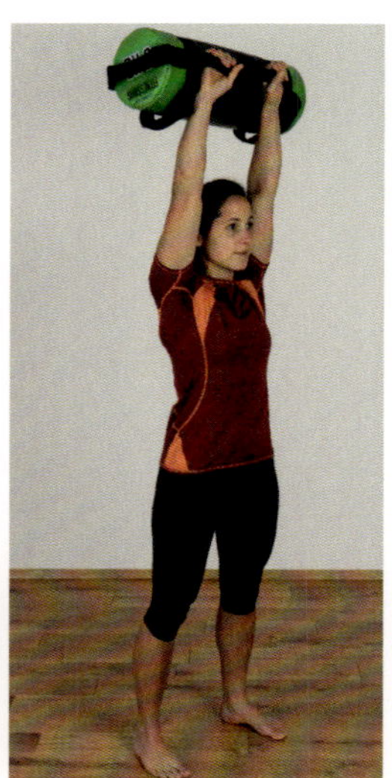

Koordinativer Anspruch: mittel bis hoch

Wirkung:

- Primär: Kräftigung nahezu der gesamten Bein-, Becken-, Rumpf-, Schulter- und Armmuskulatur
- Sekundär: Verbesserung der Ganzkörperstabilität

Diese Übung eignet sich für Menschen mit eher schwacher Rückenmuskulatur. Achten Sie dabei auf einen geraden Rücken und einen angespannten Beckenboden!

Ausführungshinweise „Umsetzen und Stoßen“:

	So geht's richtig!	**So ist es falsch!**
Beugephase	so nah wie möglich an das Fitnessbag herantreten	Fitnessbag liegt zu weit vorne
	Knie und Hüfte so weit beugen, dass man die Griffe des Sacks bei leichtem Entenpo und gestreckter BWS erreichen kann	runder Rücken
	langsam im unteren Rücken Spannung aufbauen	ruckartiges Anheben des Gewichts
	leicht nach vorne gerichteter Blick	Blick nach unten gerichtet
Streckphase	nacheinander Knie und Hüfte zügig strecken	strecken von Knien und Hüfte zu langsam
	Fitnessbag körpernah nach oben beschleunigen	Fitnessbag zu weit nach vorne beschleunigt
	nach erreichter Ganzkörperstreckung eine schnelle Umsetzbewegung durchführen	Umsetzbewegung zu langsam und mit Kraftaufwand
	Fitnessbag zwischen Ober- und Unterarmen abfangen und parken	Fitnessbag nicht möglichst nah am Körper
Stoß-, Drückbewegung	körpernah gelagertes Fitnessbag durch Arm- und Schulterkraft bis über den Kopf heben	Oberkörper fällt nach hinten in die Überstreckung
	Bauchnabel einziehen	Rumpf ohne Spannung
	Becken in Anspannung bringen	
	Stoßen = Armstreckung mit initialem Beinimpuls (leichter für die Arme)Drücken = Armstreckung ohne initialen Beinimpuls (schwerer für die Arme)	
Rückkehr	Fitnessbag in Etappen und körpernah wieder in die Bodenposition zurückführen	Fitnessbag ruckartig und nicht körpernah nach unten geführt

Tipps:

- Frauengewichte ca. 5–10 kg (15 kg), Männergewichte ca. 20–30 kg
- Das Erlernen des richtigen Umsetzens fällt bei Verwendung relativ schwerer Gewichte leichter.

Ziehen – Drehen – Drücken GK

Auch diese komplexe Ganzkörperübung fordert und fördert nahezu den gesamten Körper. Die Übung kann wahlweise mit einem elastischen Gummiband oder einem Seilzugapparat durchgeführt werden, wobei letzteres – wenn möglich und vorhanden – zu bevorzugen ist.

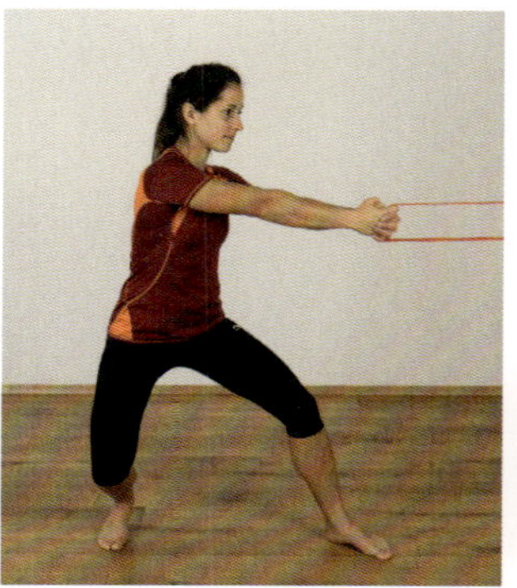
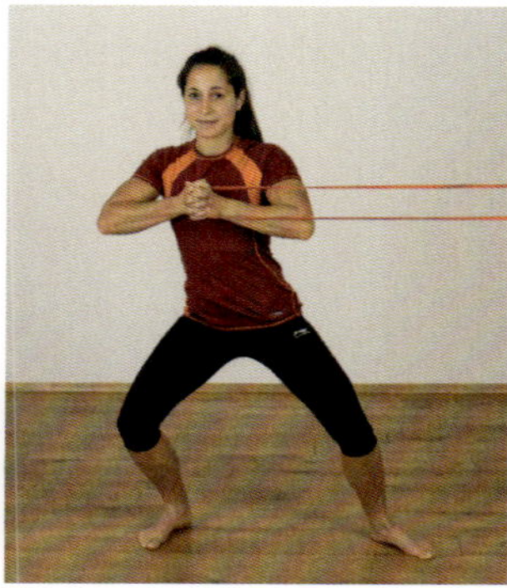
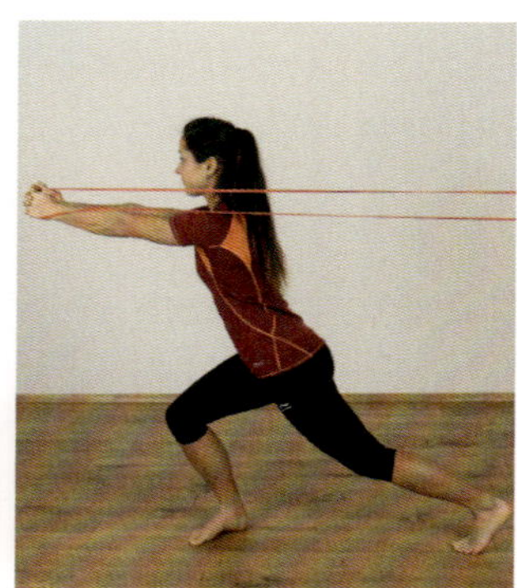

Koordinativer Anspruch: mittel bis hoch

Wirkung:

- Primär: Kräftigung nahezu der gesamten Rumpf-, Schulter- und Armmuskulatur
- Sekundär: Verbesserung der Ganzkörperstabilität

Ausführungshinweise:

➤ Gummiband auf Schulterhöhe gut befestigen bzw. Seilzug entsprechend einstellen

➤ Ausgangsstellung wie beim Tauziehen mit gestreckten Armen Richtung Befestigungspunkt

➤ bei Benutzung eines Gummibandes dieses gut verknoten und evtl. ein stabiles rundes Holz als bessere Griffmöglichkeit benutzen

➤ zuerst die Hände zur Brust heranziehen

➤ dann eine Rumpfdrehung durchführen

➤ zuletzt die Arme weg vom Befestigungspunkt strecken

➤ kontrolliert nachgeben in die Ausgangsstellung

➤ auf einen fließenden Übergang der einzelnen Teilbewegungen achten

7.8 Empfehlungen für die Trainingsplanorganisation und -durchführung

Nachdem Sie nun einige funktionelle Mobilisations- und Kräftigungsübungen kennengelernt haben, möchte ich Ihnen gerne noch ein paar Tipps mit auf den Weg geben, welche Möglichkeiten es gibt, sich seinen eigenen Trainingsplan zusammenzustellen bzw. das Training zu organisieren.

Die Auswahl der Kräftigungs- und Mobilisationsübungen obliegt natürlich Ihren persönlichen Voraussetzungen, Vorlieben und Zielen.

Klassisches Satztraining

Hierbei werden jeweils zwei sich günstig ergänzende Trainingsübungen, die unterschiedliche Muskelgruppen beanspruchen, im Wechsel absolviert. Beide Übungen werden ca. 3–4-mal durchgeführt. So können z. B. Kniebeuge- mit Ruderbewegungen und Kreuzhebe- mit Crunching-Übungen gut kombiniert werden. In der Pause der ersten Muskelgruppe werden die Muskelgruppen der zweiten Übung bearbeitet, sodass auch die Pause zwischen den beiden Partnerübungen mit ca. nur gut einer Minute relativ kurz gehalten werden kann und das Training somit sehr zeitökonomisch ausfällt.

Klassisches Zirkeltraining

Hierbei werden mehrere verschiedene Mobilisations- und Kräftigungsübungen mit kurzen Pausen nacheinander absolviert. Bei der Zusammenstellung eines Zirkels sollte man folgende Dinge berücksichtigen:

- Ein Zirkel kann aus 4–8 oder mehr Trainingsübungen bestehen.
- Die Belastungs- und Pausenzeiten liegen in der Regel zwischen 30 und 60 Sekunden.
- Das Verhältnis zwischen Belastungs- und Pausenzeit sollte sich an den zu überwindenden Widerständen und den Trainingszielen orientieren.
- Nach einer sehr anstrengenden Übung sollte eine eher weniger anstrengende Übung folgen, um keine zu starke Ermüdungsaufstockung zu provozieren.

- Übungen mit gleichen Muskelgruppen oder Bewegungsmustern sollten nicht unmittelbar hintereinander durchgeführt werden.

Zirkeltraining ohne Pausen („Crossfit")

Führt man die verschiedenen Übungen unmittelbar nacheinander durch – also ohne erkennbare Pausen – ist die Herzkreislaufbelastung wesentlich höher als bei den beiden erstgenannten Organisationsformen. Die Widerstände sind in der Regel dafür etwas geringer. Diese Crossfit-Variante ist sehr fordernd und ermöglicht eine typische Kraftausdauerbeanspruchung über ca. 10–20 Minuten. In der Regel erfolgt beim Crossfit die Belastungsdosierung nicht anhand der Zeit wie bei den beiden erstgenannten Varianten, sondern anhand von Wiederholungszahlen. Bei Einsatz von sehr komplexen Bewegungsabläufen kann es aufgrund der dauerhaft hohen Belastung zu ermüdungsbedingten fehlerhaften bzw. unsauberen Übungsdurchführungen kommen, was kontraproduktiv ist. Die Crossfit-Variante ist nur etwas für bereits gut Trainierte mit einer ausreichenden Technikstabilität auch bei fortschreitender Ermüdung.

Hier noch abschließend ein Beispiel für einen Crossfit-Zirkel mit insgesamt 135 Wiederholungen (bei 2 Durchgängen ohne Pause hintereinander Verdoppelung auf 270 Wiederholungen):

Beispiel für einen Crossfit-Zirkel

1.: 15-mal tiefe Kniebeugen, s. S. 184 KB

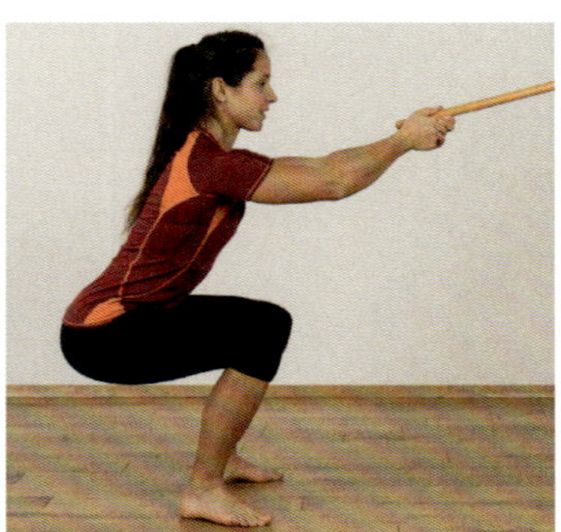

2.: 15-mal pro Arm einarmiges Rudern mit Abstützen, s. S. 201 RU

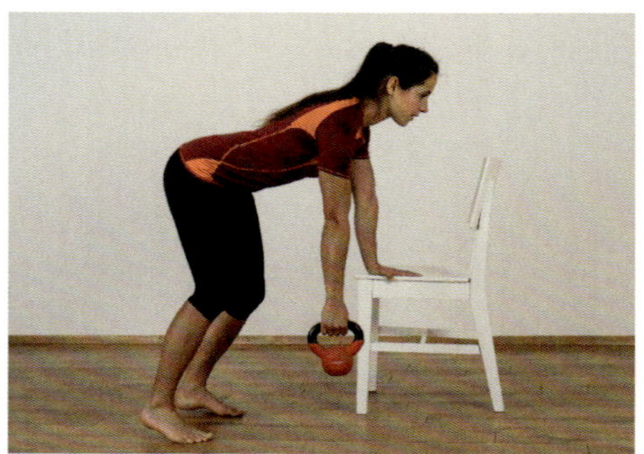

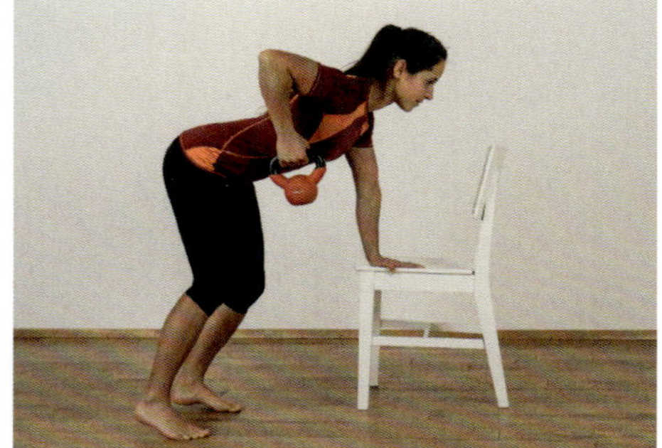

3.: 15-mal Planking auf dem Gymnastikball, s. S. 203 PC

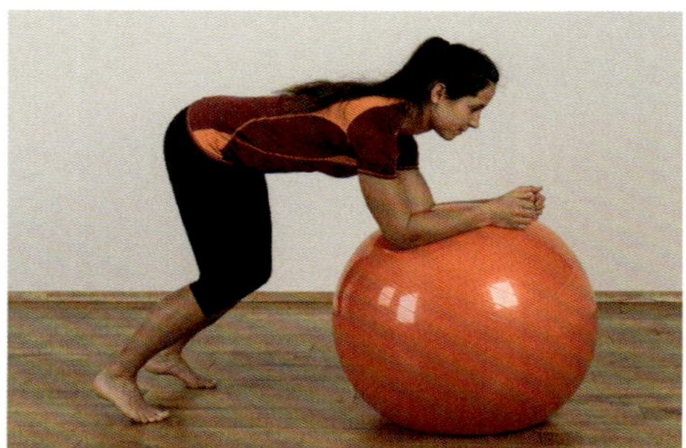

4.: 15-mal pro Bein Rumpfrotation mit Ausfallschritt, s. S. 191 KB

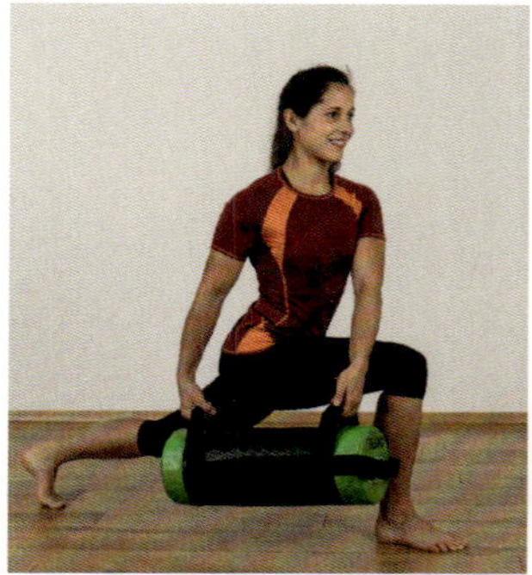
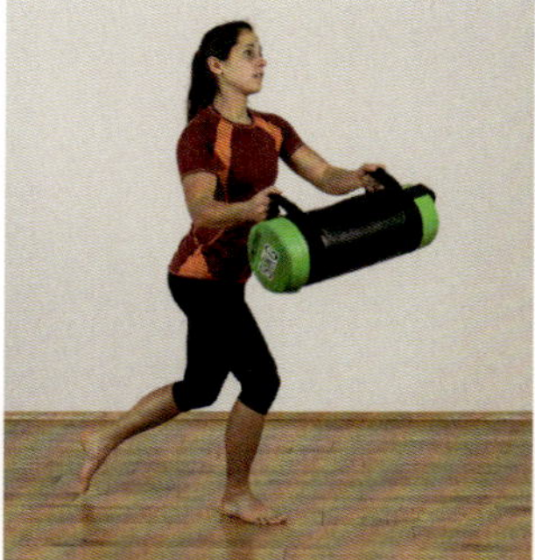
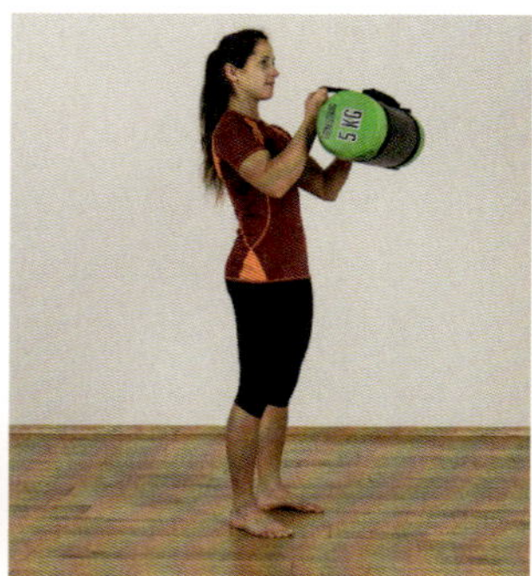

5.: 15-mal Crunching im Sling Trainer, s. S. 206 PC

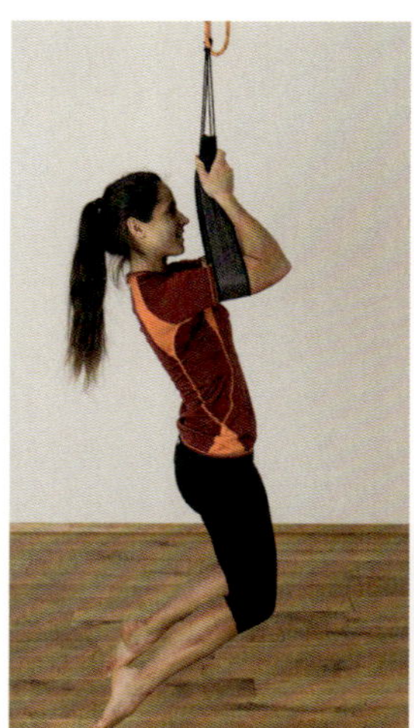
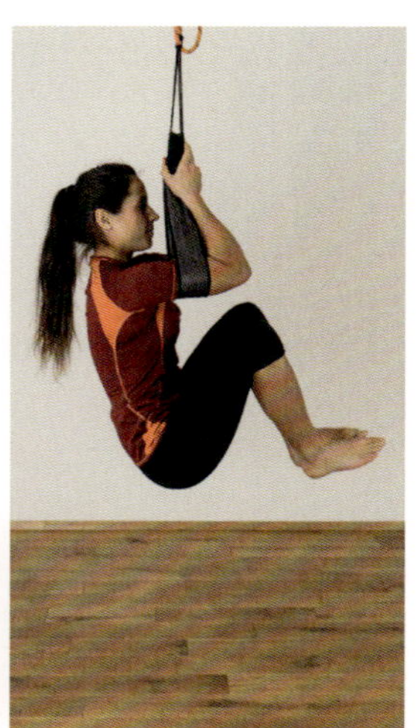

6.: 15-mal pro Seite Mobilisierung auf Gymnastikball, s. S. 182 M

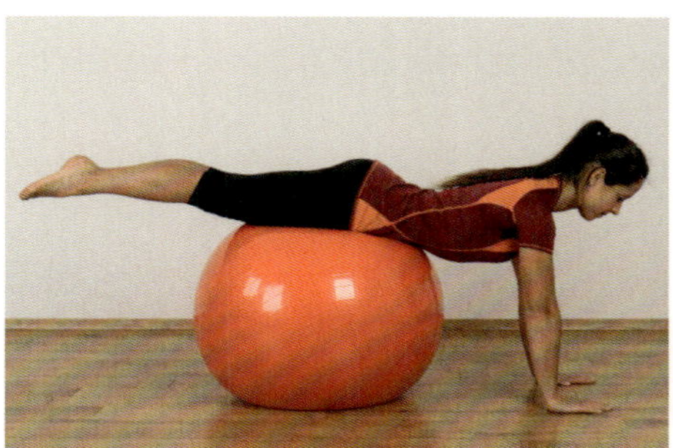
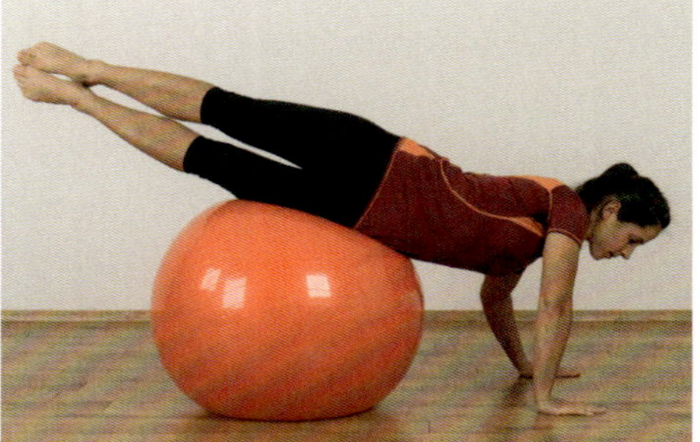

Literatur

Quellenangaben

[1] Myers, Thomas: What is Tensegrity?
https://www.youtube.com/watch?v=BzgxYpDyO0M (aufgerufen am 27.04.2017).
Kaufmann, Gerald: Tensegrity Model of the Spine.
https://www.youtube.com/watch?v=2Q0n5Nq-ddg (aufgerufen am 27.04.2017).

[2] Myers, Thomas: Anatomy Trains: Myofasziale Leitbahnen (für Manual- und Bewegungstherapeuten). 3. Aufl. Urban & Fischer Verlag/Elsevier GmbH, München 2015.

[3] Typaldos, Stephen: Faszien Distorsions Modell, D.O., ISBN-13: 978-0615539935.

[4] Cuddy, Amy: Ihre Körpersprache beeinflusst, wer Sie sind.
https://www.ted.com/talks/amy_cuddy_your_body_language_shapes_who_you_are?language=de (zuletzt aufgerufen am 27.04.2017).

[5] Arvay, Clemens: Der Biophilia-Effekt – Heilung aus dem Wald, 3. Aufl. Verlag edition a, Wien 2015.

[6] Spiegel Wissenschaft: „Bewegungsmangel: Mediziner warnen vor langem Sitzen" – SPIEGEL ONLINE, 20.01.2010.
http://www.spiegel.de/wissenschaft/medizin/bewegungsmangel-mediziner-warnen-vor-langem-sitzen-a-672946.html (aufgerufen am 27.04.2017).

[7] http://www.nature.com/nature/journal/v523/n7560/full/nature14432.html (aufgerufen am 27.04.2017).

[8] The Cochrane Collaboration: Cochrane-Review. John Wiley & Sons, Ltd.

[9] Torres, Rui; Pinho, Francisco; Duarte, José Alberto; Cabri, Jan M.H.: Effect of single bout versus repeated bouts of stretching on muscle recovery following eccentric exercise. Journal of Science and Medicine in Sport 2013; 16: 583–588.

[10] Klee, Andreas: Methoden und Wirkungen des Dehnungstrainings. Hofmann, Schorndorf 2003.

[11] Deutscher Wanderverband: Studie zur Evaluierung des Gesundwanderns.
http://www.gesundheitswanderfuehrer.de/text/286/de/studie-zur-evaluierung-des-gesundheitswanderns.html (aufgerufen am 27.04.2017).

[12] von Stengel, Simon; Kemmler, Wolfgang; Engelke, Klaus; Kalender, Willi A.: Die Erlanger Längsschnitt Vibrations-Studie (ELVIS). http://www.ofz.uni-erlangen.de/ELVIS_Abschlussbericht.pdf (aufgerufen am 27.04.2017).

[13] Gottlob, Axel: Differenziertes Krafttraining mit Schwerpunkt Wirbelsäule. 4. Aufl. Urban & Fischer Verlag/Elsevier GmbH, München 2013.

Buchempfehlungen

Greb, Peter, Dr. med.: GODO. Mit dem Herzen gehen. Der Gang des neuen Menschen. KOHA-Verlag, Burgrain 2000.

Greb, Peter, Dr. med.: Ballengang – Rückenschmerzen und Haltungsschäden vorbeugen – Wissenswertes über das natürliche Gehen. KOHA Verlag, Burgrain 2014.

Fogel, Alan: Selbstwahrnehmung und Embodiment in der Körperpsychotherapie: Vom Körpergefühl zur Kognition – deutsche Übersetzung und Bearbeitung von Helmi Boese. Schattauer GmbH, Stuttgart 2013.

Leutert, Gerald; Schmidt, Wolfgang: Systematische und funktionelle Anatomie für medizinische Assistenzberufe. 10. Aufl. Urban & Fischer Verlag/Elsevier GmbH, München 2004.

Myers, Thomas: Anatomy Trains: Myofasziale Leitbahnen (für Manual- und Bewegungstherapeuten). 3. Aufl. Urban & Fischer Verlag/Elsevier GmbH, München 2015.

Paoletti, Serge: Faszien: Anatomie, Strukturen, Techniken, Spezielle Osteopathie. 2. Aufl. Urban & Fischer Verlag/Elsevier GmbH, München 2011.

Schleip, R.; Findley, T.W.; Chaitow L.; Huijing, P.A. (Hrsg.): Lehrbuch Faszien, Grundlagen – Forschung – Behandlung. 1. Aufl. Urban & Fischer Verlag/Elsevier GmbH, München 2014.

Schwärzler, Susanne: Beckenboden – die Kraft von Innen. 2. Aufl. Eigenverlag, Kempten 2015.

Spitzer, Manfred: Digitale Demenz: Wie wir uns und unsere Kinder um den Verstand bringen. Droemer HC, München 2012.

Stecco, Carla: Atlas des menschlichen Fasziensystems. Urban & Fischer Verlag/Elsevier GmbH, München 2016.

Storch, Maja; Cantieni, Benita; Hüther, Gerald; Tschacher, Wolfgang: Embodiment. Die Wechselwirkung von Körper und Psyche verstehen und nutzen. 2. Aufl. Hogrefe, Göttingen 2010.

Typaldos, Stephen P.: Orthopathische Medizin: Die Verbindung von Orthopädie und Osteopathie durch das Fasziendistorsionsmodell. European FDM Association, Wien 2009.

Filme

Baby – Philipp Stölzl, 2002.

Das Geheimnis der Bäume – Naturdokumentation des französischen Filmemachers und Antarktisforschers Luc Jacquet, 2013.

Strolling under the Skin – Dr. Jean-Claude Guimberteau, 2014. https://www.youtube.com/watch?v=eW0lvOVKDxE (angesehen am 27.04.2017).

Die Autoren

Gerd Gradwohl

Gerd Gradwohl hat schon immer ein „bewegtes" Leben geführt. Während er in Kempten (Allgäu) aufwuchs, widmete er sich ausgiebig dem Radfahren, Bergwandern und alpinen Skifahren. Als junger Erwachsener trainierte er leidenschaftlich Karate, in seinen Dreißigern dann intensives Sportklettern. Er studierte (1983–1989) zunächst Ethnologie, afrikanische Sprachwissenschaften, Phonetik und Psycholinguistik an der Ludwig-Maximilians-Universität in München, gründete dann 1989 eine Baufirma, die er über ein Jahrzehnt erfolgreich führte. 1998 erlitt er eine Makuladegeneration mit nachfolgend verbleibendem Sehrest von 3 %, die sein Leben komplett auf den Kopf stellte. Um mit der plötzlichen Sehbehinderung besser fertig werden zu können, trat er 1999 dem Deutschen Paralympischen Skiteam Alpin bei und begann 2003 mit einer Ausbildung zum Physiotherapeuten. 2006 absolvierte er erfolgreich sein Staatsexamen in Physiotherapie und gründete noch im selben Jahr die Physiotherapie-Praxis Gradwohl in Kempten. Eine Zusatzausbildung zum Manualtherapeuten bestand er 2009 und wurde zudem Therapeut für Myofasziale Integration, das bis heute sein Spezialgebiet ist. Herr Gradwohl expandierte mit seiner Praxis, in der er heute 10 Mitarbeiter beschäftigt.

Sein sportlicher Lebenslauf ist ebenso beeindruckend. Er ist zweifacher Träger des silbernen Lorbeerblatts, die höchste sportliche Auszeichnung in Deutschland, die ihm vom damaligen Bundespräsidenten Horst Köhler persönlich verliehen wurde. Zunächst nahm er am Europacup (1999–2002), dann ab 2002 am Weltcup teil und konnte 2003 in Frankreich erste Podestplätze erwerben. 2006 gewann er seine erste Paralympics-Goldmedaille in Turin in der Abfahrt und im Slalom eine Bronzemedaille. 2009 wurde er Weltmeister in der Abfahrt in Korea und gewann 2010 eine weitere Bronzemedaille in der Abfahrt bei den Paralympics in Kanada, womit er seine Skisport-Karriere beendete. In den Jahren 2006 und 2010 wurde er zum Sportler des Jahres der Stadt Kempten ernannt.

Ursula Maria Gérard

Ursula Gérard (Mag. Artium, Germanistik und Philosophie) unterstützt Menschen, ihr Wissen zu publizieren – sei es in Form von Büchern, Hörbüchern oder Video-Kursen. Ihr Service reicht von Ghostwriting und Lektorat bis hin zu strategischer Beratung, Marketing und dem effektiven Einsatz von Social Media.

Nach ihrem Studium folgten 11 Jahre intensiver Weiterbildung und professioneller Arbeit auf Hawaii und in Silicon Valley (USA) als Business Consultant in innovativen Firmen und als Coach mit kreativen Unternehmern.

Nach der Geburt ihrer beiden Kinder arbeitete sie selbstständig als Projektmanagerin internationaler Projekte und als Seminarleiterin im Bereich Persönlichkeitsentwicklung, Fitness und Gesundheit.

Seit 2017 lebt Frau Gérard mit ihrem Mann im „Garten der Fülle" am Bodensee und arbeitet an weiteren spannenden Buchprojekten zur Inspiration und Potenzialentfaltung für ein gelungenes und erfülltes Leben.

Dr. Frank Frebel

Dr. Frank Frebel wurde 1966 im Sauerland geboren. Er ist Absolvent und ehemaliger Lehrbeauftragter der Deutschen Sporthochschule in Köln (Institut für Trainings- und Bewegungslehre). Abschlüsse hat er als Diplom-Sportlehrer und Dr. sportwiss. (Trainingswissenschaften und Leistungsphysiologie). Zusätzlich ließ er sich zum Medizinischen Trainingstherapeuten (MTT, Lehrinstitut Engelskirchen) ausbilden.

Seit 2010 lebt er im Allgäu und ist als selbstständiger Dienstleister im Fitness- und Gesundheitswesen tätig. Seine Schwerpunkte liegen in der Fitness- und Gesundheitsdiagnostik, in der betrieblichen Gesundheitsförderung, im Coaching und in sport- und ernährungsmedizinischen sowie trainingswissenschaftlichen Roundtables (Vorträge, Praxisdemonstrationen) für jedermann/-frau.
www.medical-sport-consulting.de

Bildnachweis

Alle nicht gesondert aufgeführten oder gekennzeichneten Abbildungen stammen von der Illustratorin Bettina Buresch, von Rainer Retzlaff Photographie oder aus dem Archiv des Stadelmann Verlags.
Seite 24: fotolia.com ©ThorstenSchmitt
Seite 27: ©fascialnet.com
Seite 151: ©rehape® Sling Trainer
Seite 163: ©www.office-fitness.de
Seite 165: fotolia.com ©York

Danksagung

Unser Dank geht an das unterstützende und kreative Team, das dieses Buch ermöglicht hat:
Ingeborg Stadelmann und Thomas Stadelmann für ihre Anregungen, ihr Feedback und ihren Glauben an uns und dieses Buch.
Und an Benno Geißler als Mentor meiner therapeutischen myofaszialen Grundlagen.
Posthum ein Dank an meinen verstorbenen Freund Rolf Engel, der mit seinem Wissen und seiner medizinkritischen Einstellung wichtige Grundlagen bereitgestellt hat.
Herzlich danken möchten wir auch unserem Coautor Dr. Frank Frebel sowie Frau Susanne Schwärzler für ihren Gastbeitrag.

Bezugsquellen

Anwendungsvideos, Bezugsquellen, weitere Buchempfehlungen und aktuelle Informationen zum Thema Faszien finden Sie auf **www.faszienverstehen.de**

Von Gerd Gradwohl und Dr. Frank Frebel empfohlene Produkte zur Durchführung der Übungen wie die vorgestellten Faszienrollen, Sling Trainer, Balancescheiben, Kettlebell usw. finden Sie auf **www.stadelmann-natur.de**

Register